CB014669

# ANATOMIA DA PLIOMETRIA

# ANATOMIA DA PLIOMETRIA

Guia ilustrado da potência muscular em movimentos esportivos de salto, corrida, arremesso, flexão e agachamento

**Derek Hansen**

**Steve Kennelly**

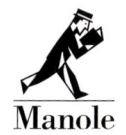

Manole

Título original em inglês: *Plyometric Anatomy – your illustrated guide to explosive power*
Copyright © 2017 by Derek Hansen e Steve Kennelly. Todos os direitos reservados.
Publicado mediante acordo com a Human Kinetics, EUA.

Esta publicação contempla as regras do Novo Acordo Ortográfico da Língua Portuguesa.

Editora-gestora: Sônia Midori Fujiyoshi
Produção editorial: Retroflexo Serviços Editoriais
Tradução: Paulo Laino Cândido
      Professor Adjunto da Disciplina de Anatomia do curso de Medicina das Faculdades Santa Marcelina
      Mestre em Ciências Morfofuncionais pela Universidade de São Paulo (USP)
Consultoria especializada: Abdallah Achour Junior
      Professor da Universidade Estadual de Londrina
      Doutorado em Biodinâmica do Movimento Humano pela Universidade de São Paulo (USP)
Revisão de tradução e revisão de prova: Depto. editorial da Editora Manole
Diagramação e adaptação de projeto gráfico: Rafael Zemantauskas
Ilustrações (capa e interior): © Human Kinetics
Capa: Plinio Ricca

**CIP-BRASIL. CATALOGAÇÃO NA PUBLICAÇÃO**
**SINDICATO NACIONAL DOS EDITORES DE LIVROS, RJ**

Hansen, Derek

    Anatomia da pliometria: guia ilustrado da potência muscular em movimentos esportivos de salto, corrida, arremesso, flexão e agachamento / Derek Hansen, Steve Kennelly; [tradução Paulo Laino Cândido]. – 1. ed. – Barueri [SP]: Manole, 2019.
    264 p.: il.; 24 cm.

    Tradução de: *Plyometric anatomy*
    ISBN 978-85-204-5883-9

    1. Educação física. 2. Exercícios físicos – Aspectos fisiológicos. 3. Exercícios físicos – Aspectos da saúde. I. Kennelly, Steve. II. Cândido, Paulo Laino. III. Título.

19-56622
                CDD: 613.7
                CDU: 613.71

Leandra Felix da Cruz – Bibliotecária – CRB-7/6135

Edição brasileira – 2019

Direitos em língua portuguesa adquiridos pela:
Editora Manole Ltda.
Av. Ceci, 672 – Tamboré
06460-120 Barueri – SP – Brasil
Fone: (11) 4196-6000
www.manole.com.br
http//:atendimento.manole.com.br

Impresso no Brasil
*Printed in Brazil*

Durante o processo de edição desta obra, foram tomados todos os cuidados para assegurar a publicação de informações precisas e de práticas geralmente aceitas. Do mesmo modo, foram empregados todos os esforços para garantir a autorização das imagens aqui reproduzidas. Caso algum autor sinta-se prejudicado, favor entrar em contato com a editora.

Os autores e os editores eximem-se da responsabilidade por quaisquer erros ou omissões ou por quaisquer consequências decorrentes da aplicação das informações presentes nesta obra. É responsabilidade do profissional, com base em sua experiência e conhecimento, determinar a aplicabilidade das informações em cada situação.

Editora Manole

À minha família de amor incondicional pelo apoio e paciência infinitos. Minha esposa, Carolyn, e meus filhos, Callum, Bridgette e Hannah, sempre estiveram ao meu lado e me motivaram a encontrar melhores maneiras de ajudar as pessoas. Também agradeço a meus pais, Clarence e Carole, por me estimularem a seguir minhas paixões e sempre me empenhar ao máximo. Por fim, eu não teria condições de compartilhar meus conhecimentos sem a orientação de meus mentores, incluindo Al Vermeil, Rob Panariello, Donald Chu, Al Miller, Joseph Horrigan e Charlie Francis.

DEREK HANSEN

À minha esposa, Rita, e aos nossos filhos, Ryan, Lia e Mary. Obrigado por seu amor e apoio infinitos e por manterem nossas vidas em harmonia.

STEVE KENNELLY

# SUMÁRIO

# INTRODUÇÃO

**O** enfoque atual na ciência e tecnologia do esporte em todas as áreas do desempenho humano tem incentivado atletas, treinadores e profissionais de medicina esportiva a buscar as formas mais eficazes de treinar e monitorar de perto a evolução esportiva diária. Os atletas não apenas desejam ser sempre mais rápidos, mais fortes e mais vigorosos, mas também mais resistentes a lesões. Manter-se resistente e saudável é tão importante para os atletas como o desempenho em alto nível, pois as sessões de treinamento e competições perdidas só dificultam a evolução e a manutenção do alto nível de rendimento. Dessa maneira, você precisa ter um cuidado especial ao selecionar, organizar e integrar elementos de treinamento para obter as respostas e adaptações desejadas. Melhorar o desempenho não é tanto uma questão de encontrar a solução mágica do treinamento, mas sim desenvolver uma abordagem global composta de exercícios precisos distribuídos nos momentos mais apropriados do programa de treinamento.

Alguns dos exercícios mais eficazes para melhorar a força, potência e velocidade envolvem pouco ou nenhum equipamento. Enquanto o setor de treinamento esportivo e condicionamento é bombardeado com todos os tipos de aparelhos para treinamento de resistência e de velocidade, a combinação de gravidade e corpo humano é tudo o que é necessário. Há mais de meio século, treinadores e cientistas do esporte desenvolveram uma abordagem de treinamento que usufrui de um sistema de movimentos esportivos explosivos para melhorar as qualidades de produção de força do corpo humano. Esse sistema de treinamento é agora denominado pliometria. O termo *pliometria* – originalmente criado pelo corredor e treinador americano Fred Wilt em 1975 – é derivado do prefixo grego *plio*, que significa "mais" ou "maior", e o sufixo "métrico", que significa "medir". Apesar de a tradução literal da palavra *pliometria* não fornecer muita informação sobre os detalhes do sistema, ela implica uma abordagem anatômica precisa do exercício.

Em sua forma mais autêntica, um exercício pliométrico utiliza a resposta natural do corpo ao rápido alongamento do músculo. Essa resposta também foi denominada ciclo de contração-alongamento ou reflexo miotático. Estudos mostram que um músculo alongado rapidamente antes de uma contração se contrai e encurta com mais força e rapidez, gerando adaptações positivas para força, potência e velocidade (Komi, 1984; De Villarreal, Requena e Newton, 2010). Por exemplo, um jogador de basquete que se prepara para pegar um rebote, toma impulso e abaixa seu centro de gravidade antes de saltar com força e segurar a bola (Fig. 1). Da mesma forma, um jogador de vôlei se abaixa ao flexionar ampla e rapidamente os joelhos antes de saltar para bloquear a tentativa de ataque do jogador adversário. É uma reação humana natural carregar ou tomar impulso antes de um movimento explosivo. No golfe, um *backswing* alonga ativamente os principais músculos necessários para um movimento potente e rápido do taco para a frente. Um arremessador no beisebol prepara seu movimento (*wind up*) antes de lançar a bola em alta velocidade sobre a base do rebatedor. Você presencia os benefícios da atividade pliométrica em todos os eventos esportivos. Em alguns casos, os atletas aprendem a resistir ao recurso de usar o ciclo de alongamento-contração para economizar tempo, como no início das competições de corrida de pista e natação. No boxe e em outros esportes de combate, a preparação ("carregamento") para o golpe pode dar tempo ao oponente para se defender da ofensiva.

O termo *pliometria* tem sido usado de maneira frequente desde a década de 1960 para descrever um sistema de exercícios que melhora o desempenho. Em muitas ocasiões, a pliometria foi considerada supostamente uma invenção das nações da Europa Oriental, incluindo a Rússia.

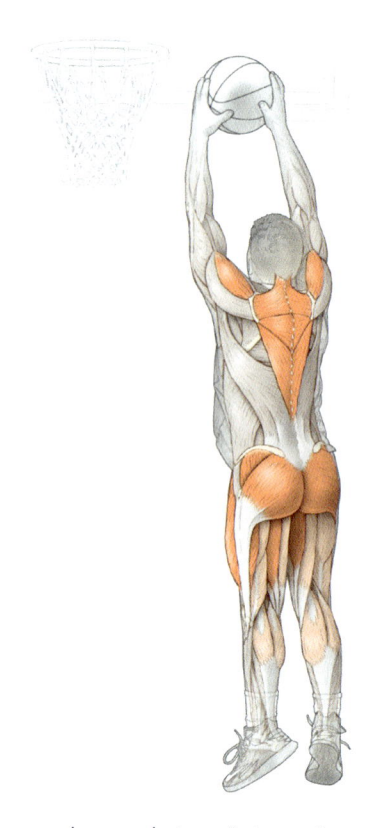

**Figura 1** Jogador de basquete segurando um rebote após tomar impulso e saltar.

Apesar de treinadores e cientistas do esporte russos terem documentado o uso de exercícios pliométricos no treinamento de atletas, esses exercícios provavelmente são praticados há séculos por atletas participantes de atividades esportivas que exigem corridas de velocidade e saltos. Por natureza, provas de atletismo implicam envolvimento específico do ciclo alongamento-contração. A corrida, em particular a de velocidade (Fig. 2), pode ser considerada a forma mais pura de atividade pliométrica, na qual cada contato com o solo envolve alongamento e contração dos músculos dos pés, pernas, coxas e quadris, tudo em alta velocidade e por um tempo muito curto. As provas de salto no atletismo envolvem um salto duplo ou penúltima passada larga que também carrega os músculos e tendões e produz um salto explosivo em altura ou distância. As provas de lançamento, como dardo, disco e arremesso de peso, também incluem uma combinação de ações pliométricas em todo o corpo para impulsionar um instrumento por longas distâncias.

Pelo fato de as ações pliométricas serem efetivamente necessárias em várias provas de atletismo, faz sentido que atletas e técnicos incorporassem essas atividades em seus regimes de treinamento (Bompa, 1993). Velocistas percorriam diferentes distâncias, saltadores realizavam atividades de salto e arremessadores lançavam seus instrumentos. Em virtude da repetição desses exercícios no treinamento, os atletas melhoravam seus desempenhos. Na medida em que ocorria uma conexão entre essas atividades pliométricas e o aumento do desempenho, os treinadores começavam a desenvolver uma abordagem sistemática para incorporar esses exercícios aos programas de treinamento, sobretudo durante o treinamento fora de temporada, quando as condições meteorológicas adversas os obrigavam a ficar em ambientes fechados e os treina-

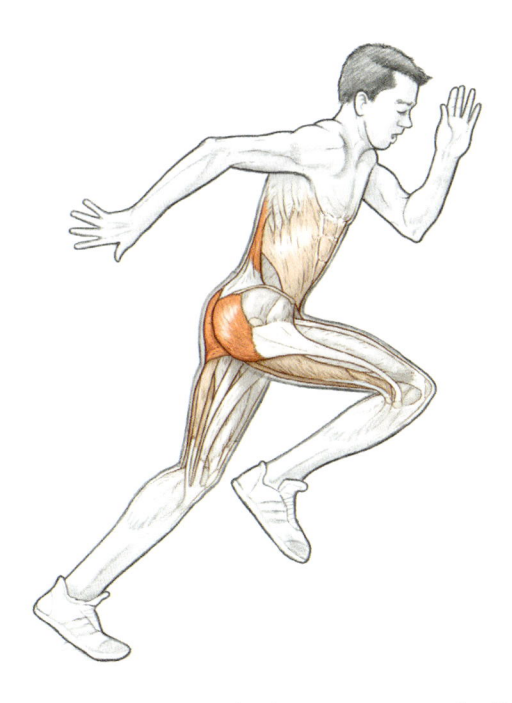

**Figura 2** A corrida de velocidade (*sprint*) é uma das formas mais puras de atividade pliométrica.

dores precisavam ser criativos em seus treinos. Só no final dos anos 1960 que os cientistas do esporte começaram a reparar nos benefícios do exercício pliométrico e a investigar os protocolos ideais para melhorar o desempenho esportivo.

Yuri Verkhoshansky foi um dos primeiros a estudar diferentes métodos de saltos pliométricos para determinar métodos ideais de treinamento. O treinamento pelo método de choque de Verkhoshansky (1973) envolvia saltar de uma altura e imediatamente saltar de novo a fim de melhorar a força de salto e simular a função requerida para movimentos esportivos explosivos. Ele descobriu que saltos profundos completos de uma altura relativamente significativa com 40 repetições para duas sessões de treinamento por semana foram eficazes na produção de força dinâmica e habilidades de velocidade. Outros começaram a reconhecer o valor de quantificar a implementação precisa de saltos pliométricos e desenvolver uma abordagem abrangente para integrar esses exercícios a um plano de treinamento global. O Dr. Donald Chu (1984), que escreveu numerosos artigos e livros sobre o assunto, identificou o treinamento pliométrico como um método de eliminar a distância entre potência e velocidade. Ele também demonstrou que, enquanto os exercícios podem trazer benefícios significativos, o sistema de treinamento pliométrico é mais importante para proporcionar melhorias sustentáveis.

Ao ser introduzido nos Estados Unidos no início dos anos 1970, o treinamento pliométrico foi apresentado como um fenômeno de treinamento revolucionário (Holcomb, Kleiner e Chu, 1998). No mundo esportivo atual, os exercícios pliométricos são movimentos básicos do treinamento de potência explosiva para atletas de todas as idades e aptidões. Esses exercícios são amplamente aceitos por profissionais especializados como um meio de melhorar a força, a potência e a velocidade em todos os atletas (Simenz, Dugan e Ebben, 2005; Ebben, Carroll e Simenz, 2004; Ebben, Hintz e Simenz, 2005). Além disso, estudos mais recentes indicaram que o treinamento pliométrico proporciona benefícios significativos para os atletas de resistência, melhorando a economia de movimento por mais tempo (Spurrs, Murphy e Watsford, 2003; Saunders, Telford e Pyne, 2006).

Em *Anatomia da pliometria*, fornecemos uma série de exercícios pliométricos para melhorar o desempenho esportivo e um meio preciso de influenciar músculos específicos e tecidos conjuntivos envolvidos nos movimentos explosivos em todos os esportes. A apresentação visual desses exercícios e anatomia correlata também fornece uma visão melhor sobre como evitar condições de uso excessivo e prevenir lesões. Embora muitos exercícios pliométricos dependam dos mesmos músculos, tendões e ligamentos para geração de força e transmissão de potência, diferenças sutis em biomecânica e execução técnica podem significar a diferença entre um efeito de treinamento profundo e uma lesão potencial.

Este livro utiliza um código de cores para músculos primários e secundários em exercícios específicos (como visto a seguir). Os músculos de cor mais escura são os motores primários, enquanto aqueles de cor mais clara são os motores secundários usados no exercício.

Músculos primários      Músculos secundários

A *Anatomia da pliometria* analisa a ciência e a fisiologia por trás do treinamento pliométrico e identifica os exercícios básicos e avançados. Os exercícios são apresentados em progressão lógica, desde os movimentos fundamentais até os mais intensos e complexos. São descritos exercícios para treinamento das partes superior e inferior do corpo, assim como movimentos específicos para desenvolvimento do *core*. Para atletas avançados com base substancial de treinamento, fornecemos exercícios combinados que simulam movimentos complexos específicos de cada esporte. Como sugeriu Yuri Verkhoshansky (1969), é imperativo planejar o treinamento de força e potência o mais próximo possível da função que deve ser melhorada. Este livro também apresenta as principais medidas para a prevenção e reabilitação de lesões relacionadas ao uso e manejo do treinamento pliométrico. A natureza visual desse recurso de treinamento o torna uma ferramenta valiosa na busca por um melhor desempenho e uma carreira saudável em todos os esportes.

# SOBRE OS AUTORES

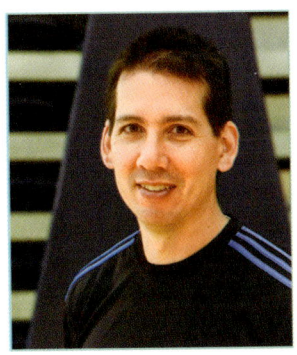

**Derek Hansen, MASc, CSCS**, trabalha desde 1988 com desenvolvimento de velocidade, força e potência de atletas. Originalmente instrutor de atletismo, Hansen expandiu seus serviços para auxiliar atletas em todos os esportes, com ênfase no desenvolvimento de velocidade. Como instrutor e consultor, trabalhou com alguns dos melhores atletas do mundo, incluindo medalhistas olímpicos, recordistas mundiais, atletas da equipe nacional canadense, organizações esportivas profissionais e atletas profissionais de vários esportes. Preparou alguns dos melhores velocistas na British Columbia e continua a trabalhar com alguns atletas mais rápidos em vários esportes.

Hansen também atuou como consultor de desempenho esportivo ou especialista em reabilitação para equipes esportivas da National Football League (NFL), National Basketball Association (NBA), National Hockey League (NHL), Major League Baseball (MLB), Major League Soccer (MLS) e Divisão I da National Collegiate Athletic Association (NCAA). De 2003 a 2016, foi o treinador principal (*head coach*) de força e condicionamento na Simon Fraser University. Em cada cargo, apresentou recomendações sobre como e quando usar o treinamento pliométrico na preparação entre as temporadas, manutenção da força durante a temporada e protocolos de retorno à competição após lesão.

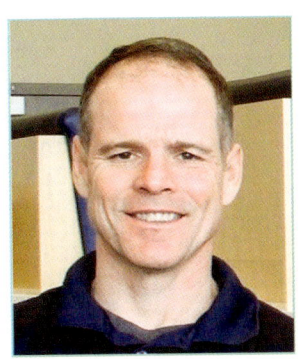

**Steve Kennelly, MEd, ATC, CSCS**, membro da equipe médica do New York Football Giants por mais de 25 temporadas, atua atualmente como treinador esportivo assistente. Reconhecido como líder em seu setor, Kennelly recebeu o prêmio de Treinador Esportivo do Ano da NFL pela National Football Conference (NFC) em 2012. Em 1999, fez parte da equipe dos Giants, nomeada a Equipe de Treinamento Esportivo do Ano da NFL.

Credenciado como treinador esportivo e especialista em força e condicionamento, Kennelly atuou em várias funções e comitês médicos para a National Football League, a Professional Football Athletic Trainers' Society, a National Athletic Trainers' Association e a Athletic Trainers' Society de Nova Jersey. Em 2013, depois de reconhecer a necessidade de instrução e programas de qualidade em prevenção de lesões, desenvolvimento esportivo, recondicionamento pós-lesão e preparo físico, ele fundou a Kennelly Athletics and Sports Medicine, LLC. Seu objetivo é instruir atletas, técnicos e pais sobre a técnica adequada e progressões de padrões de movimentos fundamentais às habilidades avançadas.

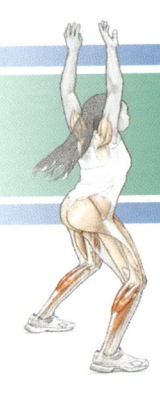

# MECANISMO FISIOLÓGICO DA PLIOMETRIA

**D**e certa forma, o uso de exercícios pliométricos surgiu pela necessidade de controlar a força da gravidade, seja por razões de sobrevivência em tempos remotos ou, mais recentemente, na busca pela excelência no esporte. Tomar impulso para um salto, uma corrida ou um lançamento reflete a tendência natural do atleta de desenvolver uma estratégia para superar a gravidade ou a inércia de um objeto ou do próprio corpo, na tentativa de produzir um esforço mais intenso. Embora possa parecer uma estratégia simples, os mecanismos fisiológicos envolvidos na execução de movimentos pliométricos são bastante avançados e implicam uma série de ações musculares coordenadas e sinérgicas para resultados máximos. A fim de explicar melhor os mecanismos fisiológicos e as estruturas anatômicas por trás da pliometria, é necessário compreender as principais ações musculares e a anatomia envolvidas nesses exercícios.

## Ações musculares na pliometria

Um dos exemplos mais comuns de ação pliométrica é o ciclo de passada de um corredor. Quando um atleta aterrissa ao completar a passada, os músculos do membro inferior envolvido se alongam rapidamente em virtude da força do corpo do atleta atraído para o solo pela gravidade. Ações musculares excêntricas em todo o quadril e membro inferior impedem o atleta de entrar em colapso por resistirem lentamente ao alongamento desses músculos. Além de evitar uma queda excessiva do centro de massa do corpo, as ações musculares excêntricas ajudam a amortecer o impacto da aterrissagem. Contrações musculares excêntricas ao longo dos membros inferiores, quadris e tronco atuam coletivamente como amortecedores de impacto no corpo, minimizando forças excessivas nos tecidos conjuntivos e estruturas esqueléticas. As forças experimentadas pelos músculos durante as contrações musculares excêntricas podem ser superiores a 40% daquelas resultantes de outras ações musculares, conforme demonstrado pela magnitude de força sentida nas aterrissagens de um passo ou salto (Chu e Myer, 2013). Sem esses amortecedores, o corpo do atleta seria submetido a um grande sacrifício em cada aterrissagem de salto ou passada, o que resultaria em lesões graves.

Assim que os músculos desaceleram e interrompem o trajeto descendente do corpo em contato com o solo em uma passada, por um breve período, os músculos não alongam ou contraem. As articulações dos membros inferiores – como o joelho e o tornozelo – estão estacionárias durante esse curto período de tempo, sem flexão ou extensão. Quando os músculos estão em estado estático de tensão constante sem que ocorra qualquer movimento, uma contração muscular isométrica está em curso. No caso da passada de corrida e das atividades pliométricas similares, as contrações musculares isométricas são de duração muito curta e precedem a reversão da ação muscular do alongamento para a contração. Um corredor aterrissa no solo com uma passada, absorve a força da aterrissagem e, por fim, impulsiona-se para cima e para a frente a fim de entrar na fase de voo do ciclo da passada. Essa ação isométrica, também conhecida como fase de acoplamento, é essencial para produzir a potência necessária para contrações musculares vigorosas em atividades pliométricas.

Uma vez que a ação do músculo em alongamento é desacelerada, interrompida e revertida, a contração muscular necessária para gerar movimentos potentes é denominada contração muscular concêntrica. Ações musculares concêntricas decorrem de atividades pliométricas e, no caso do ciclo de passada na corrida, resultam na fase de desprendimento (impulso) da passada que projeta o atleta para a fase de voo. A ação muscular concêntrica pode ser notada quando um saltador em altura toma impulso ou um jogador de basquete salta ao executar uma bandeja em direção à cesta. Uma ação muscular concêntrica também ocorre depois que um arremessador no beisebol prepara seu movimento (*wind up*) e inicia o lançamento da bola em direção à base do rebatedor. Em muitos aspectos, a ação concêntrica é o que normalmente recebe mais atenção em desempenhos esportivos: a impulsão para um salto, a execução de um arremesso ou o movimento dissimulado de um soco nocauteador. No entanto, ótimos desempenhos resultam de toda a gama de ações musculares, perfeitamente calculadas e executadas de maneira eficaz. A Figura 1.1 indica todas as ações musculares que ocorrem durante todo o ciclo de passada da corrida.

Uma combinação similar de ações musculares excêntricas, isométricas e concêntricas ocorre em inúmeros movimentos em vários esportes. Essas ações também foram identificadas como as fases de carregamento, acoplamento e descarga, respectivamente.

É importante que treinadores e atletas entendam esses componentes da atividade pliométrica, a fim de utilizar melhor determinados exercícios para aperfeiçoar vários aspectos do atletismo. Em muitos casos, os ângulos articulares alcançados e o tempo dispendido nessas várias ações musculares determinam quais exercícios devem ser escolhidos para uma fase específica de um programa de treinamento. Um técnico experiente fornecerá uma ótima progressão de exercícios que seguramente melhorará o desempenho de fase a fase para garantir que o atleta atinja o ápice no momento certo.

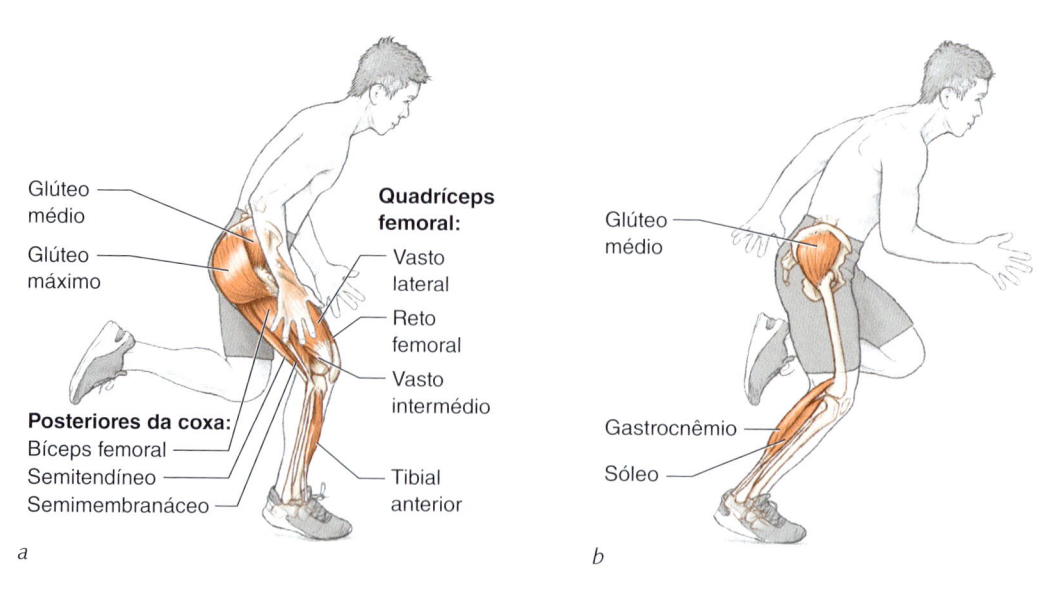

*a*     *b*

Figura 1.1   Ciclo de passada da corrida. *(continua)*

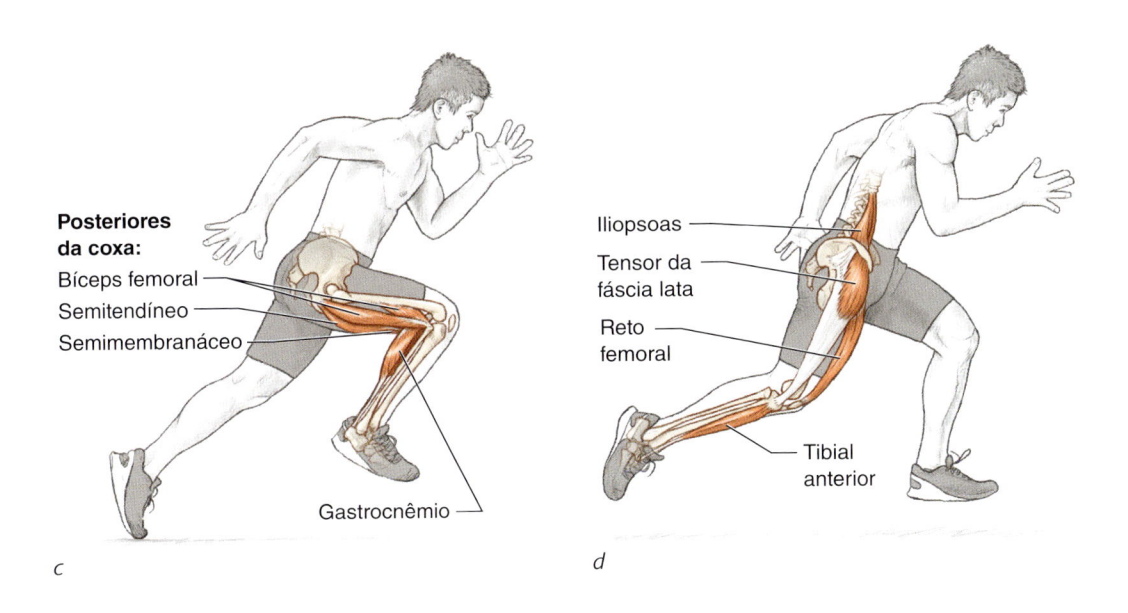

**Posteriores da coxa:**
Bíceps femoral
Semitendíneo
Semimembranáceo

Gastrocnêmio

Iliopsoas

Tensor da fáscia lata

Reto femoral

Tibial anterior

c

d

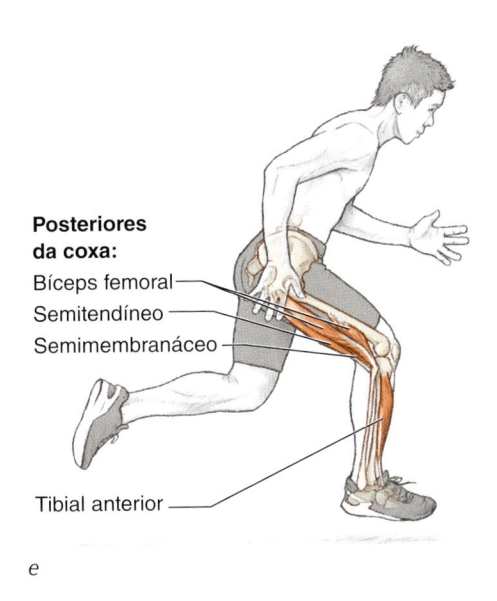

**Posteriores da coxa:**
Bíceps femoral
Semitendíneo
Semimembranáceo

Tibial anterior

e

**Figura 1.1** Ciclo de passada da corrida. *(continuação)*

# Ciclo alongamento-contração

A combinação de ações musculares, participação neural e elasticidade do tecido conjuntivo que facilitam uma ação pliométrica efetiva pode ser explicada de imediato por meio de uma discussão sobre o ciclo alongamento-contração (CAC). Quando o complexo musculotendíneo é rapidamente alongado, como no caso de um movimento excêntrico rápido, o sistema nervoso responde com o recrutamento de uma grande proporção de fibras musculares para gerar maior força na tentativa de reverter o sentido do movimento (Komi, 1984). O complexo musculotendíneo detecta o rápido alongamento por meio das fibras do fuso muscular, que são órgãos sensoriais específicos situados no interior do músculo, como ilustrado na Figura 1.2. As fibras do fuso muscular monitoram o alongamento do músculo, assim como a velocidade de alongamento, respondendo com uma contração muscular concêntrica potente. Essas respostas intrínsecas ao rápido alongamento do músculo asseguram aos atletas que não há necessidade de pensar de maneira ostensiva em contrair vigorosamente seus músculos para um esforço explosivo. Os mecanismos coletivos envolvidos no ciclo alongamento-contração foram identificados como reflexo de estiramento, elasticidade do tendão, pré-ativação e potencialização (Fukutani, Kurihara e Isaka, 2015). Tem havido muita discussão, mas pouca concordância, sobre as contribuições relativas a esses vários mecanismos para o ciclo alongamento-contração (Komi, 2000).

O reflexo de estiramento, também conhecido como reflexo miotático, é um mecanismo fundamental para o ciclo alongamento-contração e a produção de força em um exercício pliométrico. Embora parte da força em um movimento pliométrico se origine da energia elástica básica liberada de músculos e tendões, semelhante a uma faixa elástica, uma contribuição significativa de força provém do rápido recrutamento de fibras musculares induzido pelo reflexo de estiramento. De fato, estudos demonstraram que o rápido alongamento dos músculos resulta em ativação seletiva de fibras musculares de contração rápida e desativação de fibras musculares de contração lenta (Nardone e Schieppati, 1988). O reflexo de estiramento é evidenciado todos os dias em consultórios médicos ao testá-lo com o uso de um martelo de borracha. Uma rápida percussão do ligamento da patela normalmente provoca uma contração do músculo quadríceps femoral

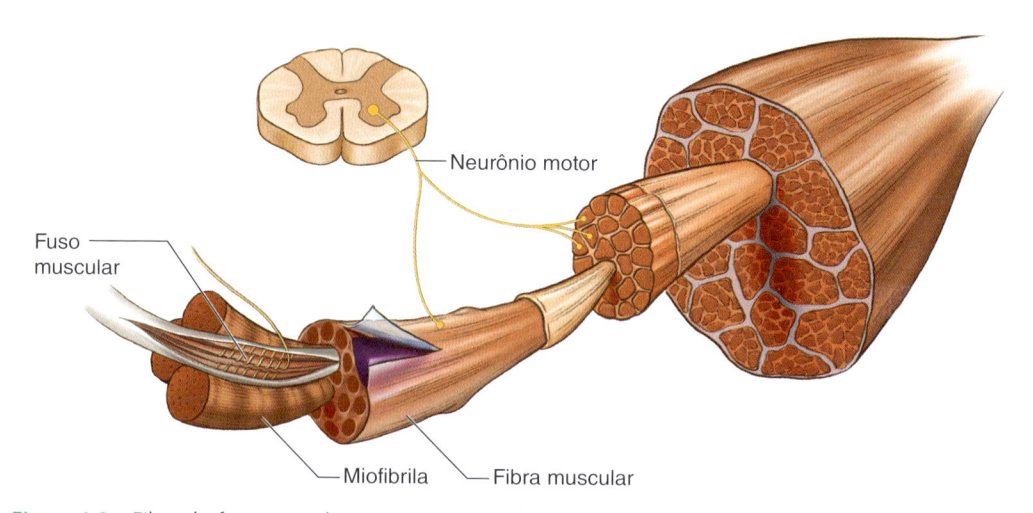

Figura 1.2    Fibra do fuso muscular no ventre muscular.

e a extensão da articulação do joelho em uma pessoa saudável. Sinais que chegam à medula espinal provenientes das fibras do fuso muscular geram uma rápida resposta, a uma velocidade de cerca de 100 metros por segundo, para recrutar o músculo quadríceps femoral (Radcliffe e Farentinos, 1985). O principal objetivo do reflexo de estiramento é monitorar a magnitude do alongamento muscular como medida de precaução para evitar alongamentos excessivos e danos ao músculo. Ao recrutar uma grande proporção de fibras musculares em determinado músculo, em um espaço de tempo muito curto, essa resposta automática garante que haja um alongamento do músculo apenas até um grau seguro antes da contração. Embora possa ser considerada uma medida de segurança de controle automático, treinadores e cientistas do esporte descobriram que é vantajoso treinar essa resposta de forma segura a fim de melhorar o desempenho.

Os profissionais das ciências do esporte muitas vezes se referem à fase de amortização, ou fase de transição, para descrever o início da contração excêntrica até o início da contração concêntrica em um movimento pliométrico. A fase de amortização é o período em que o atleta se prepara para um movimento explosivo, como um salto. Para um atleta de salto em distância, a fase de amortização estende-se do início do contato com a prancha de impulsão (*touchdown*) até o início do movimento de impulsão (*takeoff*), em que o centro de massa do atleta ultrapassa o nível do pé. Para atletas de salto em altura ou distância, uma fase de amortização longa é indesejável porque resulta em perda significativa de potência. Uma fase de amortização longa desperdiça qualquer contribuição elástica para o salto, além de limitar o potencial de ativação do reflexo de estiramento e a resultante força de contração concêntrica. Dessa forma, é melhor para os atletas encurtar a duração da fase de amortização ao executar uma ação pliométrica potente (Wilson, Elliott e Wood, 1991). A magnitude da força aplicada na fase de amortização determina a força de contração resultante para a porção concêntrica da ação muscular, particularmente em um atleta bem treinado.

## Propriedades do músculo e do tendão

As fibras do fuso muscular constituem o principal mecanismo sensitivo para desencadear uma potente contração concêntrica em um movimento pliométrico. Outro órgão sensitivo na unidade musculotendínea é o órgão neurotendíneo ou tendinoso de Golgi (Fig. 1.3). Esse receptor de estiramento específico está localizado nos tendões e, quando estirado com força, transmite sinais à medula espinal para gerar uma resposta inibitória ao músculo contraído. Dessa forma, a ação do órgão neurotendíneo de Golgi tem sido descrita como um mecanismo protetor para evitar que o músculo sofra tensão excessiva e possível lesão. Esse mecanismo reflexo é evidenciado quando uma pessoa salta de uma altura extrema e desaba no chão, algumas vezes rolando ao aterrissar para dissipar forças e evitar lesões. É importante reconhecer que ambos os órgãos sensitivos podem ser ativados ao planejar e implementar um programa de exercícios pliométricos, particularmente ao definir alturas de salto ideais. O salto de uma plataforma a uma altura moderada pode produzir força suficiente para criar uma ação excêntrica que ativa os fusos musculares para uma resposta concêntrica potente. No entanto, o salto de uma plataforma excessivamente alta pode alongar rapidamente um tendão e provocar uma resposta inibitória dos órgãos neurotendíneos de Golgi e, em última análise, desativar uma contração concêntrica.

Enquanto os mecanismos sensitivos necessários para uma resposta muscular explosiva são elementos essenciais na pliometria, os componentes contráteis do músculo desempenham um papel importante na criação do movimento. Os elementos básicos geradores de força do músculo são os miofilamentos de actina e miosina, cada um constituído por moléculas de actina e miosina. Esses miofilamentos coletivamente compõem as miofibrilas de cada fibra muscular. As fibras musculares formam grandes feixes, ou fascículos musculares, que se organizam para compor os

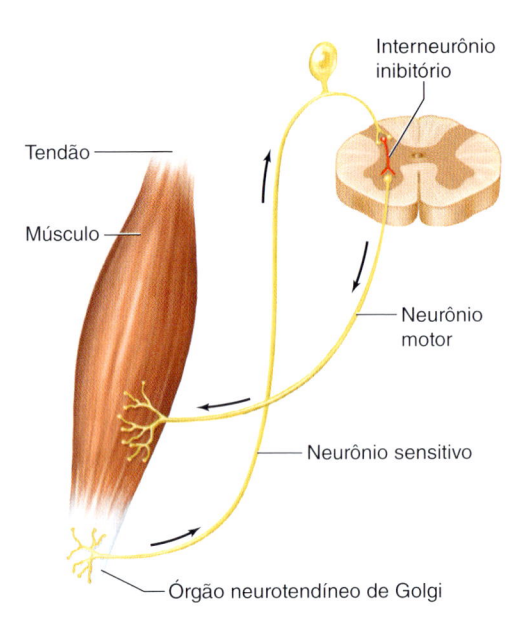

Interneurônio inibitório

Tendão

Músculo

Neurônio motor

Neurônio sensitivo

Órgão neurotendíneo de Golgi

Figura 1.3   Órgão neurotendíneo de Golgi.

músculos esqueléticos, geradores do movimento humano. No músculo em contração, o movimento é iniciado quando os filamentos de actina e miosina formam pontes cruzadas e deslizam uns contra os outros. A ação de deslizamento ocorre por meio de ciclos de fixação e desprendimento da miosina nos filamentos de actina (Spudich, 2001). Quando um músculo é alongado enquanto ativado, a força isométrica alcançada após o alongamento é maior do que a produzida durante contrações isométricas normais no mesmo comprimento (Abbott e Aubert, 1952; Rassier et al., 2003). Admite-se que o aumento de força e rigidez está associado à mecânica das pontes cruzadas: a proporção de pontes cruzadas após um alongamento é maior do que aquela associada a uma contração isométrica (Herzog e Leonard, 2000).

Outros elementos que contribuem para as propriedades de desempenho explosivo do músculo são conhecidos como componentes elásticos em série. Entre os componentes elásticos em série, as fibras musculares, incluindo os elementos de pontes cruzadas dos miofilamentos de actina e miosina, estão conectadas em série com estruturas elásticas como os tendões. O alongamento desses componentes elásticos em série durante as contrações musculares produz energia potencial semelhante à de uma mola carregada ou de um elástico esticado (Hill, 1950). Conforme já mencionado, se a fase de amortização de um movimento pliométrico for muito longa, a energia potencial armazenada na elasticidade dos músculos se dissipará e os benefícios do carregamento excêntrico serão perdidos, sobretudo na forma de energia térmica (Cavagna, 1977). A taxa de carregamento é considerada mais importante do que o comprimento ou a magnitude do alongamento em um complexo musculotendíneo (Bosco e Komi, 1979). Uma consideração importante em qualquer exercício pliométrico é garantir que a fase de carregamento e o pré-alongamento dos componentes elásticos em série sejam rápidos, o que resulta em um movimento mais explosivo e elástico.

# Sistema nervoso central

Os componentes anatômicos são fundamentais para a execução estrutural e mecânica das contrações musculares envolvidas nos exercícios pliométricos, ao passo que a energia e o *"software"* neurológico necessários para alimentar o *"hardware"* são igualmente importantes. Como os movimentos explosivos exigem o recrutamento máximo de fibras musculares disponíveis, um envolvimento neural considerável é imperativo. Qualquer que seja o tamanho de um músculo, se o encéfalo e a medula espinal (sistema nervoso central) não enviam sinais apropriados, um esforço máximo para movimentos explosivos não será realizado. O envolvimento do sistema nervoso no desenvolvimento de força, potência e velocidade é demonstrado pelo efeito cruzado do treinamento, particularmente nos casos em que um membro está se recuperando de lesão. Quando os músculos do membro ileso são submetidos a um programa voluntário de treinamento de força, os mesmos músculos do membro oposto não treinado têm um aumento de força de 10-15% no mesmo período (Enoka, 1997). Embora muitos atletas acreditem que construir músculos grandes e fortes seja a base para melhorar a força, a potência e a velocidade, as contribuições das adaptações musculares não devem ser negligenciadas ao desenvolver um programa ideal de treinamento pliométrico.

Como acontece com qualquer movimento que envolva velocidade, potência ou força máxima, são necessários tempos de recuperação adequados entre séries de saltos ou arremessos intensos, a fim de permitir a reprodução do desempenho máximo no treinamento e na competição. Atletas totalmente recuperados e que apresentam um estado adequado de prontidão sempre se beneficiarão mais do treinamento pliométrico do que atletas fatigados. Estudos mostram que podem ser necessários até 5 minutos de tempo de recuperação depois de um treinamento cansativo de ciclo alongamento-contração para alcançar desempenhos subsequentes iguais ou superiores (Comyns, Harrison e Hennessy, 2011). Não é de surpreender que muitos cientistas do esporte estejam implementando saltos em profundidade sobre plataformas de força e tapetes de contato como um meio de medir a fadiga central e periférica em atletas e monitorar a recuperação e prontidão geral do atleta com o uso do ciclo alongamento-contração.

Os próximos capítulos definem conceitos primários para implementar uma progressão apropriada de carregamento com a utilização de vários exercícios e tipos de equipamentos. Você também encontrará exercícios fundamentais que deve realizar antes de iniciar um programa abrangente de treinamento de força, potência e velocidade. Esses exercícios fundamentais constituem a base para vários outros exercícios mais avançados e complexos utilizados na busca de alto rendimento. Todos os exercícios são apresentados com ilustrações detalhadas, que indicam as principais estruturas anatômicas envolvidas na execução desses movimentos explosivos. A conscientização dos músculos específicos e dos tecidos conjuntivos envolvidos em um programa pliométrico pode fornecer uma visão mais ampla não apenas da execução técnica desses exercícios, mas também dos movimentos e protocolos necessários para aquecer, esfriar e facilitar a recuperação.

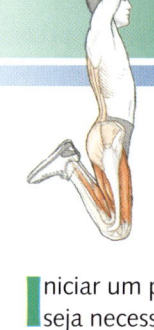

# PROGRESSÕES DE TREINAMENTO, SUPERFÍCIES E EQUIPAMENTOS

Iniciar um programa de treinamento pliométrico pode ser uma tarefa complexa. É provável que seja necessário um volume expressivo de planejamento e preparação para integrar devidamente rotinas pliométricas apropriadas a um programa geral de treinamento. Em virtude da natureza explosiva e técnica das atividades pliométricas, uma progressão gradual de exercícios e técnicas é importante para maximizar a eficiência e a segurança. Embora o treinamento pliométrico tenha se mostrado eficaz na melhoria da força, potência e velocidade, deve-se ter cuidado especial para garantir uma preparação adequada a fim de implementar os exercícios de forma eficaz e com recuperação adequada entre as séries individuais e sessões. Seleção de exercícios, volume de trabalho, superfície de treinamento e seleção de equipamentos são considerações importantes antes de iniciar um programa pliométrico.

## Etapas preliminares

Alguns sugerem que um atleta deve ser capaz de agachar com uma quantidade específica de peso antes de participar de um programa de treinamento pliométrico. Um pré-requisito muitas vezes indicado para saltos explosivos é que o atleta suporte uma vez e meia o peso corporal em um *back squat* (agachamento com barra por trás da cabeça). A lógica na qual se baseia essa afirmação é que um nível mínimo de força é necessário para controlar com segurança as forças incidentes durante atividades pliométricas. O senso comum determina que os músculos e tendões devem ter uma base de força para lidar com as demandas de atividades explosivas. Embora seja conveniente atribuir um valor específico à força absoluta necessária para a atividade pliométrica, há muitas maneiras de se preparar para as exigências desse programa. De fato, muitas atividades realizadas pelas crianças como parte de suas rotinas de brincadeiras regulares podem ser consideradas movimentos preparatórios. As corridas e os saltos observados em um parque infantil podem ser considerados iniciações às atividades pliométricas. Além disso, muitos movimentos específicos do esporte são pliométricos por natureza, sobretudo em esportes como vôlei e basquete, e são realizados todos os dias durante treinos e jogos.

Uma maneira fácil de introduzir atividades pliométricas – particularmente para aqueles que são novos no método de treinamento – é ser seletivo com os tipos de exercícios implementados. Nas fases preparatórias de um programa pliométrico, são preferidos os exercícios que limitam os estresses de aterrissagem e excêntricos. Outro aspecto a considerar é a superfície usada para atividades pliométricas. Superfícies mais macias, embora não sejam ideais para a ativação do reflexo de estiramento, são bons locais para começar a minimizar os estresses de impacto. À medida que o programa de treinamento progride e a força aumenta, incorpore superfícies mais duras e saltos mais dinâmicos ao programa geral para ativar o reflexo de estiramento e simular as características da superfície do esporte de competição. Uma progressão adequada de exercícios, superfícies e equipamentos melhora o desempenho de forma eficaz e maximiza a segurança.

Em todos os casos em que são realizados exercícios intensos, você deve passar por um exame médico completo antes do início do programa. O conhecimento do histórico de lesões e de quaisquer condições médicas preexistentes ajudará a determinar os exercícios apropriados e as taxas de progressão. Por exemplo, se você tem um histórico de dor no joelho ou lombalgia, pode precisar de menores volumes de trabalho e uma progressão mais gradativa de carga para minimizar a incidência de dor ou lesões.

## Progressões de exercício

Em um programa de treinamento, usar os exercícios corretos no momento apropriado é fundamental para garantir estimulação suficiente para uma adaptação positiva, mas sem criar estresse excessivo que possa gerar lesões. Em um programa que prepara para saltos pliométricos explosivos, tenha o cuidado de introduzir exercícios que não sejam muito complexos ou estressantes. Ao mesmo tempo, os passos iniciais de um programa pliométrico devem ser estressantes o suficiente a fim de promover uma progressão ao próximo nível.

Um dos exercícios mais básicos é saltar em uma plataforma ou plataforma para treinar habilidades concêntricas de salto. O salto na plataforma proporciona o benefício do treinamento de extensão explosiva de quadril, joelho e tornozelo (também conhecido como tripla extensão) sem o impacto de uma aterrissagem estressante. A altura ideal da plataforma corresponde a um nível logo abaixo do ápice do salto, de modo que você possa completar o salto com segurança, mas também aterrissar logo após o início da descida.

A princípio, você pode saltar a uma plataforma ou plataforma a partir de uma posição estática com várias profundidades de agachamento, conforme ilustrado na Figura 2.1. Você pode executar saltos mais rápidos a uma plataforma baixa ou média com pequeno grau de flexão dos joelhos no início. Você pode realizar saltos mais potentes a uma plataforma mais alta com flexões mais profundas dos joelhos. Em ambos os casos, a ênfase está em um movimento concêntrico rápido que não exige que você tome impulso para o movimento.

Depois de demonstrar competência em salto na plataforma com posição inicial estática, prossiga para saltos com contramovimento. O início de um forte contramovimento descendente lhe dá acesso aos benefícios do ciclo alongamento-contração para produzir maior força durante o salto para cima. A aterrissagem no topo da plataforma é a mesma quando comparada àquela de um salto de posição inicial estática – aterrisse suavemente após o ápice do salto.

Outros métodos de salto que podem ser usados no início de um programa de treinamento são saltos básicos no lugar executados em uma piscina. A água proporciona resistência para a fase concêntrica de um salto e uma quantidade significativa de descarga para a fase de aterrissagem em virtude da flutuação. A água no nível do peito constitui um ambiente perfeito para a introdução de saltos no lugar que desenvolvem força e potência. No início, execute agachamentos com saltos (*squat jumps*) básicos, uma repetição de cada vez, para trabalhar a postura, técnica de salto e estratégia de aterrissagem. À medida que você progride ao longo de várias sessões, inclua saltos contínuos (efeito rebote) que introduzem carga baixa a moderada de qualidades pliométricas. O ambiente aquático permite também progredir nos saltos em distância; a água fornece resistência externa ao movimento enquanto desafia o equilíbrio nas aterrissagens. A natureza benéfica do ambiente aquático demonstra como ele pode ser útil para incorporar e reintroduzir pliometria no contexto de reabilitação e treinamento de retorno à competição.

À medida que a força e a potência aumentam em decorrência de saltos concêntricos e aterrissagens de carga moderada, os exercícios progridem gradualmente para situações mais exigentes de aterrissagem. Saltos no lugar representam um ótimo recurso para continuar a desenvolver energia concêntrica ao mesmo tempo em que incorpora trabalho técnico na mecânica de

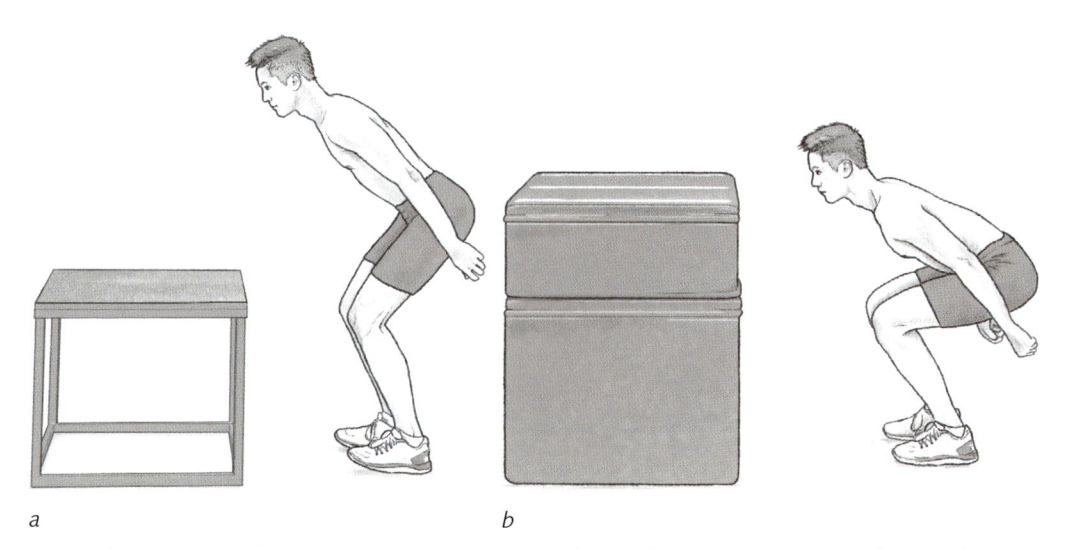

a                                    b

**Figura 2.1** Posições iniciais estáticas para saltos na plataforma: *(a)* pouca flexão dos joelhos; *(b)* flexão mais profunda dos joelhos.

aterrissagem. Embora muitos atletas saibam como saltar e sair do solo, outros atletas podem ter que trabalhar mais os aspectos técnicos da aterrissagem com segurança. Um simples agachamento com salto no lugar pode ser utilizado para treinar todos os aspectos do movimento de salto. Ao aterrissar, aprenda a absorver as forças adequadamente através de múltiplas articulações e grupos musculares, desacelerando o corpo da maneira correta. Ao demonstrar uma boa mecânica de aterrissagem, progrida para vários saltos no lugar, como múltiplos agachamentos com saltos. A princípio, esses saltos não precisam ser altos; concentre-se simplesmente em absorver força e inverter o sentido do movimento do corpo de descendente para ascendente. Esses saltos de baixa amplitude não apenas fornecem o estresse de treinamento adequado, como também proporcionam tempo para desenvolver técnica e sincronia adequadas com menor intensidade. À medida que o treinamento progride, os saltos no lugar podem se tornar mais intensos, mais altos e com menor tempo de contato com o solo.

Saltos de baixa amplitude no lugar progridem pouco a pouco para saltos em distância e, desse modo, incluem um componente horizontal ao movimento. O percurso horizontal adiciona complexidade ao movimento e induz nova forma de estresse para combater a adaptação gradual do corpo. À semelhança dos saltos no lugar, pode-se introduzir saltos em distância de menor amplitude no início e aumentar a cada semana as alturas e distâncias em cada salto. Você pode executar um salto rápido e curto com os dois pés de baixa amplitude no lugar ao longo de uma distância de 5 a 10 metros com saltos baixos e curtos de não mais que 30 centímetros por salto nas fases iniciais de uma progressão horizontal. Esses saltos podem aumentar gradualmente até 50 centímetros de comprimento e também aumentar em altura à medida que você se adapta às forças horizontal e vertical.

Outra variável controlada por meio da implementação de progressões pliométricas é o uso dos dois membros inferiores em contraposição ao uso de apenas um para movimentos de salto. Em geral, admite-se que movimentos com dois membros inferiores são relativamente menos estressantes e menos complexos que os movimentos com membro único. Saltos com um único membro inferior podem proporcionar maior desafio proprioceptivo e, portanto, exigem aterrissagens estáveis e controle adicional de quadril e joelho. Além disso, podem ser usados para simular impulsões em esportes de salto com apenas um membro inferior, assim como preparar o corpo para movimentos de corte utilizados em vários esportes e treinamento de agilidade. Portanto, introduza saltos com os dois membros inferiores no início do programa de treinamento para, em seguida, incorporar gradualmente movimentos com apenas um membro à medida que aumentar a força, a estabilidade e a competência técnica. A transição de exercícios com dois membros inferiores para aqueles com membro único pode ser considerada uma evolução do trabalho geral para o mais específico em um programa de treinamento.

À medida que você progride para saltos em distância com esforço máximo, aumente a distância a fim de gerar mais carga. Inicialmente, os saltos podem ocorrer ao longo de 10 metros, com cinco a sete saltos por série. As séries podem ser ampliadas para 20 a 30 metros e incluir melhorias tanto na altura vertical como na velocidade horizontal. É importante progredir com cuidado ao aumentar a altura e a distância de seus saltos durante as várias repetições e séries, pois o estresse geral de sobrecarga pode se acumular rapidamente até um ponto em que a fadiga se torna excessiva e o risco de lesões aumenta muito.

Inclua barreiras verticais dispostas como obstáculos a fim de proporcionar metas tangíveis de altura para vários saltos. Selecione alturas de obstáculos que o incentivem a saltar ao máximo, mas evite alturas excessivas que aumentam o risco de tropeçar e cair. Em geral, os atletas apreciam a ideia de saltar barreiras como parte da rotina pliométrica, o que lhes dá uma sensação de realização e indicação da altura do salto. Barreiras mais baixas podem ser vantajosas para grandes grupos de atletas com diferentes capacidades de salto. Atletas menos explosivos podem saltar obstáculos mais baixos com segurança, enquanto atletas mais explosivos podem simplesmente saltar mais alto esses obstáculos e ainda assim realizar uma sessão de treino eficaz.

Saltos em profundidade utilizam sobretudo o ciclo alongamento-contração com o uso de plataformas com alturas específicas. No salto em profundidade, você se lança de uma plataforma com altura baixa a moderada, aterrissa no solo e em seguida executa um salto reativo máximo para o ar. O exercício pode ser idealizado de modo que você salte a uma plataforma mais alta ou sobre um obstáculo relativamente alto depois de saltar para o ar. Cada repetição é realizada com atenção para assegurar que a queda seja executada de forma consistente e um tempo relativamente curto de contato com o solo seja alcançado no salto reativo. Uma sessão de salto em profundidade pode ser um treino estressante em virtude da magnitude de carga incidente no contato com o solo, especialmente se uma plataforma mais alta for usada. Na maioria dos casos, os atletas realizam saltos com os dois pés por causa do estresse de impacto. Você pode executar saltos de profundidade utilizando apenas um membro inferior, mas as alturas de queda devem ser relativamente baixas para que você se mantenha em contato com o solo por um tempo curto e minimize o risco de lesão. Em uma progressão de salto pliométrico, você pode usar saltos em profundidade nos últimos estágios de uma fase preparatória depois de ter acumulado uma quantidade significativa de força por meio de outros tipos de saltos e exercícios pliométricos, assim como contribuições de força e potência da musculação convencional.

Como etapa suplementar na progressão, você pode realizar combinações de saltos sobre obstáculos e saltos na plataforma em série para criar uma experiência desafiadora, mas agradável. Salte de uma plataforma e em seguida salte sobre obstáculos ou para outras plataformas em um circuito organizado de barreiras verticais e plataformas. É importante combinar de maneira apropriada as alturas de plataformas e obstáculos para garantir que o equipamento proporcione rendimento máximo em cada salto, sem sobrecarregá-lo ou levá-lo à exaustão. Como acontece com qualquer rotina de exercícios pliométricos, a intenção não é sobrecarregá-lo com fadiga, mas induzir a resposta máxima de alongamento dos tecidos conjuntivos. O trabalho pliométrico de alta qualidade resulta em adaptações positivas para potência e velocidade que melhoram o desempenho geral em seu esporte.

A Figura 2.2 ilustra uma abordagem conceitual à progressão para – e durante – as atividades pliométricas ao longo de um programa de treinamento. No início do programa, a intenção é introduzir movimentos menos estressantes e menos complexos, que gerem força e coordenação fundamentais para exercícios subsequentes na progressão. O ritmo em que você desenvolve a progressão depende de idade, capacidade, experiência, peso corporal e nível de força existente. Por exemplo, um atleta com menos de 10 anos de idade pode usar apenas os primeiros estágios da progressão pliométrica distribuídos por toda a temporada de treinamento. Saltos simples na plataforma e saltos no lugar fornecem estímulo adequado para aumentos de força e potência sem risco de lesão. No entanto, um atleta com idade superior e mais avançado, se tiver experiência com um programa pliométrico abrangente, pode progredir rapidamente e utilizar diferentes tipos de exercícios ao mesmo tempo durante várias temporadas de treinamento. Um atleta maior e mais pesado pode nunca progredir para saltos sobre obstáculos ou saltos em profundidade em virtude do risco de lesões. Dessa forma, um atleta de 160 quilos na linha de bloqueio de futebol americano requer uma progressão pliométrica muito diferente daquela realizada por um armador de basquete de 80 quilos com a mesma idade e nível de desenvolvimento igual. As diretrizes gerais para implementar uma progressão pliométrica segura e eficaz são úteis ao personalizar um programa de treinamento.

Ao realizar a maioria desses saltos de forma linear, você pode torná-los mais complexos com a inclusão de movimentos rotacionais e saltos laterais. Para saltos na plataforma a partir de uma posição inicial estática ou com contramovimento, salte para cima e aterrisse com um giro de 90 graus em qualquer direção. Você também pode incluir movimentos rotacionais a saltos no lugar ou em distância. Pense em incorporar técnicas avançadas a movimentos rotacionais e saltos laterais que melhorem a coordenação geral e a capacidade de aterrissagem de maneira multidirecional.

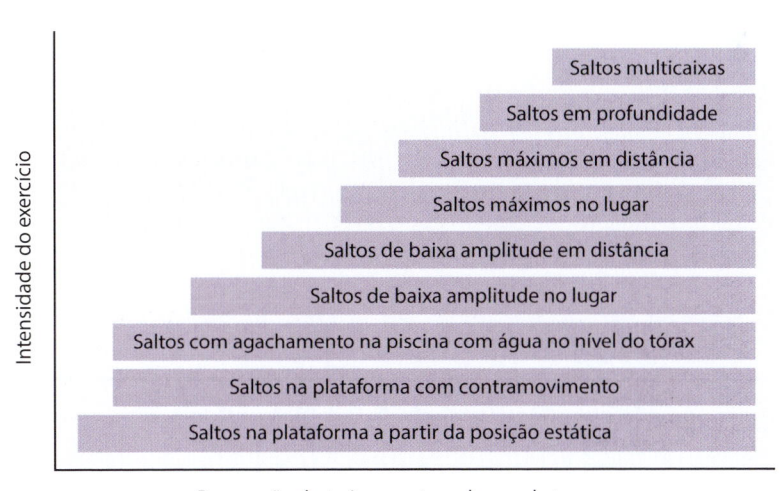

Progressão do treinamento ao longo do tempo

**Figura 2.2**   Exemplo de progressão pliométrica em um período de treinamento.

# Superfícies de treinamento

A escolha do ambiente de treinamento pode ter impacto significativo sobre os efeitos dos exercícios pliométricos, tanto para a especificidade do treinamento como para a prevenção de lesões. Isso é absolutamente verdadeiro na escolha de superfícies de treinamento para saltos e outros movimentos explosivos. A rigidez do solo pode afetar a fase de amortização de uma atividade pliométrica ao aumentar ou diminuir o tempo de contato com o solo.

Uma superfície de treinamento mais flexível normalmente resulta em um tempo maior de contato com o solo do que uma superfície de treinamento mais rígida. Um exemplo extremo desse conceito é o efeito de um trampolim no salto. Quando uma pessoa aterrissa em um trampolim, seu corpo enrijece para beneficiar-se das propriedades elásticas da superfície do trampolim. Dessa forma, o corpo enrijece para compensar a superfície de aterrisagem mais maleável e obter uma resposta desejada (saltar para cima e para baixo no trampolim). Em uma superfície de treinamento mais rígida, o corpo faz o oposto e abranda os tecidos conjuntivos para proporcionar uma aterrisagem mais suave e uma resposta elástica mais apropriada. Esse efeito de ajuste musculotendíneo foi demonstrado em estudos e permite ao corpo regular de maneira adequada as forças de reação do solo para desempenho e segurança.

Os atletas que desejam atuar no máximo de suas capacidades em corridas de velocidade ou saltos normalmente preferem competir em superfícies mais duras para maximizar o potencial elástico de seus corpos. No entanto, é aconselhável treinar em superfícies ligeiramente mais maleáveis durante a maior parte da temporada para minimizar as lesões dos tecidos moles e manter a saúde durante períodos preparatórios de maior volume.

Esses exemplos ilustram a importância de encontrar um equilíbrio adequado dos tipos de superfície ao longo de um período de treinamento e competição. A seguir, exemplos específicos de tipos de superfície que podem ser usados durante todo o programa de treinamento para obter efeitos de treinamento específicos e minimizar lesões crônicas e agudas.

## Areia

Atletas e treinadores costumam usar superfícies à base de areia para exercícios de salto e corrida em uma fase preparatória de treinamento a fim de minimizar estresses de impacto nos membros inferiores. Ao aterrissar de um salto, o deslocamento de areia pode amortecer significativamente as forças de aterrisagem e reduzir o estresse geral sobre músculos, tendões e outros tecidos conjuntivos. À medida que exercícios de salto e aterrisagem são introduzidos em um programa de treinamento, a realização de atividades pliométricas na praia ou em plataforma de areia possibilita uma quantidade maior de repetições, o que lhe permite adquirir competências adequadas. Além disso, muitos exercícios executados sobre a areia, uma superfície mais macia e complacente, podem ser realizados com os pés descalços e isso fortalece os inúmeros músculos dos pés.

Para atividades concêntricas ou pliométricas, a superfície de areia cria uma condição na qual há menor dependência das propriedades elásticas musculotendíneas, pois uma fase concêntrica mais longa desenvolve-se à medida que a areia é deslocada em uma passada ou impulsão. Embora um ambiente à base de areia possa ser útil para a introdução de mecanismos de salto e aterrissagem, não é recomendável treinar nesse tipo de superfície por muito tempo. Como é mais difícil desencadear uma resposta reflexa em uma superfície extremamente macia, a preocupação é que você possa descondicionar o reflexo de estiramento. As forças de aterrisagem são dissipadas pela areia e não absorvidas pelos músculos e tendões dos membros inferiores.

## Grama

A grama natural é uma das melhores superfícies de treinamento. É firme o bastante para a produção rápida de força em corridas e saltos, mas também é complacente o suficiente a fim de propiciar amortecimento adequado nas aterrissagens. A grama natural também possui uma combinação relativamente favorável de complacência vertical e horizontal ao contato com o solo na aterrissagem de um salto, na passada durante a corrida ou no passo com desaceleração rápida. Isso reduz o estresse nos ligamentos e tendões durante movimentos explosivos necessários para aceleração rápida ou mudança de direção. Essas qualidades tornam a grama natural uma boa superfície para a maioria dos exercícios pliométricos – se não todos –, durante toda a temporada de treinamento. Note que as superfícies gramadas variam em dureza, dependendo do clima local e da frequência de irrigação. Condições mais secas normalmente criam uma superfície gramada mais rígida, e talvez você tenha de levar isso em consideração ao implementar atividades pliométricas.

## Gramado sintético

Superfícies com gramado artificial podem proporcionar uma boa combinação de firmeza e absorção de impactos para movimentos atléticos. Em muitos casos, as superfícies sintéticas também propiciam maior grau de uniformidade da área, pois as superfícies naturais podem ser desniveladas e cheias de falhas e outras irregularidades. Em condições de umidade, o gramado sintético normalmente mantém a qualidade e a firmeza da superfície, enquanto a grama natural pode ficar encharcada e muito macia para atividades pliométricas. Em geral, as superfícies sintéticas podem ser mais duras do que a maioria das superfícies de grama natural, particularmente se estiverem malconservadas e não forem limpas com regularidade. Atletas podem iniciar o programa pliométrico em um gramado sintético, pois ele proporciona amortecimento adequado durante aterrissagens na maioria dos casos, além de uma superfície estável para habilidades dinâmicas. Gramados sintéticos mais duros devem ser substituídos por uma superfície gramada mais macia, se possível, nos estágios iniciais da progressão pliométrica. Também é importante entender que os gramados sintéticos apresentam maior coeficiente de atrito (proporcionam mais aderência) do que o gramado natural, e que saltos e movimentos com maior produção de força horizontal podem gerar mais estresse nos músculos, articulações e tecidos conjuntivos. Intensidades e volumes mais baixos desses tipos de exercícios podem ser adotados de maneira mais gradual em gramados sintéticos. Considerações sobre o calçado durante o treinamento também são importantes: utilize calçados com maior tração nos últimos estágios do programa para possibilitar especificidade sem sobrecarga.

## Quadra de pisos de madeira

As superfícies de madeira são comuns no basquete, vôlei e nos esportes de raquete, incluindo *squash*, raquetebol e *badminton*. Em geral, pisos de madeira proporcionam uma superfície firme, mas levemente amortecedora, para atividades esportivas. Tal como acontece com todas as superfícies para prática de esportes, existe alguma variação na dureza, dependendo da composição e construção do pavimento. Alguns podem ser muito macios e complacentes, enquanto outros podem ser muito firmes. Os pisos de madeira mais modernos foram projetados para proporcionar amortecimento adequado. Pisos mais antigos ainda podem ser muito duros e menos flexíveis. Uma vez que a opção por desenvolver atividades de treinamento em ambientes fechados muitas vezes é determinada pelo clima e outros fatores sazonais, os atletas podem ficar em quadras de piso de madeira durante a maior parte do treinamento. É responsabilidade dos treinadores e atletas determinar a condição da superfície de treinamento e fazer os ajustes necessários. Isso pode significar o início do programa pliométrico em uma superfície de treinamento mais macia ao ar livre ou, se essa opção não estiver disponível, a modificação do programa para incorporar movimentos menos estressantes de modo mais gradual em uma quadra de piso de madeira.

## Pavimentos e pistas emborrachadas

Pistas e superfícies sintéticas para esporte em geral são usadas para corridas de velocidade e treinamento pliométrico. A vantagem de usar essas superfícies é que podem ser muito duras, e o treinamento prolongado pode ser estressante para articulações, músculos e tecidos conjuntivos. No caso do atletismo, em que os atletas passam boa parte de seu treinamento em uma pista de superfície sintética, a utilização de uma superfície mais macia (grama, gramado sintético) para os estágios iniciais do treinamento pliométrico é uma abordagem sensata para se manter saudável durante as fases preparatórias do programa de treinamento. A transição para uma pista de superfície sintética, com a finalidade de realizar saltos explosivos e reativos nos últimos estágios do programa de treinamento, pode ser mais facilmente incorporada porque os atletas estarão mais fortes e resilientes. A superfície elástica mais rígida de uma pista ou piso emborrachado pode aumentar o efeito do programa pliométrico e aproveitar-se do reflexo de estiramento para movimentos explosivos e elásticos. Atletas que competem em pistas sintéticas devem treinar por tempo suficiente nessas superfícies a fim de garantir que estejam acostumados com as qualidades e características do ambiente de competição.

A Figura 2.3 resume a progressão do uso de várias superfícies em um programa de treinamento pliométrico. Durante o programa de treinamento, uma abordagem sensata é passar de superfícies mais macias para as mais duras a fim de evitar estresse excessivo sobre o corpo de maneira muito rápida. Em última análise, um programa de treinamento deve prepará-lo para o ambiente competitivo. Por exemplo, os jogadores de futebol treinam principalmente na grama e no gramado sintético, e os jogadores de vôlei de praia passam a maior parte do tempo em praias de areia.

Tenha cuidado para que as exigências específicas de um esporte sejam atendidas sem gastar muito tempo em apenas uma superfície de treinamento. Variar a superfície de treinamento acarreta muitos benefícios. Superfícies mais macias podem amortecer estresses de impacto e desenvolver qualidades de força nos músculos e nos tecidos conjuntivos. Superfícies mais duras provocam

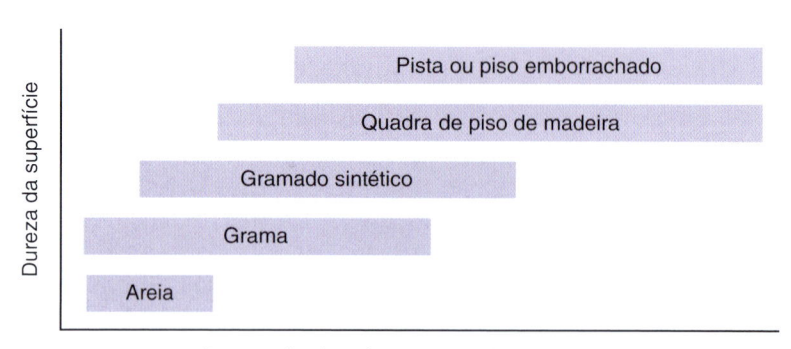

**Figura 2.3** Progressão da superfície pliométrica durante um programa de treinamento.

uma resposta reflexa eficaz de estiramento para movimentos explosivos, o que proporciona benefícios neurológicos e elásticos que podem ser transferidos para outros movimentos e superfícies. A combinação correta de superfícies depende do esporte, do atleta e de muitas outras circunstâncias como clima, período do dia e fadiga. Tome a melhor decisão sobre a progressão de treinamento e a escolha da superfície.

## Calçado

A escolha do calçado apropriado para qualquer programa de treinamento pode ser fundamental para o desempenho e a saúde. Nas atividades de corrida e salto, os pés representam o ponto de contato com o solo. Os pés não apenas transmitem os impactos que geram a passada, o salto ou a mudança de direção, mas também servem como mecanismos sensitivos que reúnem informações sobre a qualidade da superfície. Além disso, os pés indicam se o solo é macio ou duro, uniforme ou irregular e aderente ou escorregadio. Portanto, a escolha do calçado pode ser essencial em diversos aspectos.

Os calçados esportivos são, antes de tudo, projetados para proteger os pés contra lesões e resistir ao desgaste decorrente das atividades esportivas diárias. A proteção inclui cobertura adequada do pé para evitar cortes e abrasões, amortecimento adequado sob o pé para absorver o choque de impactos, bem como apoio apropriado em toda a extensão do calçado para sustentar o arco do pé e evitar seu rolamento lateral. Embora alguns atletas prefiram realizar atividades pliométricas com os pés descalços, é aconselhável protegê-los com calçados adequados para a maior parte das sessões de treinamento.

Quando o treinamento é limitado a superfícies mais duras, a seleção do calçado pode ser fundamental para reduzir as forças de aterrissagem transferidas para o corpo. Um calçado com amortecimento adequado pode ser usado no início do programa de treinamento e com superfícies mais duras por essa razão. À medida que a força aumenta, passe a usar um calçado mais rígido que lhe permita beneficiar-se do reflexo de estiramento e da elasticidade armazenada nos tecidos conjuntivos. Você também pode utilizar inicialmente um calçado com calcanhar (salto) mais espesso, a fim de proporcionar menor percurso do calcanhar – e menor alongamento do tecido conjuntivo posterior – no contato do solo com o antepé. O calcanhar pode ter mais contato com o solo com esse tipo de calçado, mas, à medida que a força aumenta, pode-se introduzir um calçado com perfil mais uniforme do calcanhar aos dedos do pé. A Figura 2.4 ilustra a diferença no percurso do calcanhar com um calçado de "salto" maior e um sapato com perfil mais uniforme.

Ao progredir das fases preparatórias iniciais do treinamento pliométrico para fases pré-competitivas mais específicas, você pode desejar realizar o treinamento pliométrico com os sapatos usados para a competição. No atletismo, os atletas de salto e corrida podem optar por participar das atividades pliométricas com travas de competição no período que antecede a fase de competição. Travas de atletismo proporcionam muito menos amortecimento e um perfil mais plano do que os tênis comuns de corrida, e os volumes de treinamento devem ser adaptados para garantir volumes mínimos de contatos com o solo. Uma abordagem semelhante pode ser aplicada a chuteiras usadas no futebol, no futebol americano, no beisebol e no rúgbi, assim como a calçados usados em quadra para esportes de raquete, basquete e vôlei.

Os treinadores podem fornecer recomendações aos atletas sobre o melhor calçado para várias fases de treinamento. Embora haja esforços para tornar qualquer treinamento o mais específico possível, é sempre preferível considerar as vantagens das diferentes opções de calçados para obter o melhor desempenho possível e resultados de saúde.

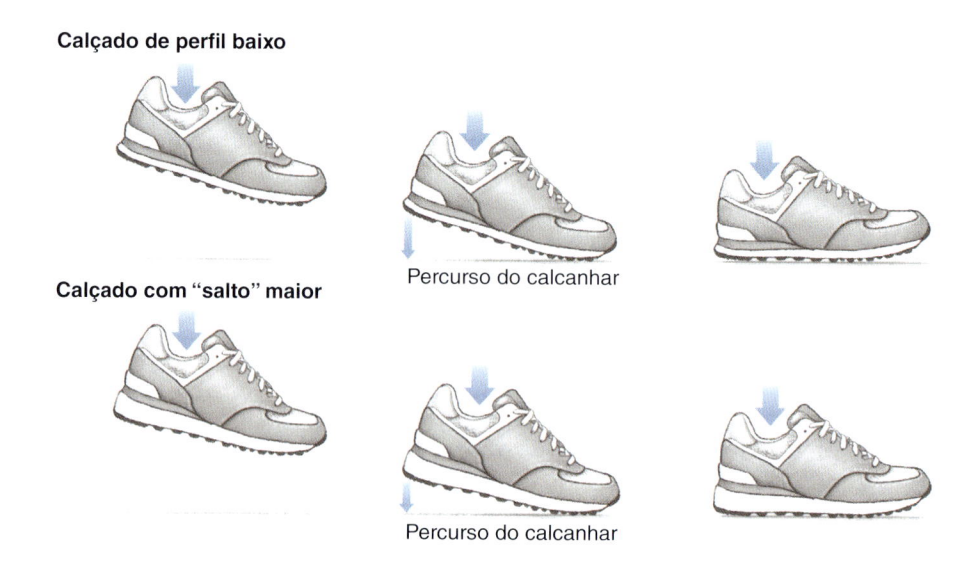

**Figura 2.4** Percurso do calcanhar no contato com o solo com calçados de diferentes espessuras no calcanhar.

## Equipamento

Embora a progressão de trabalho com vários exercícios em diferentes superfícies seja fundamental para determinar a eficácia e a segurança de um programa pliométrico, a seleção de equipamentos para atividades pliométricas pode ter impacto significativo na saúde e no desempenho. A seguir, exemplos de equipamentos que podem ser utilizados em um programa de treinamento pliométrico.

## Plataformas pliométricas

A escolha de plataformas pliométricas para treinamento de salto muitas vezes é definida pela disponibilidade de recursos financeiros. Quando as plataformas não estão disponíveis, treinadores e atletas inovadores implementam rotinas de salto semelhantes com utilização de escadas e degraus de arquibancadas para realizar saltos ascendentes em série. No entanto, plataformas simples de várias alturas e especificações podem ser construídas a partir de compensado e estruturas de madeira. É comum construir uma série de plataformas de alturas que variam entre 15 e 90 centímetros em incrementos de 20 a 30 centímetros, dependendo da capacidade atlética e dos objetivos do programa de treinamento. O ideal é possuir plataformas com diversas alturas para corresponder à capacidade de cada atleta. Você mesmo pode construí-las ou comprá-las de um fornecedor de equipamentos para treinamento. Plataformas construídas de madeira podem ser pesadas e difíceis de movimentar; por outro lado, constituem uma plataforma bastante estável para treinamento de saltos.

Você pode comprar plataformas mais leves de estrutura metálica, de várias alturas, para treinamento pliométrico. A vantagem das plataformas pliométricas de estrutura metálica é que são transportadas com mais facilidade para locais de treinamento, além de serem facilmente empilhadas para minimizar os requisitos de armazenamento quando não estão em uso. A desvantagem dessas plataformas é que, como geralmente são leves, podem apresentar menor estabilidade para atividades de salto dinâmico. Além disso, plataformas sem faces laterais possibilitam que o atleta pise ou aterrisse de um salto inadequado pelo lado aberto e sofra escoriação nos joelhos ou canelas na borda superior da plataforma. Lacerações e contusões violentas nas canelas e nos joelhos podem ser consequências indesejáveis.

As plataformas pliométricas modernas são construídas de espuma densa coberta de vinil. Essas plataformas macias proporcionam o benefício combinado da rigidez adequada e densidade de espuma para saltos potentes, além de possuírem bordas mais macias que não causam lesões quando o atleta erra um salto. Em geral, pode-se encontrar plataformas desse tipo com várias alturas, as quais podem ser empilhadas e fixadas com tiras de Velcro® para criar plataformas de salto mais altas. Como essas plataformas de espuma são relativamente leves, treinadores e atletas devem ajudar a estabilizá-las durante a execução de saltos dinâmicos por outras pessoas.

As plataformas pliométricas podem ser usadas para uma variedade de exercícios explosivos e elásticos com os membros inferiores, incluindo saltos na plataforma a partir da posição estática e com contramovimento, saltos de profundidade e vários exercícios combinados com plataformas e obstáculos. A seleção da altura adequada da plataforma é fundamental para a segurança da execução desses exercícios. É sempre aconselhável selecionar plataformas para saltos com alturas que sejam facilmente atingíveis, minimizando, assim, o risco de lesões.

## Obstáculos de treinamento

Para a deflexão vertical do salto de um atleta, os obstáculos podem servir como uma barreira ajustável vantajosa. Barreiras comuns de atletismo têm sido tradicionalmente usadas para esse propósito. Embora obstáculos de competição possam ser muito pesados e caros para o treinamento pliométrico, particularmente quando os atletas tropeçam ou caem sobre ele durante uma sessão de treinos, obstáculos de treinamento podem ser usados. Esse tipo de obstáculo usado pelos praticantes de atletismo tende a ser muito mais leve, além de cair com muito mais facilidade caso o atleta entre em contato com ele durante o salto, o que proporciona menor risco de queda ou lesão grave. Os obstáculos não devem ser muito altos a fim de permitir a execução segura de vários saltos em diversas séries. É sempre melhor selecionar obstáculos de tamanho moderado e simplesmente saltar mais alto sobre cada um em vez de arriscar-se a uma queda.

Obstáculos vendidos especificamente para treinar salto pliométrico podem representar o meio mais econômico de implementar um programa de treinamento direcionado a atletas poliesportivos. Em geral, esses obstáculos são construídos com materiais plásticos moldados de diferentes alturas, o que torna mais fácil e seguro implementar um método agradável de incorporar treinamento pliométrico a um grupo de atletas. Se você tem um orçamento limitado, construir seus próprios obstáculos de treinamento com canos e juntas de PVC pode ser uma maneira econômica de criar uma coleção de obstáculos pliométricos, que são fáceis de transportar e de uso seguro. Uma simples visita à loja de ferragens para comprar tubos, juntas, uma serra e um pouco de cola para PVC possibilitará que você salte em menos de um dia.

Você também pode usar cones de sinalização para criar uma obstrução vertical para treinamento pliométrico. Cones de várias alturas podem ser usados com atletas mais jovens, a fim de criar uma barreira física que eles possam saltar. Os atletas nem sempre saltam completamente sobre o cone de sinalização, já que ele é estreito e isso permite que suas pernas passem pelos lados dele, e não sobre ele. É por isso que os obstáculos reais são preferidos para o treinamento de salto.

## *Medicine balls*

Embora grande parte da discussão a respeito de pliometria tenha sido acerca de atletas que lançam seus corpos sobre obstáculos e em cima de plataformas, o arremesso de um objeto externo pode ser útil no treinamento de pliometria para a parte superior do corpo e os membros inferiores. Existem *medicine balls* de vários pesos e tamanhos que podem ser usadas para arremessos explosivos de todos os tipos. As bolas geralmente são cobertas de couro ou compostas por uma espessa camada externa de borracha que aumenta o peso do implemento. Os pesos mais comuns para *medicine balls* são 2, 3, 4, 5 e 6 quilos. Em geral, *medicine balls* mais leves são usadas para arremessos de alta velocidade, enquanto bolas mais pesadas são utilizadas para desenvolver potência e habilidades dinâmicas de força máxima. Muitas vezes, as *medicine balls* de maior diâmetro, com grande área de superfície, são as preferidas para atividades de arremesso e pegada. Os atletas podem usar *medicine balls* de borracha que quicam para arremesso na parede. No entanto, alguns atletas preferem *medicine balls* com uma qualidade de atenuação de rebote, pois uma bola pesada com rebote significativo pode ser difícil de controlar. Felizmente, existem vários tipos de *medicine balls*, de diferentes tamanhos e composições, para atender às necessidades de cada atleta e da prática desportiva em ambientes internos e externos.

Arremessos explosivos com *medicine balls* podem ser realizados da mesma forma que saltos explosivos, com opção de um movimento concêntrico puro ou adição de um contramovimento preparatório antes do arremesso. Em ambas as condições, o peso da *medicine ball* incorpora carga às ações musculares excêntricas e concêntricas. Para arremessos rotacionais, a fase de tomada de impulso, ou contramovimento, carrega previamente os músculos do *core* e dos ombros antes de um arremesso explosivo. Além disso, arremessos com *medicine balls* também podem ser combinados com movimentos preparatórios de salto para criar um padrão multissaltos antes do arremesso. Em síntese, *medicine balls* representam uma ótima ferramenta em um programa pliométrico abrangente para a parte superior do corpo e os membros inferiores.

## Outras cargas externas

Cargas externas podem ser combinadas com exercícios pliométricos para aumentar as forças durante um movimento rápido. Enquanto uma *medicine ball* é um implemento que pode ser arremessado ou lançado, outros equipamentos podem ser usados em combinação com atividades pliométricas para aumentar a carga geral e intensificar o efeito dos exercícios pliométricos. Tome cuidado com a sobrecarga ao prolongar os tempos de amortização e acoplamento até um ponto em que pode ocorrer o descondicionamento do reflexo de estiramento ou o alongamento excessivo de componentes elásticos. Os tempos mínimos de contato com o solo devem ser mantidos, e a preservação da velocidade do movimento e da técnica é imperativa sob todas as condições de carga.

### *Barras e halteres*

Uma maneira comum de aumentar a carga durante o exercício pliométrico é usar barras ou halteres. Normalmente cada mão segura um halter ao lado do corpo durante saltos no lugar. Para usar uma barra, segure-a sobre a parte superior do dorso e execute saltos no lugar como em um agachamento com salto e com peso. O importante é manter a barra em contato com o dorso durante saltos repetitivos para evitar que ela desabe sobre as vértebras.

Ao utilizar barras e halteres, não execute saltos complexos, em plataformas ou sobre obstáculos. Mais uma vez, a seleção cuidadosa de cargas para barras e halteres é fundamental para otimizar a contribuição dessas formas de resistência e maximizar a segurança. Tal como acontece com muitos movimentos técnicos baseados em velocidade, um nível maior de resistência nem sempre é melhor. O estabelecimento da carga ideal com base nas necessidades individuais produz o melhor efeito.

## Kettlebells

O uso de *kettlebells* para habilidades dinâmicas de treinamento de força aumentou em popularidade recentemente. Do ponto de vista de um programa pliométrico, os balanços repetitivos com *kettlebell* podem gerar respostas de alongamento em inúmeros grupos musculares na parte superior do corpo e nos membros inferiores, assim como na musculatura do *core*. Embora pareça intuitivo arremessar um *kettlebell*, isso não é aconselhável em virtude do risco potencial para outros atletas e do dano que pode ser causado por um projétil pesado em um recinto fechado ou em um campo de grama ou gramado sintético bem conservados.

## Faixas de resistência

Faixas elásticas espessas geralmente são usadas para oferecer resistência em saltos repetitivos no lugar ou saltos em distância. Para treinamento de salto vertical, essas faixas em geral são presas em um cinto ao redor da cintura ou da parte superior do tronco, com as outras extremidades fixadas no solo. As faixas fornecem resistência durante o movimento concêntrico do salto, mas também podem acelerar o corpo de volta ao solo, mais rápido que a gravidade. Embora esse tipo de força oposta possa ser um desafio, como em qualquer método de resistência externa, você deve tomar cuidado para garantir que ela não seja excessiva.

A resistência proporcionada por faixas elásticas produz um resultado de desempenho distinto da simples curva força-velocidade em atividades de salto e arremesso. Resistência baixa a moderada é sempre preferida em movimentos de alta velocidade. Se houver muita resistência durante um movimento que exige aceleração rápida ou alta velocidade, a biomecânica do movimento pode ser significativamente alterada e gerar um resultado negativo do desempenho.

Para saltos repetitivos em distância, o uso de faixas de resistência ao redor da cintura em treino com parceiro pode proporcionar resistência concêntrica adequada e, ao mesmo tempo, limitar as tensões excêntricas horizontais que podem sobrecarregar os músculos quadríceps femorais e levar à dor crônica nos joelhos. O mesmo método pode ser usado para arremessos de *medicine balls*, com uma faixa de resistência ao redor da cintura para proporcionar carga moderada durante um arremesso explosivo.

## Coletes e cintos com pesos

Coletes e cintos com pesos têm sido usados para saltos por décadas, permitindo liberdade de movimento com carga adicional moderada. Pelo fato de não ser necessário segurar o objeto pesado, um colete com peso permitirá que você realize atividades específicas do esporte com carga adicional. A adição de 4,5 kg para um colete ou cinto, embora não pareça excessiva, pode representar um desafio significativo ao longo de um treinamento pliométrico. Coletes e cintos com pesos são preferidos em relação aos pesos de tornozelo ou punho, pois a carga está mais próxima do centro de massa. Os pesos de tornozelo e punho também causam um estresse significativo nas articulações, sobretudo em habilidades dinâmicas.

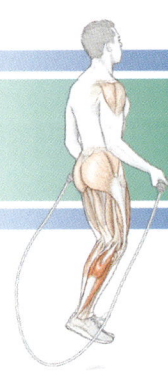

# EXERCÍCIOS FUNDAMENTAIS

**A**o elaborar um programa de treinamento pliométrico, você pode tirar proveito de vários exercícios para seu esporte. Além disso, todo exercício pode apresentar diversas opções de modificação, seja para se adaptar a um movimento específico do esporte, combinar múltiplos exercícios em série, ou isolar um aspecto específico do movimento a fim de aumentar sua contribuição para o esforço geral. Movimentos pliométricos fundamentais introduzidos para atletas em fase inicial do programa de treinamento ajudam a simplificar a fase educativa de exercícios e também a desenvolver força, potência e qualidades elásticas necessárias para o treinamento avançado e, em última análise, para a competição de elite.

Em geral, os atletas tendem a participar de treinamentos mais complicados, em que escolhem exercícios aparentemente inovadores e complexos, em vez de praticar o essencial. O perigo de valorizar precocemente os exercícios complexos é que as habilidades técnicas básicas podem ser negligenciadas e as adaptações fisiológicas necessárias, minimizadas. Assim como o alicerce de uma casa deve ser forte, durável e equilibrado, os exercícios fundamentais devem ser aplicados de modo a assegurar que as habilidades motoras apropriadas sejam desenvolvidas, dominadas e mantidas ao longo da carreira do atleta. Nos casos de exercícios pliométricos, esse conceito é ainda mais relevante em virtude da natureza explosiva e dinâmica das habilidades que são introduzidas aos atletas. Embora a maioria dos exercícios pliométricos costume estar voltada para movimentos de saltos, as qualidades físicas desenvolvidas pela pliometria formam a base de habilidades dinâmicas e potentes como correr em alta velocidade, arremessar e mudar de direção em vários esportes. Se quaisquer fatores essenciais forem perdidos no processo de treinamento físico e os exercícios básicos não forem incorporados, o produto final – qualquer que seja o esporte – será comprometido, com impacto negativo sobre o desempenho e aumento do risco de lesão. A simplicidade ao fazer as coisas, muitas vezes, pode ser o caminho mais curto para a excelência.

A seguir, os principais objetivos para estabelecer e implementar exercícios fundamentais:

1. **Fornecer fundamentos para o desenvolvimento de exercícios mais complexos.** Antes de progredir para uma série de saltos, você deve começar com uma boa técnica em salto de esforço único. Saltos fundamentais de esforço único ou arremessos de *medicine ball* introduzem exercícios acíclicos menos complexos que você pode dominar. O domínio de qualidades básicas como postura, posicionamento dos pés, mecânica dos membros e sincronia em exercícios menos complexos pode desenvolver competência e confiança antes de dar início a movimentos mais desafiadores. Atletas não devem progredir além dos exercícios fundamentais até que todas essas qualidades estejam bem estabelecidas em nível funcional relativamente alto.

2. **Introduzir movimentos realizáveis que podem ser considerados mais seguros ou menos intensos para atletas menos experientes ou nas fases iniciais de um programa de treinamento para atletas avançados.** Saltos em plataformas mais baixas ou sobre obstáculos mais baixos proporcionam uma meta viável e um ambiente seguro para melhorar as capacidades técnicas, além de força e potência adequadas. No início, esses exercícios também podem ser realizados em volumes reduzidos, com um número menor de séries e repetições para minimizar a fadiga e melhorar ainda mais a proficiência técnica.

3. **Permitir o aprimoramento da técnica e mecânica básicas por meio da repetição de exercícios de alta qualidade durante o programa de treinamento.** A repetição de exercícios fundamentais não apenas melhora os exercícios em si, mas também reforça as características de movimento para outras qualidades de desempenho que são diariamente treinadas. A potente extensão de quadril de um salto na plataforma reforça essa ação para a largada da corrida de velocidade, bloqueios de arremesso no basquete ou interceptação do adversário (*tackle*) no futebol americano. Os movimentos fundamentais devem ser considerados a base do treinamento explosivo que te manterá preparado e vigoroso durante todo o ano.

O conceito de introduzir e desenvolver exercícios fundamentais é essencial para o sucesso de um programa de treinamento. Embora os exercícios fundamentais pareçam formas simples de exercícios mais complexos, na verdade são elementos constitutivos de todas as habilidades motoras atléticas e desempenhos humanos. Um salto na plataforma básico pode ser visto como um movimento vertical simples e explosivo de salto que dá origem a outros exercícios com plataformas e obstáculos. No entanto, os elementos essenciais de um salto na plataforma a partir da posição estática ou com contramovimento têm implicações significativas na forma como vários outros movimentos se desenvolvem em futuras sessões de treinamento. A postura, o envolvimento muscular e a sincronia necessários para a execução de um salto na plataforma de altura máxima também estão envolvidos na promoção de desempenhos excepcionais na largada da corrida de velocidade, no salto sobre obstáculos, nos exercícios explosivos com bolas medicinais, ou inúmeros movimentos atléticos realizados em uma típica sessão de treinamento esportivo. O refinamento desses elementos técnicos e qualidades fisiológicas em um exercício fundamental pode permitir uma transferência mais suave e direta de habilidades motoras básicas para todos os aspectos do desempenho esportivo.

Também é importante que os exercícios pliométricos fundamentais sejam vistos como a base de todos os programas de treinamento – iniciantes e avançados – e que sejam mantidos dentro desses programas durante toda a carreira de um atleta e não descartados após um treinamento específico ou fase de desenvolvimento. Os principais elementos e as qualidades dos exercícios fundamentais podem ser aperfeiçoados e mantidos para todos os atletas, qualquer que seja a idade, experiência ou capacidade.

# SALTO NA PLATAFORMA A PARTIR DA POSIÇÃO ESTÁTICA

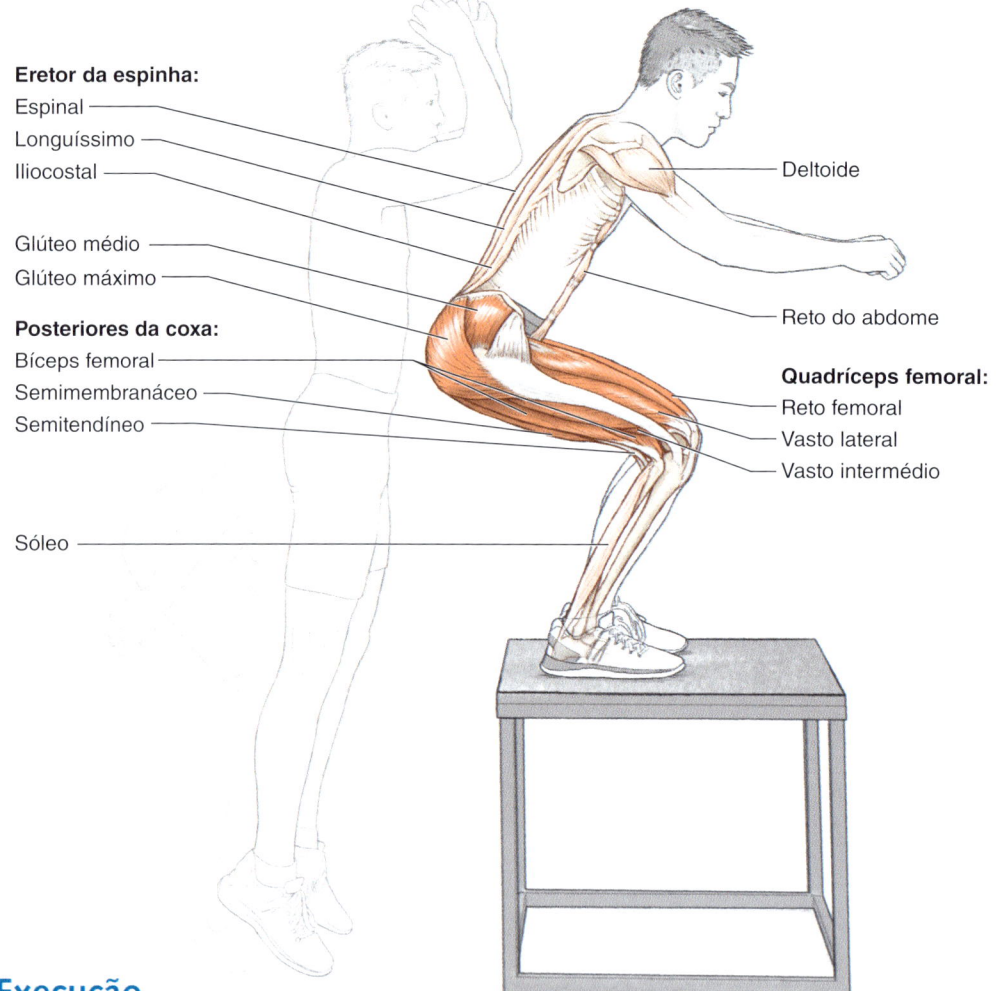

**Eretor da espinha:**
Espinal
Longuíssimo
Iliocostal

Glúteo médio
Glúteo máximo

**Posteriores da coxa:**
Bíceps femoral
Semimembranáceo
Semitendíneo

Sóleo

Deltoide

Reto do abdome

**Quadríceps femoral:**
Reto femoral
Vasto lateral
Vasto intermédio

## Execução

1. Comece com os pés afastados aproximadamente na largura dos quadris e os joelhos flexio-nados em posição de semiagachamento. Você pode rodar os pés ligeiramente para a lateral, de acordo com as necessidades individuais e a flexibilidade dos quadris. Os joelhos devem estar flexionados em 100 a 140 graus, dependendo das exigências do esporte. Alinhe o tronco acima dos pés para garantir que o peso corporal seja deslocado para a frente antes do início do salto. Posicione os membros superiores estendidos ao lado do corpo e perpendiculares ao solo. Fique ereto com a coluna neutra.

2. Inicie o movimento ao gerar força vertical explosiva contra o solo por meio dos membros inferiores e impulsione os membros superiores para a frente e para cima. Assegure-se de que todo o movimento seja direcionado para cima, sem contramovimento ou tomada de impulso. À medida que o movimento avança do agachamento para uma posição de extensão completa, o dorso assume a postura ereta.

3. Para aterrissar sobre a plataforma, eleve os joelhos até um nível adequado para conseguir uma aterrissagem segura. No momento em que os pés tocarem o topo da plataforma, flexione os

joelhos e os quadris para absorver a força da aterrissagem e amortecer o impacto. Termine com os membros superiores na frente do corpo para manter o peso deslocado à frente.

## Músculos envolvidos

**Primários:** glúteo máximo, glúteo médio, quadríceps femoral (reto femoral, vasto lateral, vasto intermédio, vasto medial), posteriores da coxa (bíceps femoral, semitendíneo, semimembranáceo).

**Secundários:** eretor da espinha (espinal, longuíssimo, iliocostal), deltoide, reto do abdome, iliopsoas, sóleo.

## Considerações sobre o exercício

O salto na plataforma é um bom exercício para ser utilizado nos estágios iniciais de um programa de treinamento pliométrico. Saltos simples em uma plataforma de altura apropriada demonstram a postura inicial correta, a extensão efetiva do quadril e a mecânica básica de aterrissagem. Comece com os joelhos flexionados o suficiente para gerar potência adequada para o salto, mas não de maneira tão profunda que retarde o movimento inicial. Ao preparar-se para um movimento explosivo, o tronco deve estar sobre os seus pés para garantir que uma boa parte do peso corporal seja deslocada para a frente, com o dorso firme em posição neutra. Posicione os membros superiores ao lado do corpo a fim de proporcionar amplitude de movimento suficiente, por meio da qual eles balançam para um potente movimento ascendente, ao estender todo o corpo até o topo da plataforma. A cabeça deve estar alinhada com a coluna vertebral e o olhar direcionado acima do topo da plataforma. O voo do salto segue um trajeto ascendente em direção ao topo da plataforma e resulta em uma aterrissagem suave amortecida pelos músculos localizados ao redor dos tornozelos, joelhos e quadris. Escolha sempre uma plataforma cuja altura possa ser facilmente transposta durante a sessão de treinamento. Uma altura difícil de transpor nas séries iniciais pode se tornar um risco nas últimas séries do exercício.

## VARIAÇÕES

### Salto na plataforma e aterrissagem com um pé

Ao dominar o salto na plataforma com os dois pés, você pode aumentar a complexidade do exercício e aterrissar sobre a plataforma com apenas um pé. Essa modificação incorpora sobrecarga excêntrica a cada membro inferior, mas também desafia as capacidades de equilíbrio e estabilidade de cada membro durante a aterrissagem dinâmica. Como a aterrissagem ocorre no topo da plataforma, ela é menos estressante do que uma aterrissagem com um membro inferior de um salto normal ou um salto com o mesmo pé no nível do solo. A altura da plataforma para aterrissagem com um membro inferior pode ser menor do que para aterrissagem com os dois membros nas sessões iniciais de treino. À medida que você adquire confiança e habilidade, a altura da plataforma para aterrissagens com um membro inferior pode, por fim, ser a mesma para aterrissagens com os dois membros.

### Salto na plataforma com peso

Utilize um colete ou cinto com peso. Execute um contramovimento dinâmico e balance vigorosamente os braços ao saltar para a plataforma pliométrica. Concentre-se na velocidade do movimento ao estender explosivamente os quadris, os joelhos e os tornozelos.

EXERCÍCIOS FUNDAMENTAIS

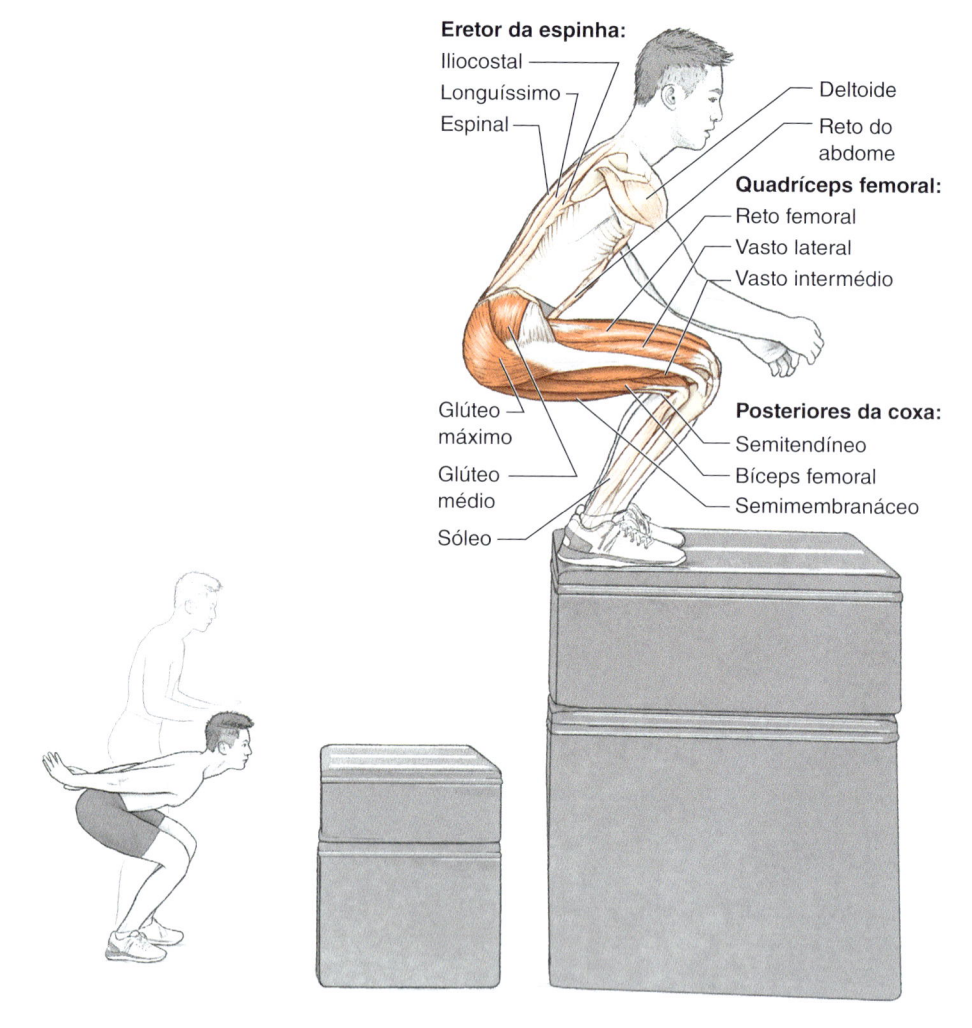

**Eretor da espinha:**
Iliocostal
Longuíssimo
Espinal

Deltoide

Reto do abdome

**Quadríceps femoral:**
Reto femoral
Vasto lateral
Vasto intermédio

Glúteo máximo

Glúteo médio

Sóleo

**Posteriores da coxa:**
Semitendíneo
Bíceps femoral
Semimembranáceo

## Execução

1. O salto na plataforma com contramovimento começa em pé, a partir de uma postura completamente ereta e bem mais verticalizada em relação àquela adotada para saltos simples na plataforma. A posição mais alta do quadril no início do exercício permite a aceleração descendente do corpo, acionando as propriedades reflexivas e elásticas dos músculos e tendões dos membros inferiores. A descida deve ser deliberada e rápida, com a mesma profundidade do semiagachamento utilizado para o salto na plataforma da posição estática, com o movimento do tronco para a frente sobre os pés. Os membros superiores oscilam para trás do tronco e assumem a posição de preparação para a fase ascendente do salto.

2. A inversão do sentido do movimento (de baixo para cima) envolve a incidência de força descendente por meio dos membros inferiores e o movimento simultâneo para cima dos membros superiores e do tronco. A extensão potente dos joelhos e dos quadris contribui para a impulsão do salto.
3. Para aterrissar no topo da plataforma, levante os joelhos a uma altura apropriada. Você conseguirá uma aterrissagem suave ao flexionar os joelhos e os quadris, e terminará com os membros superiores na frente do corpo para manter o controle e o equilíbrio.

EXERCÍCIOS FUNDAMENTAIS

## Músculos envolvidos

**Primários:** glúteo máximo, glúteo médio, quadríceps femoral (reto femoral, vasto lateral, vasto intermédio, vasto medial), posteriores da coxa (bíceps femoral, semitendíneo, semimembranáceo).
**Secundários:** eretor da espinha (espinal, longuíssimo, iliocostal), deltoide, reto do abdome, iliopsoas, sóleo.

## Considerações sobre o exercício

O salto na plataforma com contramovimento é uma das aplicações mais básicas de um movimento pliométrico; o movimento descendente preparatório cria um rápido alongamento dos músculos primários envolvidos na criação de um salto explosivo. O movimento descendente deve ser baixo o suficiente para criar alongamento adequado nos músculos, mas não tão baixo a ponto de retardar o movimento e perder o potencial elástico dos tecidos conjuntivos. Assegure-se de que o movimento descendente seja rápido para maximizar as propriedades contráteis e elásticas dos músculos e tecidos conjuntivos para o movimento de salto resultante. Também é importante coordenar a sincronia do balanço do membro superior para maximizar a contribuição das forças ascendentes do membro durante o salto. Quando o balanço do membro superior não for aplicável, segure uma *medicine ball* ou simplesmente cruze os braços na frente do corpo para anular o envolvimento do balanço do membro superior durante o salto. Isso aplica maior carga nos membros inferiores e no dorso para propulsão do salto. O objetivo do salto na plataforma com contramovimento é um esforço de altura máxima para chegar facilmente ao topo da plataforma. A velocidade máxima do movimento e a rapidez para chegar ao topo da plataforma também devem ser consideradas para cada repetição.

### VARIAÇÃO

#### Salto na plataforma com contramovimento e aterrissagem rotacional

Se você quiser incorporar uma estratégia de aterrissagem avançada ao salto na plataforma com contramovimento, faça uma rotação de 90 graus ao aterrissar no topo da plataforma. Como muitos movimentos atléticos envolvem um componente rotacional, essa variação de salto na plataforma com contramovimento pode prepará-lo para movimentos potentes de salto com uma aterrissagem dinâmica. Concentre-se em girar em uma determinada direção para cada série de saltos ou em direções alternadas em uma mesma série. O objetivo é iniciar um salto potente e aterrissar com um movimento rotacional de maneira estável.

**29**

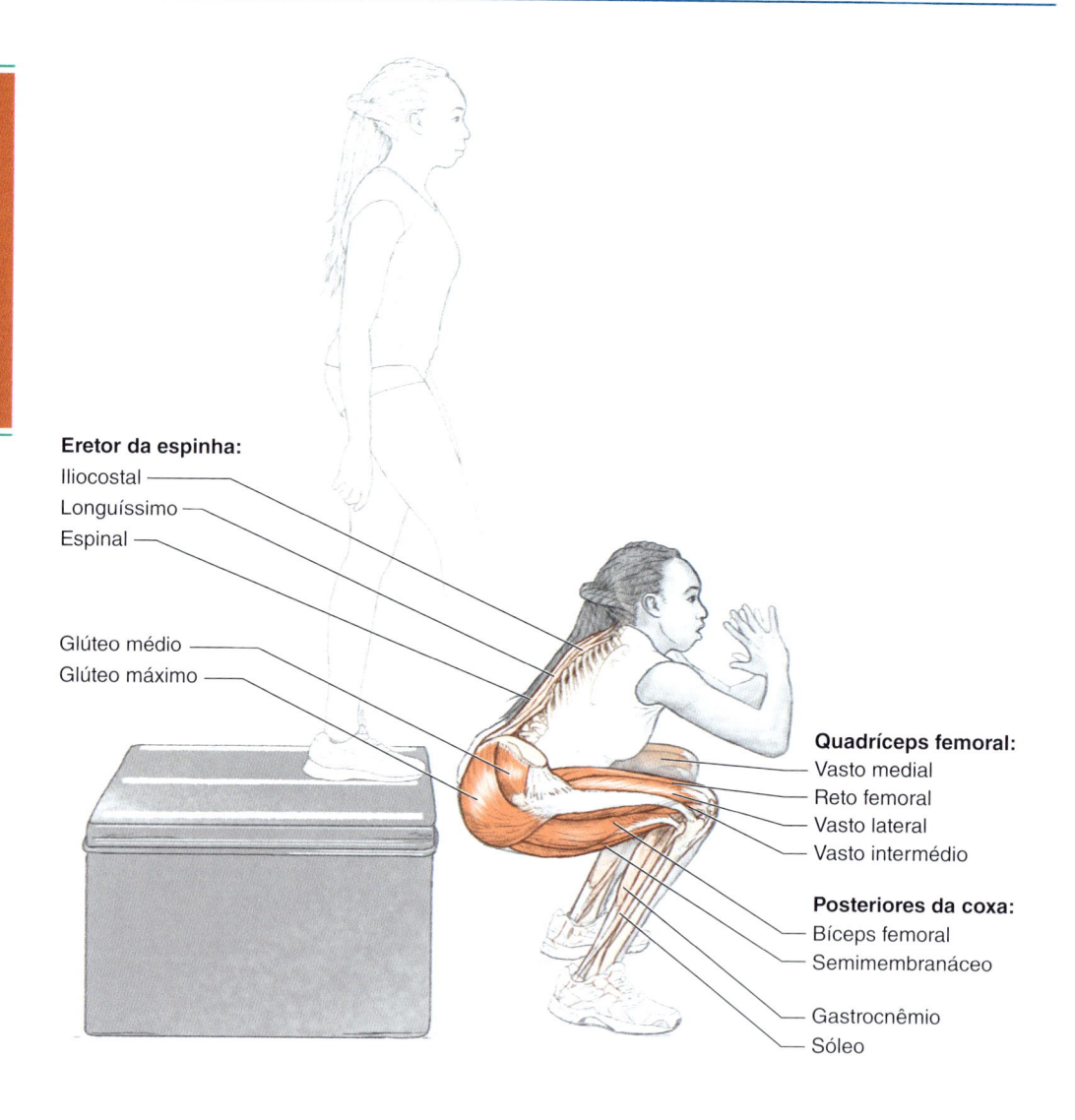

**Eretor da espinha:**
Iliocostal
Longuíssimo
Espinal

Glúteo médio
Glúteo máximo

**Quadríceps femoral:**
Vasto medial
Reto femoral
Vasto lateral
Vasto intermédio

**Posteriores da coxa:**
Bíceps femoral
Semimembranáceo

Gastrocnêmio
Sóleo

## Execução

1. Fique em pé sobre uma plataforma baixa ou de altura moderada. Inicie o movimento descendo da plataforma e permita que ambos os pés cheguem ao solo de maneira uniforme. Não salte da plataforma, pois um salto pode resultar em uma queda muito mais extensa, o que pode acarretar uma aterrissagem muito intensa.
2. Ao descer da plataforma, prepare-se para o contato com o solo, flexionando levemente os joelhos, quadris e tornozelos. Não tente aterrissar desses saltos com as articulações rígidas.
3. Os antepés tocam inicialmente o solo e absorvem as forças iniciais à medida que o peso é transferido para os calcanhares. Uma vez feito o contato do calcanhar, os quadríceps, glúteos e posteriores da coxa controlam as forças de aterrissagem de maneira coletiva e progressiva.

O tronco se move para a frente à medida que os músculos eretores da espinha também desaceleram o peso da parte superior do corpo durante a aterrissagem.

## Músculos envolvidos

**Primários:** glúteo máximo, glúteo médio, quadríceps femoral (reto femoral, vasto lateral, vasto intermédio, vasto medial), posteriores da coxa (bíceps femoral, semitendíneo, semimembranáceo).
**Secundários:** eretor da espinha (espinal, longuíssimo, iliocostal), sóleo, gastrocnêmio.

## Considerações sobre o exercício

Saltos em profundidade constituem um meio eficaz de sobrecarga excêntrica dos músculos dos membros inferiores. Embora o levantamento de peso não seja um meio prático de desenvolver força nos membros inferiores, seja por falta de equipamento ou por inexperiência, os saltos em profundidade representam uma maneira prática de melhorar a força dos membros inferiores. De acordo com a altura da plataforma, as forças de aterrissagem podem ser várias vezes maiores que o peso corporal. No início, ao realizar saltos em profundidade, use uma plataforma baixa e esforce-se bastante para aprender a mecânica de aterrissagem correta com os dois pés. Enfatize a força de absorção sequencial por meio de várias articulações. À medida que você ganha força e proficiência técnica com saltos baixos em profundidade, progrida gradualmente para plataformas cada vez mais altas a fim de aumentar a carga de treinamento. A altura das plataformas pode variar de 30 a 75 cm, de acordo com a capacidade e a experiência.

### VARIAÇÃO

### Salto em profundidade com aterrissagem rotacional

De maneira similar a um salto na plataforma, o salto em profundidade pode incorporar um movimento rotacional durante a aterrissagem, para treiná-lo a controlar as forças verticais e rotacionais no contato com o solo. Ao sair da plataforma, você pode iniciar um movimento de rotação com a parte superior do tronco. Durante a descida da plataforma, prepare-se para aterrissar com uma rotação de 90 graus. A aterrissagem envolve o mesmo processo de desaceleração vertical de um salto em profundidade comum. No entanto, as forças rotacionais incorporam um novo aspecto à aterrissagem, que exige maior envolvimento dos músculos estabilizadores dos membros inferiores e do *core*.

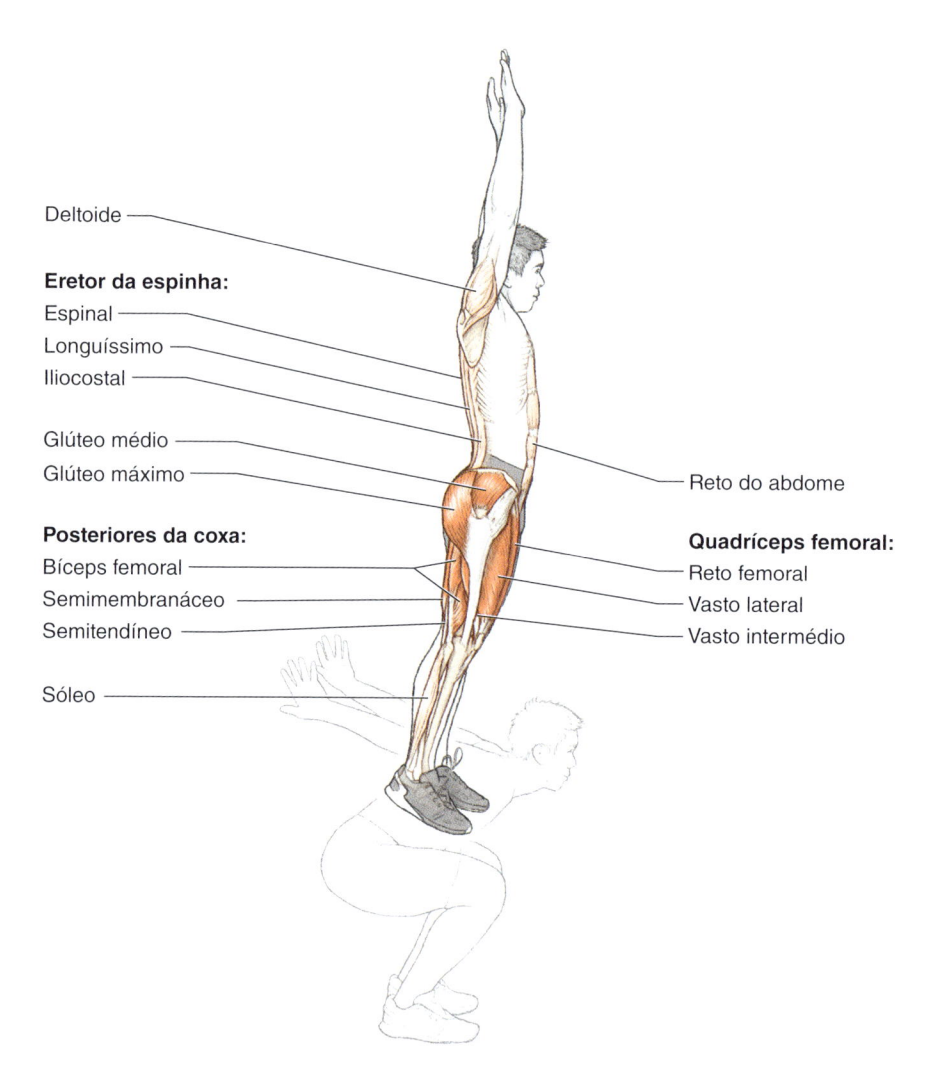

Deltoide

**Eretor da espinha:**
Espinal
Longuíssimo
Iliocostal

Glúteo médio
Glúteo máximo

Reto do abdome

**Posteriores da coxa:**
Bíceps femoral
Semimembranáceo
Semitendíneo

**Quadríceps femoral:**
Reto femoral
Vasto lateral
Vasto intermédio

Sóleo

## Execução

1. Fique em posição vertical com os pés afastados na largura dos quadris e em discreta rotação lateral para criar uma base estável de sustentação. Inicie um contramovimento para baixo a fim de alongar e carregar os músculos e os tecidos conjuntivos dos membros inferiores. A parte superior do tronco é movida ligeiramente para a frente ao se preparar para a impulsão. Os membros superiores são estendidos atrás do corpo para realizar o movimento ascendente do salto.

2. Execute um forte balanço do membro superior para cima e uma extensão dos quadris ao mesmo tempo para saltar para cima. Mantenha o dorso ereto. Seu objetivo é saltar para atingir a altura máxima. Durante o movimento descendente, flexione levemente os tornoze-los, os joelhos e os quadris a fim de se preparar para a aterrissagem.

EXERCÍCIOS FUNDAMENTAIS

3. Ao aterrissar, os antepés são o primeiro ponto de contato com o solo e, logo em seguida, os calcanhares; grande parte das forças de aterrissagem é distribuída pelas coxas, nádegas e região lombar. Assim que as forças são absorvidas e termina a descida, retorne à posição inicial (em pé) e prepare-se para outra repetição.

## Músculos envolvidos

**Primários:** glúteo máximo, glúteo médio, quadríceps femoral (reto femoral, vasto lateral, vasto intermédio, vasto medial), posteriores da coxa (bíceps femoral, semitendíneo, semimembranáceo).

**Secundários:** eretor da espinha (espinal, longuíssimo, iliocostal), deltoide, reto do abdome, iliopsoas, sóleo.

## Considerações sobre o exercício

O agachamento com salto é um exercício básico que não envolve equipamentos e pode ser realizado no lugar. Da mesma forma que ocorre no salto na plataforma, embora o objetivo seja saltar até a altura máxima, as forças de aterrissagem são muito maiores em um agachamento com salto porque você retorna ao nível do solo. De maneira geral, o agachamento com salto combina as ações concêntricas de um salto na plataforma com contramovimento com as demandas de aterrissagem de um salto em profundidade. Em cada repetição, certifique-se de que as habilidades de impulsão e aterrissagem produzam força concêntrica máxima e controle excêntrico, respectivamente. A aplicação uniforme de força com os dois pés durante a impulsão deve ser acompanhada por uma absorção uniforme de impacto na aterrissagem. O agachamento com salto constitui a base para saltos pliométricos no lugar mais complexos. Você pode fazer agachamento com salto como repetições individuais ou incorporar uma pausa entre os saltos para trabalhar as qualidades de desaceleração e força explosiva para habilidades específicas do esporte, como movimentos de mudança de direção. À medida que a força melhora, inclua várias repetições de agachamentos com saltos reativos ou com rebote. Essas capacidades de força e potência reativas também podem ser desenvolvidas por meio de arremessos invertidos de *medicine ball* acima da cabeça, nos casos em que aterrissagens repetitivas são consideradas muito estressantes para atletas em desenvolvimento.

## VARIAÇÃO

### Agachamento com salto lateral

Uma versão do agachamento com salto mais relacionada ao esporte incorpora um aspecto lateral ao salto. Em vez de executar um agachamento com salto estritamente vertical, salte para um lado e volte para agregar forças laterais ao exercício. Se houver disponibilidade de uma quadra ou campo, execute o agachamento com salto lateral sobre uma linha pintada na quadra ou no campo como ponto de referência. Nos casos em que um campo ou quadra não estiver disponível, use uma corda de pular, bastão ou escada de agilidade para definir os parâmetros de salto lateral. O objetivo é combinar um esforço de salto vertical máximo com um desvio lateral e aterrissar com controle e estabilidade.

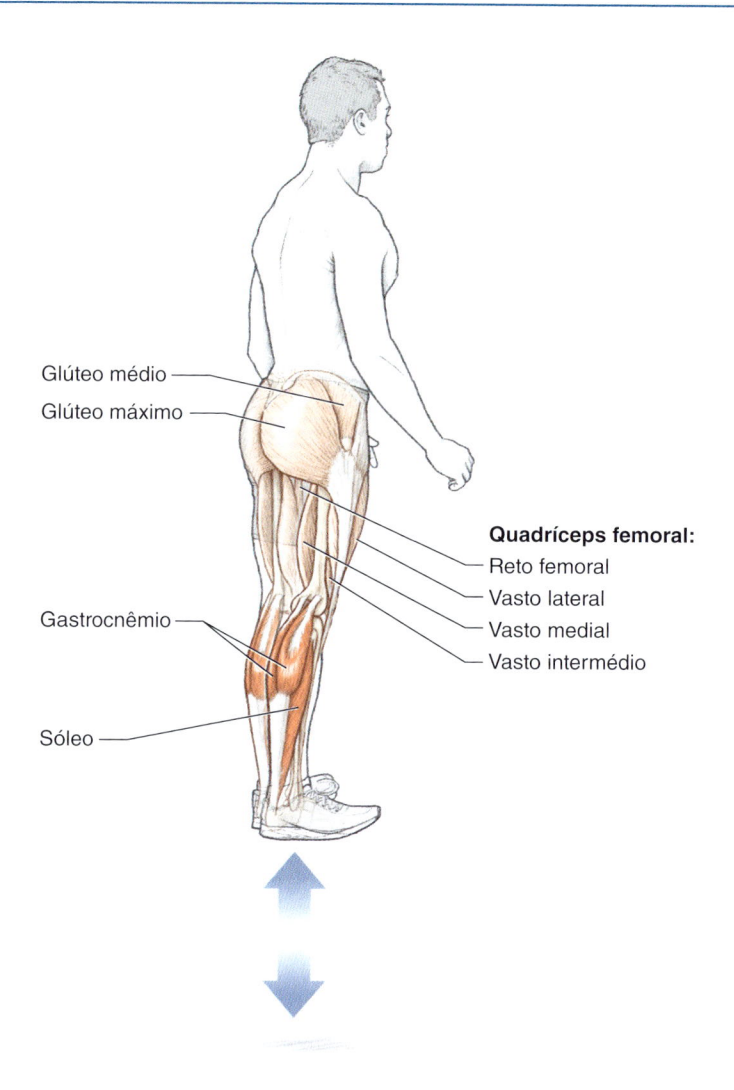

Glúteo médio

Glúteo máximo

**Quadríceps femoral:**
Reto femoral
Vasto lateral
Vasto medial
Vasto intermédio

Gastrocnêmio

Sóleo

## Execução

1. Fique em posição vertical com os pés afastados na largura dos quadris e os membros superiores estendidos ao lado do corpo. Inicie o primeiro salto com um contramovimento curto, mas rápido. Projete o corpo para cima com esforço máximo e mantenha a postura ereta e os quadris alinhados com os ombros e os membros inferiores, durante o movimento ascendente e a descida até o solo.
2. No contato com o solo, mantenha uma postura rígida do corpo e apenas uma ligeira flexão dos joelhos para absorver a força de aterrissagem. Certifique-se de que os pés entrem em contato com o solo de maneira uniforme e mantenha-os em flexão dorsal antes do contato para produzir uma resposta elástica e forte, com impulsão rápida e potente para o próximo salto.
3. Concentre-se em repetições rítmicas de salto de alta qualidade e mesma altura e mantenha a postura corporal e a rigidez adequadas em cada série de saltos.

# Músculos envolvidos

**Primários:** sóleo, gastrocnêmio.
**Secundários:** glúteo máximo, glúteo médio, quadríceps femoral (reto femoral, vasto lateral, vasto intermédio, vasto medial).

## Considerações sobre o exercício

Os saltos rápidos e curtos são um bom exercício, fundamental para desenvolver forças de reação do solo e integridade corporal total durante movimentos elásticos. A natureza reativa dos saltos rápidos e curtos com os dois pés facilita muitos movimentos esportivos, incluindo correr, acelerar e mudar de direção. Manter um ritmo uniforme ao longo de séries de saltos estabelece um padrão cíclico de contatos com o solo – muito parecido com um pula-pula – que pode ser transferido para outros movimentos atléticos. Embora as ações dos músculos da perna sejam fundamentais para maximizar a resposta elástica para esses saltos, o desenvolvimento da rigidez da musculatura de todo o corpo também desempenha um papel importante na manutenção da firmeza e minimização da dissipação da energia cinética pelo corpo.

## VARIAÇÃO

### Saltos rápidos e curtos laterais com os dois pés

Os saltos rápidos e curtos com os dois pés com desvios laterais também ajudam a melhorar a reatividade do solo para movimentos de agilidade em diversos esportes. A ação reativa para os lados dos saltos rápidos e curtos laterais com os dois pés também fortalece os tornozelos e, portanto, minimiza a probabilidade de entorses ligamentares nessas articulações. Você pode executar saltos sobre uma linha pintada em um campo ou quadra, ou sobre um obstáculo muito baixo, para manter a consistência da altura do salto e do deslocamento lateral.

# PULAR CORDA

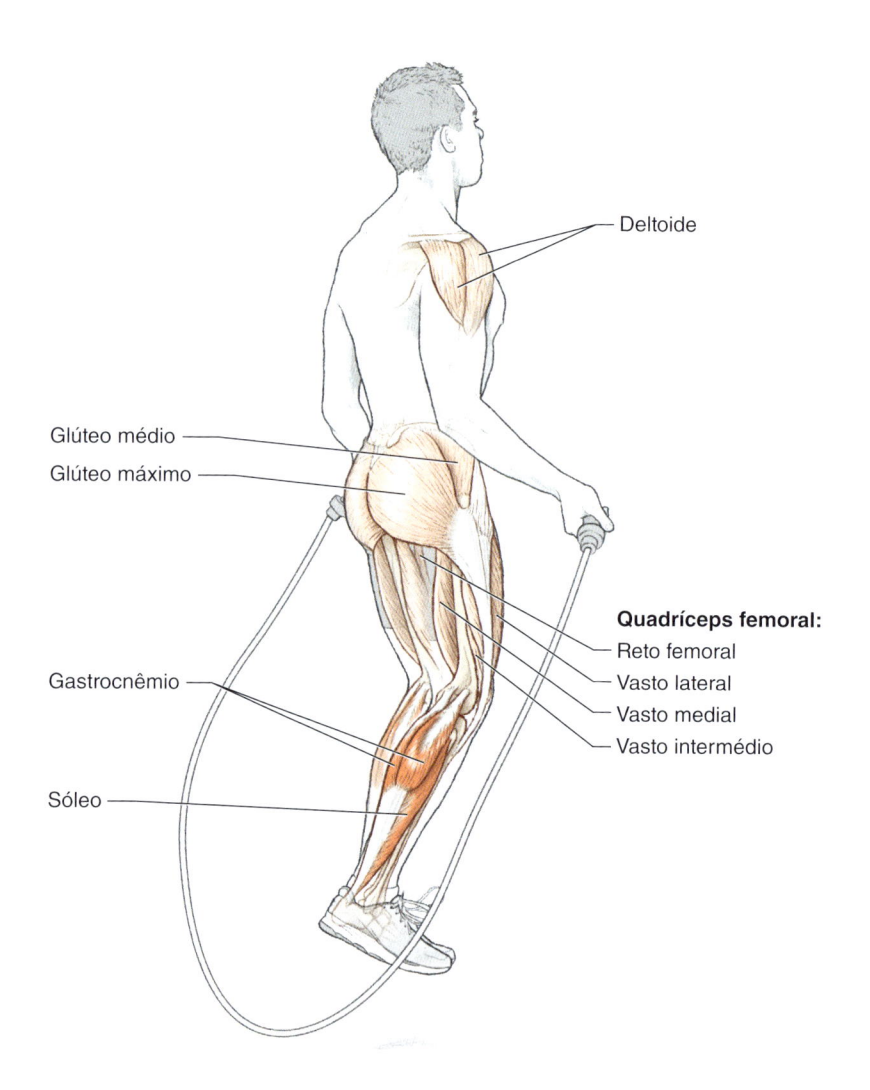

Deltoide

Glúteo médio

Glúteo máximo

Gastrocnêmio

Sóleo

**Quadríceps femoral:**
Reto femoral
Vasto lateral
Vasto medial
Vasto intermédio

## Execução

1. Depois de escolher uma corda de pular de tamanho apropriado, comece com a corda atrás dos calcanhares e balance-a sobre a cabeça para o lado da frente do corpo.
2. À medida que a corda desce até o solo, inicie um salto vertical relativamente curto sobre a corda que gira, batendo-a no chão bem na frente dos pés. Um salto duplo rítmico pode ocorrer entre cada giro da corda, em que o tempo de contato com o solo é relativamente curto para cada salto.
3. A frequência de giros da corda e saltos duplos pode variar de acordo com seu desejo ou objetivos de treinamento. Uma velocidade mais rápida de saltos e giros de corda pode corresponder a tempos de contato com o solo mais curtos e rápidos, enquanto um ritmo mais lento pode estar associado a saltos mais altos.

# Músculos envolvidos

**Primários:** sóleo, gastrocnêmio.

**Secundários:** glúteo máximo, glúteo médio, quadríceps femoral (reto femoral, vasto lateral, vasto intermédio, vasto medial), deltoide.

# Considerações sobre o exercício

Pular corda é provavelmente uma das formas mais tradicionais de exercício pliométrico que tem resistido ao tempo. A prática de pular uma corda oscilante proporciona altura e ritmo de salto relativamente consistentes que evocam uma resposta de alongamento nas pernas e nos pés. Uma maneira típica de pular corda é representada por uma combinação rítmica de saltos duplos entre os giros da corda, embora diversas variações possam ser executadas de acordo com os objetivos do exercício. Apesar de as atividades pliométricas serem muitas vezes realizadas em curtos períodos, o treinamento de pular corda tem sido tradicionalmente usado como método de treinamento de resistência. Versões mais explosivas e de curta duração do pulo de corda podem ser usadas para desenvolver maiores reações de força do solo nos membros inferiores. No entanto, pular corda em intensidade baixa por um longo período pode ser uma simples atividade de aquecimento antes de exercícios pliométricos mais intensos.

## VARIAÇÃO

### Pulo explosivo com giro duplo de corda

Uma versão mais explosiva do exercício de pular corda é executar dois giros de corda a cada salto. Esse exercício normalmente requer um salto mais alto e explosivo com maior velocidade de corda para permitir dois giros completos da corda. Vários saltos podem ser executados em sequência, com cerca de 6 a 10 saltos por série. O objetivo é manter uma altura de salto significativa para todas as repetições.

# POLICHINELO

EXERCÍCIOS FUNDAMENTAIS

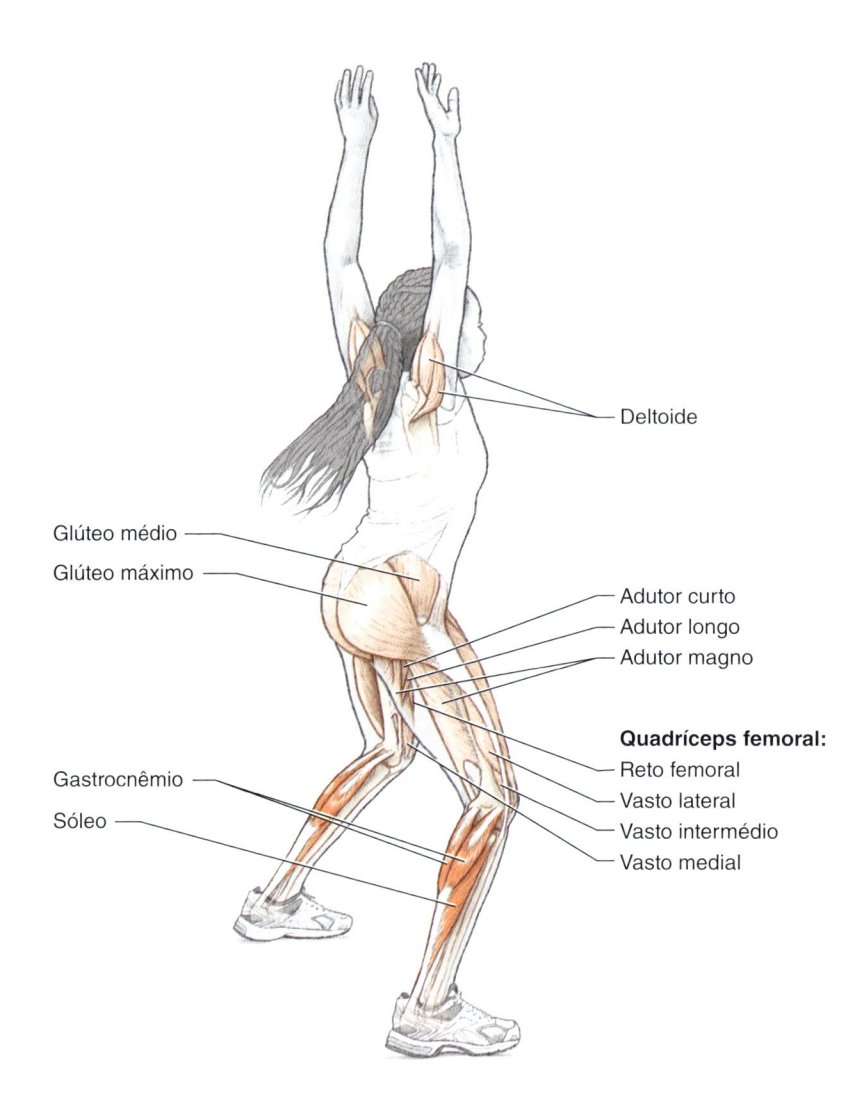

Deltoide

Glúteo médio

Glúteo máximo

Adutor curto

Adutor longo

Adutor magno

**Quadríceps femoral:**

Reto femoral

Gastrocnêmio

Vasto lateral

Sóleo

Vasto intermédio

Vasto medial

## Execução

1. Comece em posição vertical com os pés juntos e as mãos ao lado do corpo. No início do movimento, salte para cima e levante lateralmente os membros superiores até a posição acima da cabeça.
2. Aterrisse com os dois pés mais afastados que a largura do corpo. Com a resposta reativa no solo, impulsione o corpo de volta para o ar e retorne os membros superiores e inferiores à posição inicial.
3. Continue o movimento em um padrão cíclico com saltos elásticos de uma posição de base estreita para uma de base alargada, em que os membros superiores se movem lateralmente para cima e para baixo.

# Músculos envolvidos

**Primários:** sóleo, gastrocnêmio.

**Secundários:** glúteo máximo, glúteo médio, quadríceps femoral (reto femoral, vasto lateral, vasto intermédio, vasto medial), deltoide, adutores (curto, longo, magno).

## Considerações sobre o exercício

Polichinelo é um clássico exercício de salto elástico repetitivo que pode fornecer um bom condicionamento geral para atletas iniciantes que precisam de uma introdução a exercícios de salto de intensidade baixa a moderada. O polichinelo pode ser implementado como exercício de condicionamento físico de longa duração (15-30 repetições) ou exercício de salto elástico de curta duração (6-10 repetições). Em virtude de os saltos serem de amplitude relativamente baixa, este exercício é adequado para atletas mais jovens e como parte de um aquecimento geral para atletas mais avançados.

## VARIAÇÃO

### Salto estrela

O salto estrela é uma versão mais explosiva do polichinelo. Em vez de aterrissar com os pés afastados para os lados, os pés se afastam lateralmente durante a fase de voo do salto e em seguida se aproximam da linha mediana do corpo para a aterrissagem. Os membros superiores também se afastam no sentido lateral e superior para compor a forma de estrela no meio do voo e depois retornam para os lados ao aterrissar. Além disso, a aterrissagem do salto estrela é um salto elástico reativo que impulsiona o corpo de volta para o ar durante saltos sucessivos.

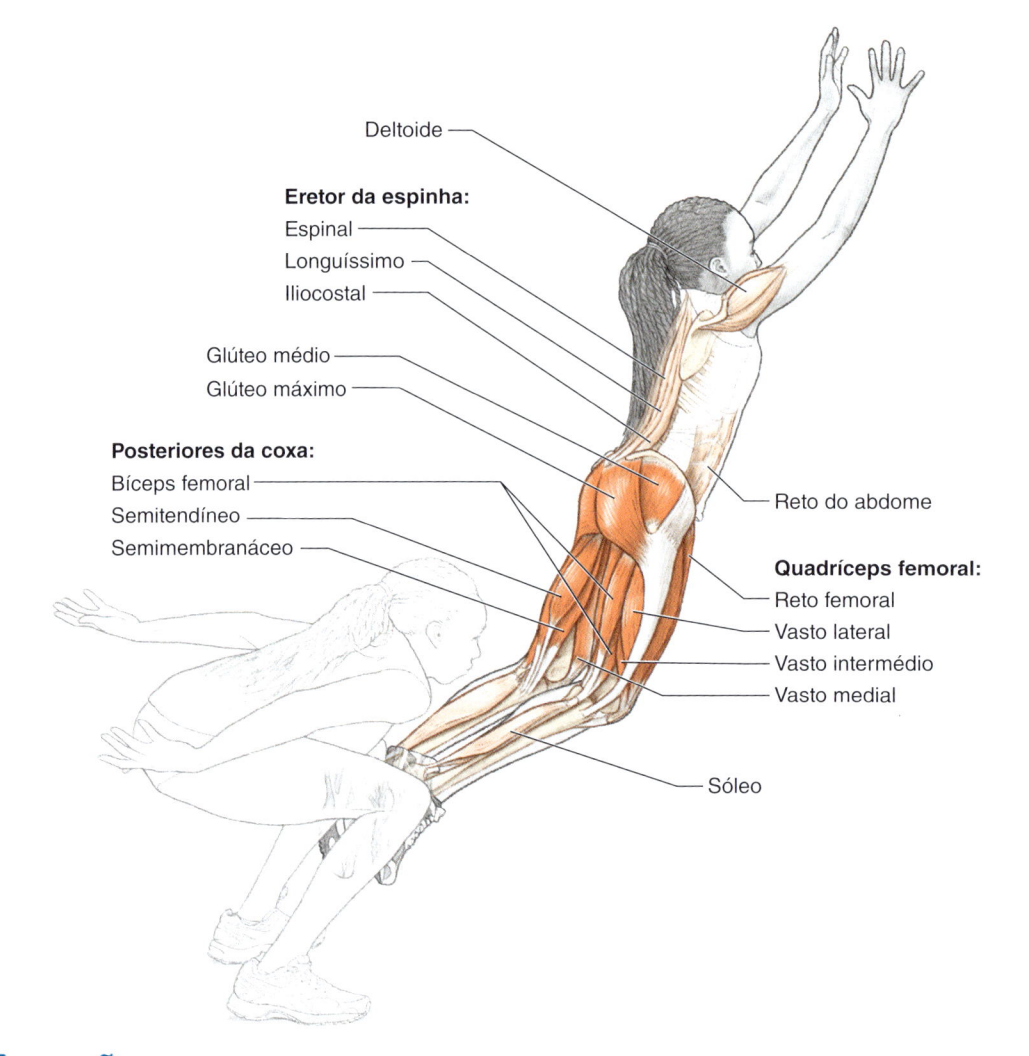

Deltoide

**Eretor da espinha:**
Espinal
Longuíssimo
Iliocostal

Glúteo médio
Glúteo máximo

**Posteriores da coxa:**
Bíceps femoral
Semitendíneo
Semimembranáceo

Reto do abdome

**Quadríceps femoral:**
Reto femoral
Vasto lateral
Vasto intermédio
Vasto medial

Sóleo

## Execução

1. Fique em posição vertical com os pés afastados na largura dos quadris e direcionados para a frente. Os membros superiores podem ficar na frente do corpo antes de movimentá-los para trás a fim de tomar impulso para o salto. Desça até a posição de semiagachamento com o tronco inclinado para a frente e os membros superiores próximos atrás do corpo.
2. Inicie o salto com uma combinação de trajetórias ascendente e anterior de 40 a 45 graus. Estenda os membros superiores para a frente do corpo até uma altura acima dos ombros, além de estender os quadris para a fase inicial de voo do salto.
3. Ao preparar-se para a aterrissagem, puxe os joelhos para cima e para a frente, orientando-se pelos pés, à medida que se aproximam do solo. Ao aterrissar, absorva as forças com os pés, tornozelos, joelhos, quadris e dorso de maneira progressiva. Os membros superiores terminam na frente do corpo para manter o centro de massa avançado e, assim, evitar uma queda para trás.

# Músculos envolvidos

**Primários:** glúteo máximo, glúteo médio, quadríceps femoral (reto femoral, vasto lateral, vasto intermédio, vasto medial), posteriores da coxa (bíceps femoral, semitendíneo, semimembranáceo).

**Secundários:** eretor da espinha (espinal, longuíssimo, iliocostal), deltoide, reto do abdome, iliopsoas, sóleo.

# Considerações sobre o exercício

O salto em distância parado incorpora esforço máximo para altura e distância horizontal. Embora o salto em distância seja avaliado por meio da medida da distância do salto, atingir a altura vertical adequada no salto também é importante para um bom desempenho. A efetivação de uma trajetória de salto ideal requer alguma prática técnica e é influenciada pela postura corporal e pelo balanço do membro superior. Quando combinado com movimentos potentes dos membros inferiores, um vigoroso balanço de membros superiores pode gerar uma força vertical significativa para elevar o corpo. Pelo fato de o salto em distância parado combinar forças verticais e horizontais, as forças que atuam no corpo durante a fase de aterrissagem podem ser significativas. Estresse intenso incide no músculo quadríceps femoral ao aterrissar pela necessidade de desacelerar o impulso horizontal do corpo. Tenha cuidado especial ao programar e planejar saltos em distância por causa do estresse adicional que incide nos membros inferiores e no dorso durante as aterrissagens. O salto em distância parado pode exigir menores volumes totais de saltos e maior tempo de recuperação entre séries do que saltos mais verticais.

## VARIAÇÃO

### Salto em distância parado com resistência de faixa elástica

Para reforçar a extensão do quadril durante o salto em distância parado, coloque uma faixa elástica resistente ao redor dos quadris. Com ajuda de um parceiro, posicione a faixa sobre a pelve a fim de oferecer resistência próximo ao seu centro de massa. Durante o salto, a resistência proporcionada pelo parceiro deve ser intensa o suficiente para forçá-lo a exercer um esforço máximo na impulsão, mas não tão forte que limite a extensão do quadril. O uso de uma faixa elástica também ajuda a reduzir o estresse horizontal de aterrissagem e, portanto, permite maior volume de saltos em uma sessão.

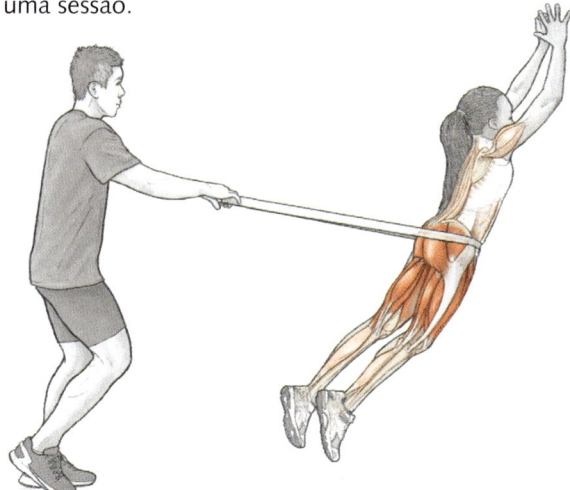

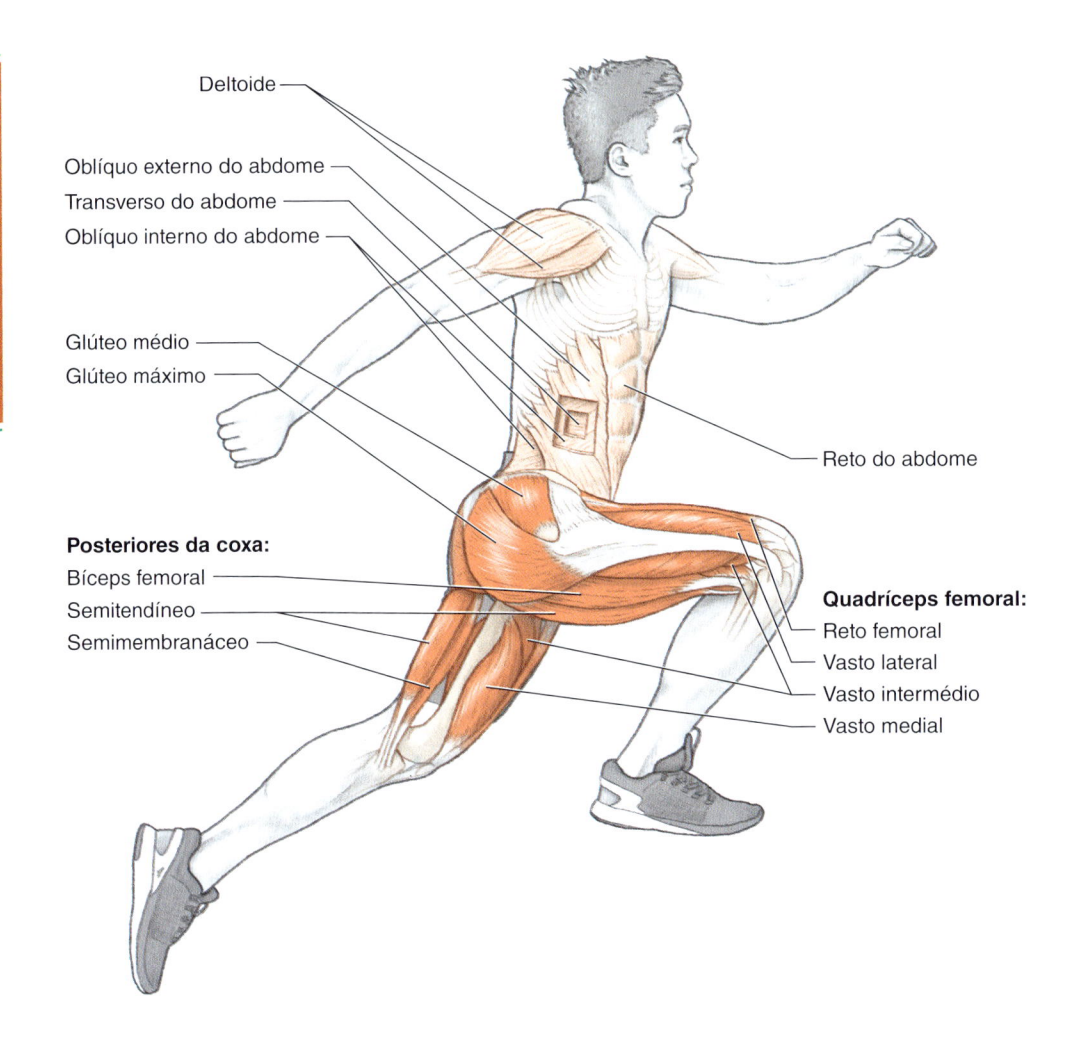

Deltoide

Oblíquo externo do abdome

Transverso do abdome

Oblíquo interno do abdome

Glúteo médio

Glúteo máximo

Reto do abdome

**Posteriores da coxa:**

Bíceps femoral

Semitendíneo

Semimembranáceo

**Quadríceps femoral:**

Reto femoral

Vasto lateral

Vasto intermédio

Vasto medial

## Execução

1. Assuma a posição vertical com os pés juntos. Inicie o exercício impulsionando um joelho para a frente, combinando o esforço com o membro superior oposto. O membro inferior oposto se estende vigorosamente em uma longa passada.
2. Durante a fase de voo, prepare o membro inferior dianteiro para contato com o solo e comece um potente movimento descendente com a intenção de aterrissar com o mediopé. Comece a impulsionar o membro inferior oposto para a frente a fim de ultrapassar o membro de aterrissagem em contato com o solo. Impulsione-se para cima e para a frente. Balance vigorosamente os membros superiores em sentidos contrários para contrabalançar a ação dos membros inferiores.

3. Alterne passadas longas de maneira rítmica durante toda a série, tomando impulso para altura e distância e mantendo tempos curtos de contato com o solo durante a aterrissagem. O balanço do membro superior cria uma ação rotacional entre os ombros e os quadris, gerando força para saltos potentes.

## Músculos envolvidos

**Primários:** glúteo máximo, glúteo médio, quadríceps femoral (reto femoral, vasto lateral, vasto intermédio, vasto medial), posteriores da coxa (bíceps femoral, semitendíneo, semimembranáceo).

**Secundários:** transverso do abdome, oblíquo interno do abdome, oblíquo externo do abdome, reto do abdome, deltoide.

## Considerações sobre o exercício

A corrida saltada é uma versão potente das passadas longas de corrida. O salto unipedal profundo (*bounding*) é utilizado a fim de desenvolver potência cíclica de membro inferior para corrida, salto e movimentos multidirecionais. Um forte impulso do joelho é fundamental para projetar os quadris para a frente em cada passada. Em geral, os atletas são aconselhados a imprimir força contra o solo em cada aterrissagem para gerar forças verticais e horizontais adequadas. A fim de contrabalançar as forças rotacionais potentes dos membros inferiores, é necessário o forte impulso de um membro superior. No início, executar saltos unipedais em uma subida de ladeira pode facilitar o aprendizado da técnica. Em algumas situações, como para velocistas, pode-se enfatizar a execução de saltos unipedais para a velocidade horizontal, enquanto em outras circunstâncias, como no treinamento de atletas do salto em distância e em altura, a execução de saltos unipedais para altura é recomendável.

### VARIAÇÃO

### Salto unipedal lateral

Realize o salto unipedal de um lado para o outro a fim de melhorar a capacidade de mudança de direção nas situações em que houver necessidade de potência multidirecional. No salto unipedal lateral, os membros superiores oscilam de lado a lado para contrabalançar a potência lateral transmitida pelos membros inferiores. Para as sessões iniciais, saltos unipedais laterais mais estreitos podem condicionar os membros inferiores (inclusive os tornozelos) a fim de prepará-los para saltos mais amplos no programa de treinamento. Da mesma forma que nos saltos unipedais lineares, os contatos com o solo devem ser curtos e elásticos.

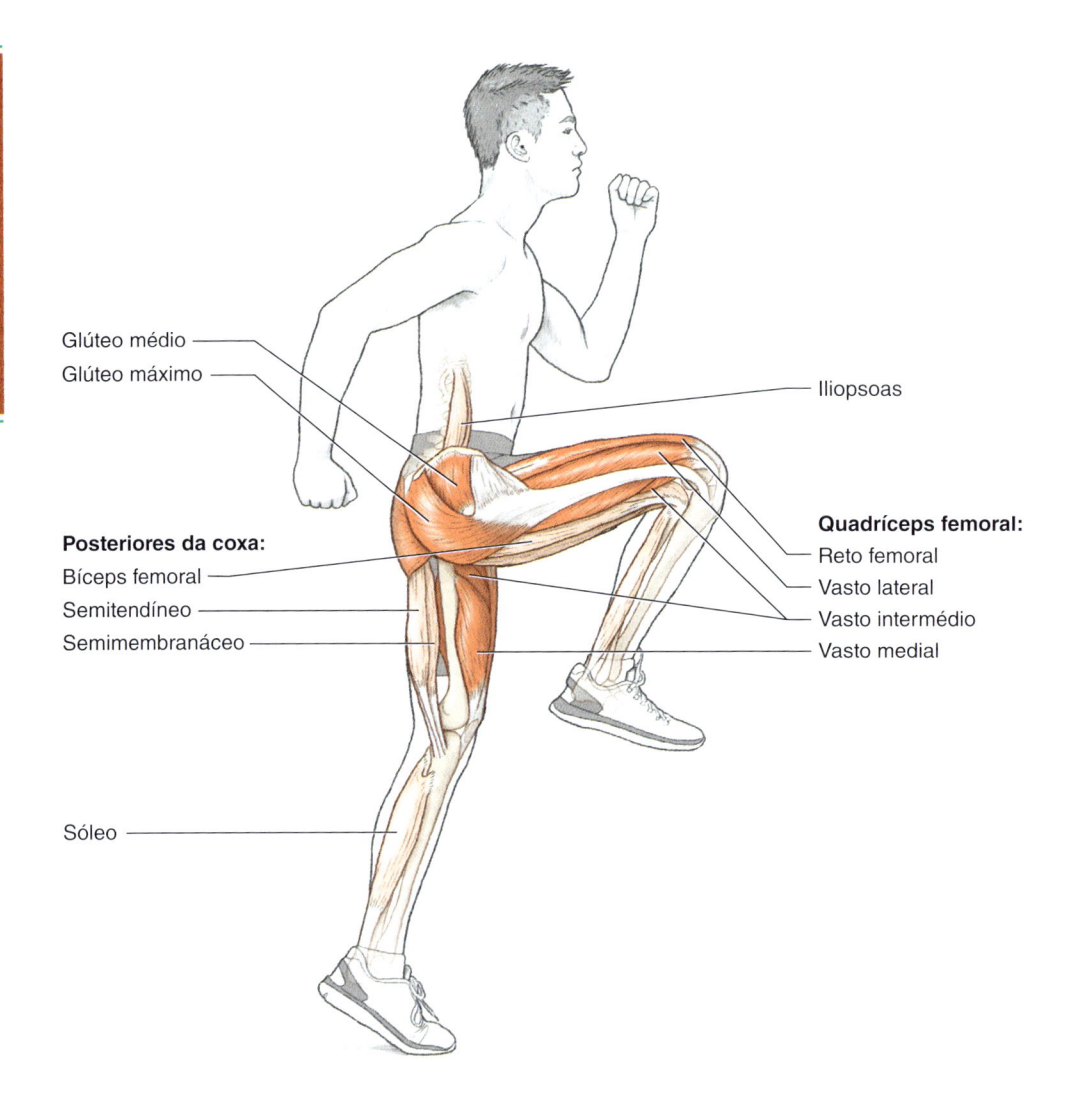

Glúteo médio

Glúteo máximo

Iliopsoas

**Posteriores da coxa:**

Bíceps femoral

Semitendíneo

Semimembranáceo

**Quadríceps femoral:**

Reto femoral

Vasto lateral

Vasto intermédio

Vasto medial

Sóleo

## Execução

1. Em posição vertical apoiado sobre os antepés, inicie o movimento levantando um joelho e o membro superior oposto para a frente do corpo. O joelho não deve ultrapassar a altura do quadril, e a mão oposta sobe até o nível dos olhos.
2. O pé deve descer rapidamente ao solo até uma posição logo à frente do corpo. Quando o pé bate no solo, o joelho oposto sobe rápido até o nível do quadril. Os membros superiores são movimentados para cima e para baixo de maneira contrária à dos membros inferiores para contrabalançar as forças rotacionais produzidas pelos membros inferiores.

3. Execute o salto (*skip*) de maneira rítmica, de forma que os pés proporcionem contatos elásticos com o solo em cada aterrissagem. Cada pé tem um contato duplo com o solo antes que o joelho se levante a fim de se preparar para o próximo salto.

## Músculos envolvidos

**Primários:** glúteo máximo, glúteo médio, quadríceps femoral (reto femoral, vasto lateral, vasto intermédio, vasto medial).

**Secundários:** posteriores da coxa (bíceps femoral, semitendíneo, semimembranáceo), sóleo, iliopsoas.

## Considerações sobre o exercício

Os exercícios de *skipping* não apenas fortalecem os movimentos básicos dos membros e melhoram a postura global do corpo para a mecânica de corrida e do salto, como também treinam propriedades reflexas e elásticas das pernas e dos pés para contatos rápidos com o solo. O movimento de *skipping* deve ser leve e rápido, com os pés batendo no solo em alta velocidade para levantar o corpo, mantendo o quadril em posição elevada. O foco para os membros inferiores está na produção de força vertical contra o solo, o que resulta em impulsões dinâmicas em cada contato com o solo. A ação do membro superior no *skipping* convencional segue o mesmo curso do movimento de corrida, embora o *skipping* possa ser executado com ações alternativas de membro superior, como movimentos circulares, balanços de membro estendido ou impulsos com os dois membros. Exercícios de *skipping* são muito usados em rotinas de aquecimento, pois proporcionam uma ativação de intensidade moderada do reflexo de estiramento e, dessa forma, preparam os atletas para movimentos e exercícios pliométricos mais intensos durante o treinamento principal ou competição.

### VARIAÇÃO

#### *Power skipping*

O *power skipping* usa a mesma postura e mecânica dos membros do *skipping* básico, mas envolve maior produção de força para atingir maior altura em cada impulsão. Concentre-se na combinação de impulso potente de joelho e rápida extensão de quadril para atingir uma altura significativa em cada salto. Na aterrissagem, o objetivo é iniciar rapidamente outro movimento de impulsão de forma coordenada, com ênfase na força vertical descendente com o pé de impulsão e um movimento ascendente potente com os membros superior e inferior livres.

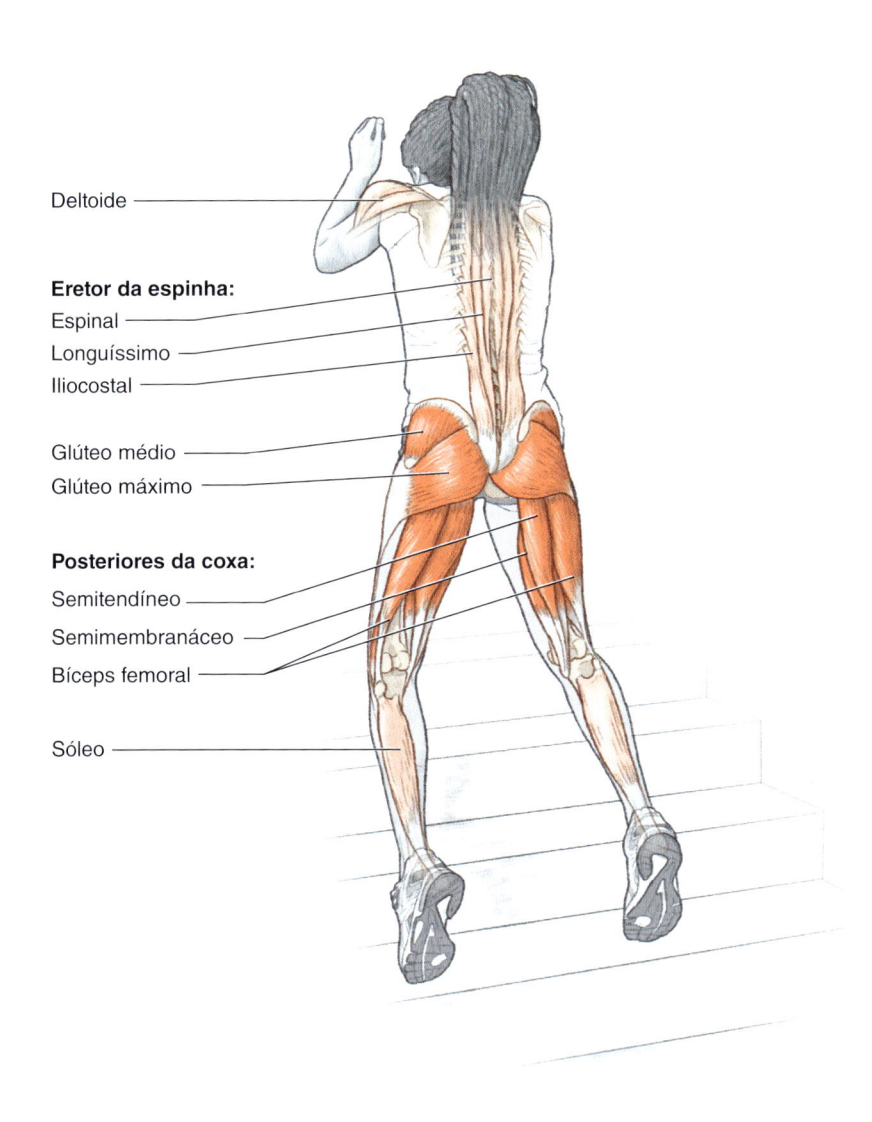

Deltoide

**Eretor da espinha:**
Espinal
Longuíssimo
Iliocostal

Glúteo médio
Glúteo máximo

**Posteriores da coxa:**
Semitendíneo
Semimembranáceo
Bíceps femoral

Sóleo

## Execução

1. Escolha um lance de escada ou degraus de uma arquibancada apropriados para a sua capacidade de salto. Selecione o número de degraus para cada salto, assim como um objetivo factível para o número total de saltos.
2. Inicie um salto com os dois pés afastados na largura dos quadris. Os contatos com o solo devem ser rápidos e potentes, impulsionando o corpo para cima até o próximo degrau de destino. Os membros superiores são lançados para cima com potência a cada impulsão e se recompõem a tempo para o próximo salto.

3. A série de saltos sobre degraus deve ser executada em ritmo acelerado ou em velocidade constante para manter uma fase de amortização de curta duração uniforme em cada contato com o solo.

## Músculos envolvidos

**Primários:** glúteo máximo, glúteo médio, quadríceps femoral (reto femoral, vasto lateral, vasto intermédio, vasto medial), posteriores da coxa (bíceps femoral, semitendíneo, semimembranáceo).

**Secundários:** eretor da espinha (espinal, longuíssimo, iliocostal), deltoide, reto do abdome, iliopsoas, sóleo.

## Considerações sobre o exercício

O salto em escada é uma maneira comum e econômica de implementar saltos explosivos consecutivos com forças reduzidas de impacto na aterrissagem. Os saltos são, sobretudo, uma série de impulsões que o sobrecarregam maximamente de modo concêntrico, mas moderadamente de modo excêntrico. Por essa razão, o salto em escada é uma maneira eficaz de desenvolver força explosiva nas fases iniciais de um programa de treinamento. Uma série de 6 a 10 saltos consecutivos pode carregá-lo de forma eficaz, sem gerar fadiga excessiva, desde que haja tempo adequado entre as séries. À medida que você fica mais forte, mais degraus podem ser transpostos em um único salto, aumentando assim a carga concêntrica. Não tente saltar além de suas capacidades, pois podem ocorrer lesões graves ao errar um degrau. Assim que você estabelece uma boa base de força concêntrica com o salto em escada, o programa de exercícios pliométricos pode fazer a transição para saltos sobre obstáculos no nível do solo, em que as forças excêntricas serão maiores.

### VARIAÇÃO

### Saltos com o mesmo pé degrau a degrau

Uma maneira simples de aumentar a carga nos membros inferiores sem saltar um número maior de degraus é saltar com apenas um pé degrau a degrau. Desse modo, o salto melhora a força da perna e do pé e, consequentemente, maximiza a produção de força e minimiza o tempo de contato com o solo. No início, para distribuir a carga entre os dois membros inferiores, execute combinações de saltos com o mesmo pé em cada série. Por exemplo, estabeleça um padrão de dois saltos com o mesmo pé – dois com o membro inferior direito e em seguida dois com o esquerdo, alternando entre os lados até 10 saltos com o mesmo pé. Combinações de saltos com o mesmo pé degrau a degrau também desenvolvem coordenação e estabilidade unilateral para movimentos de mudança de direção.

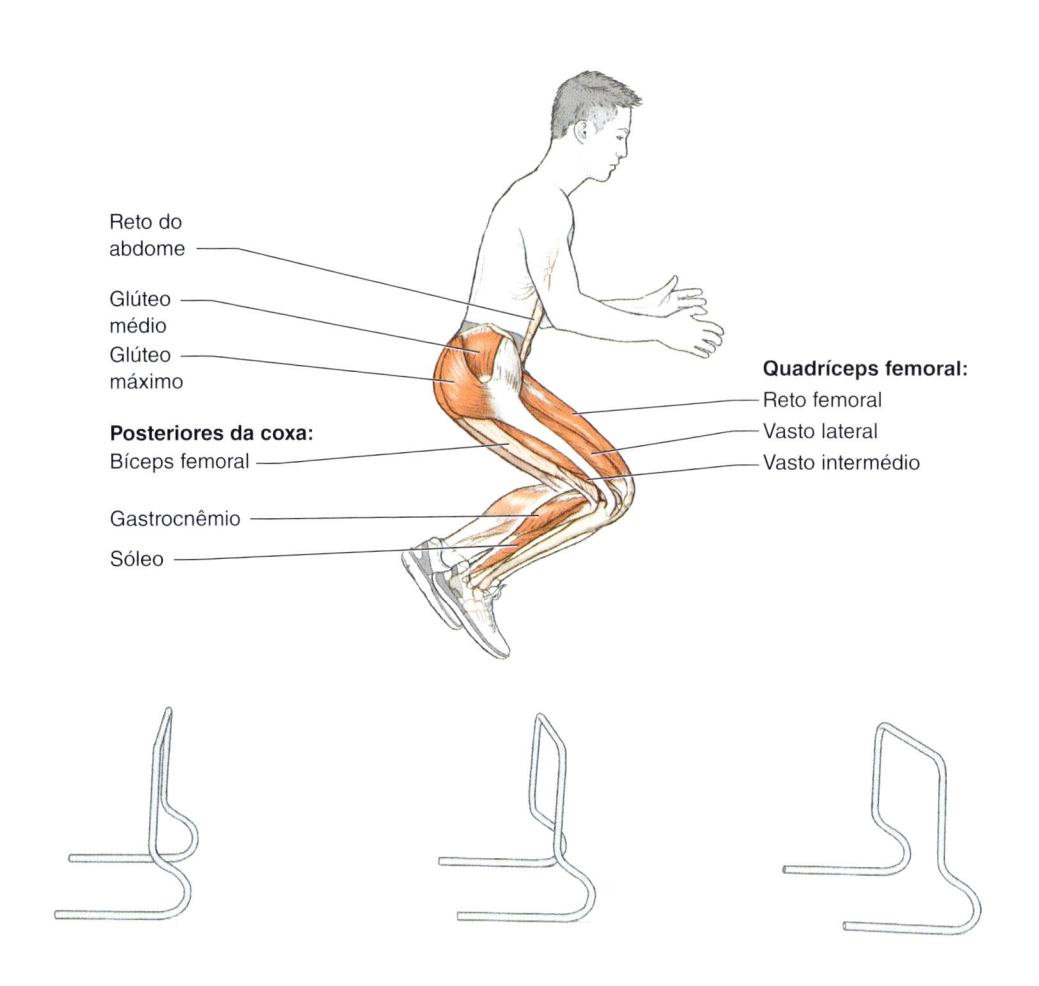

Reto do abdome

Glúteo médio

Glúteo máximo

**Posteriores da coxa:**
Bíceps femoral

Gastrocnêmio

Sóleo

**Quadríceps femoral:**
Reto femoral
Vasto lateral
Vasto intermédio

## Execução

1. Selecione uma série de obstáculos que não ultrapassem 30 centímetros de altura. Disponha 6 a 12 obstáculos alinhados em sequência, com cerca de 60 a 90 cm de distância entre eles.
2. Execute saltos bipedais com o mínimo de flexão de joelhos ao contato com o solo e durante a fase de voo sobre o obstáculo. Você pode balançar os membros superiores para a frente do corpo em cada salto, aproximando-os atrás do corpo em antecipação ao próximo salto.
3. Os contatos com o solo ao aterrissar devem ser leves e rápidos, aproveitando-se das propriedades elásticas das pernas e dos pés. A postura ao longo da série de saltos sobre obstáculos deve ser ereta e relativamente rígida.

# Músculos envolvidos

**Primários:** glúteo máximo, glúteo médio, quadríceps femoral (reto femoral, vasto lateral, vasto intermédio, vasto medial), sóleo, gastrocnêmio.

**Secundários:** reto do abdome, iliopsoas, posteriores da coxa (bíceps femoral, semitendíneo, semimembranáceo).

# Considerações sobre o exercício

Obstáculos baixos a médios proporcionam uma barreira transponível que te desvia verticalmente e garante que você salte a distâncias e alturas constantes durante todo o exercício. Da mesma maneira que no salto rápido e curto, a reatividade dos membros inferiores e a rigidez corporal global são importantes para contatos rápidos e elásticos com o solo entre os obstáculos. O envolvimento da parte superior do corpo, incluindo o balanço do membro superior, pode ser mínimo porque o foco está na rigidez e reatividade das pernas. É necessária uma flexão mínima dos joelhos para as fases de aterrissagem e voo dos saltos. Se você estiver flexionando demais seus joelhos em qualquer uma dessas fases, abaixe os obstáculos até a altura adequada.

## VARIAÇÃO

### Salto lateral sobre obstáculos baixos

Disponha obstáculos baixos em fileira de modo a permitir vários saltos laterais sobre os obstáculos e, no final da fileira, salte no sentido inverso para retornar. Salte lateralmente de forma sucessiva, progredindo ao longo da fileira de obstáculos.

# PASSE DE PEITO COM *MEDICINE BALL*

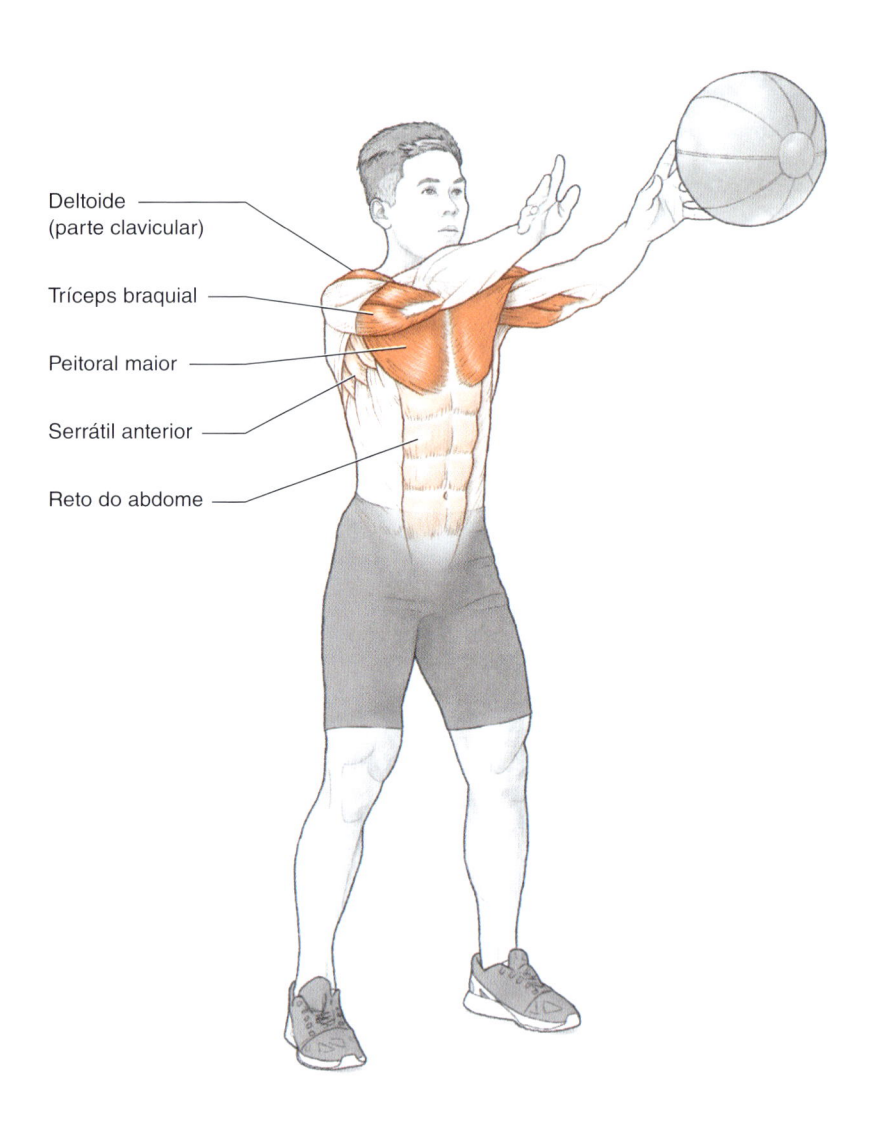

Deltoide (parte clavicular)

Tríceps braquial

Peitoral maior

Serrátil anterior

Reto do abdome

## Execução

1. A partir da posição vertical, com os pés afastados na largura dos quadris, puxe a *medicine ball* em direção à parte inferior do tórax e empurre-a vigorosamente em direção a um parceiro ou à uma parede firme. Escolha uma distância entre você e o parceiro, ou a parede, que permita um arremesso forte, de modo que a bola não quique no solo.
2. Ao receber a *medicine ball*, absorva a força dela e em seguida inverta a trajetória da bola, arremessando-a em direção ao parceiro ou à parede. No caso de um arremesso contra a parede, a *medicine ball* bate na parede e retorna imediatamente para o arremesso seguinte. Arremessos para parceiros devem simular esse retorno rápido e troca de passes.
3. Mantenha uma postura firme durante todo o exercício em posição forte e estável.

## Músculos envolvidos

**Primários:** peitoral maior, tríceps braquial, deltoide (parte clavicular).
**Secundários:** serrátil anterior, trapézio, reto do abdome.

## Considerações sobre o exercício

O passe de peito com *medicine ball* é um exercício pliométrico fundamental para a parte superior do corpo. A natureza reativa de receber e devolver uma *medicine ball* desenvolve força na parte superior do corpo e potência elástica no tórax, nos ombros e músculos tríceps braquiais, além de ser aplicável a muitos esportes. Ao longo de uma série de arremessos, mantenha uma postura forte e o *core* rígido, assim como uma posição firme com os pés em contato com o solo. Qualquer suavidade na postura afetará negativamente a potência e a velocidade do arremesso. Nos estágios iniciais de um programa, realize um número maior de arremessos (10-15 repetições por série) para desenvolver força global. À medida que o programa progride, execute um número menor de arremessos (4-8 repetições) para desenvolver velocidade e potência.

## VARIAÇÃO

### Agachamento ao passe de peito

A incorporação de um agachamento entre os arremessos ajuda a desenvolver força nos membros inferiores, além de força e potência na parte superior do corpo. Depois de receber a *medicine ball*, agache-se profundamente, mantendo a bola na frente do corpo. À medida que você sobe do agachamento para a posição vertical, arremesse a bola para um parceiro ou contra uma parede, usando um pouco do impulso gerado durante a subida. Durante o arremesso, esteja próximo do parceiro ou da parede para garantir que a bola retorne no nível do tórax com boa velocidade.

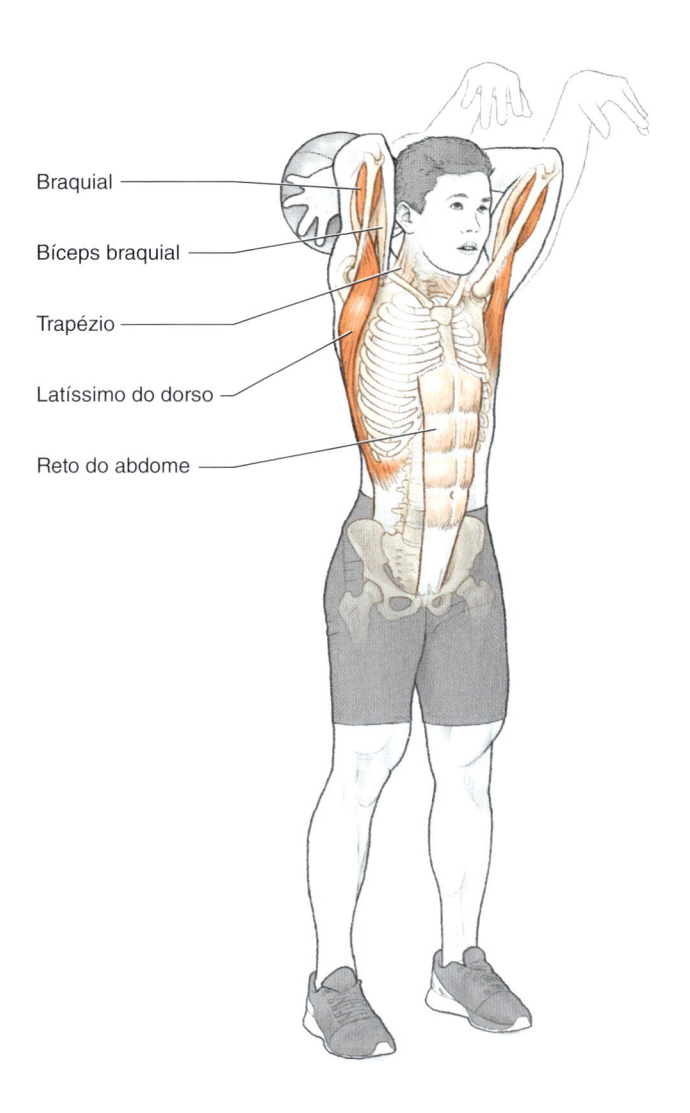

Braquial

Bíceps braquial

Trapézio

Latíssimo do dorso

Reto do abdome

## Execução

1. Comece em posição vertical com os pés afastados na largura dos quadris. Segure a *medicine ball* com as duas mãos na frente do tórax. Leve a *medicine ball* para trás da cabeça e em seguida arremesse-a vigorosamente para um parceiro ou contra uma parede firme. Para as sessões iniciais, escolha uma *medicine ball* mais leve e uma distância mais curta até o parceiro ou a parede para permitir arremessos mais fáceis.
2. Receba a *medicine ball* acima da cabeça e deixe que ela empurre suas mãos para trás da cabeça a fim de acionar os músculos primários ao alongá-los em preparação para o próximo arremesso. Para arremessos contra a parede, mantenha-se próximo dela o suficiente para receber a bola rebatida acima da cabeça.
3. Mantenha uma postura firme durante todo o exercício em posição forte e estável.

## Músculos envolvidos

**Primários:** latíssimo do dorso, braquial.
**Secundários:** reto do abdome, trapézio, bíceps braquial.

## Considerações sobre o exercício

Um passe de *medicine ball* acima da cabeça é semelhante a um arremesso lateral do futebol. Escolha uma bola que não seja muito pesada, pois movimentos vigorosos acima e atrás da cabeça podem ser muito estressantes para os ombros. Ao executar esse exercício com um parceiro, aproxime-se a fim de que os passes sejam recebidos acima da cabeça para manter a continuidade do exercício. Da mesma forma, ao arremessar a bola por cima da cabeça contra uma parede, posicione-se próximo da parede a fim de proporcionar uma trajetória suave para a bola, recebendo-a acima da cabeça e permitindo um ritmo contínuo de arremessos. A rigidez e integridade posturais durante o exercício também são importantes pela utilização da musculatura do *core* para estabilizar o corpo.

## VARIAÇÃO

### Arremesso de *medicine ball* acima da cabeça com afundo

Você também pode realizar esse exercício terminando em posição de afundo. O arremesso começa de maneira semelhante à de um arremesso acima da cabeça comum, mas termina com o impulso do arremesso levando o atleta a uma posição de afundo. Após o término do arremesso, levante o corpo até a posição vertical para receber a bola que retorna. Alterne o membro inferior que avança em cada lançamento para trabalhar os lados esquerdo e direito.

# ARREMESSO DE *MEDICINE BALL* COM ROTAÇÃO

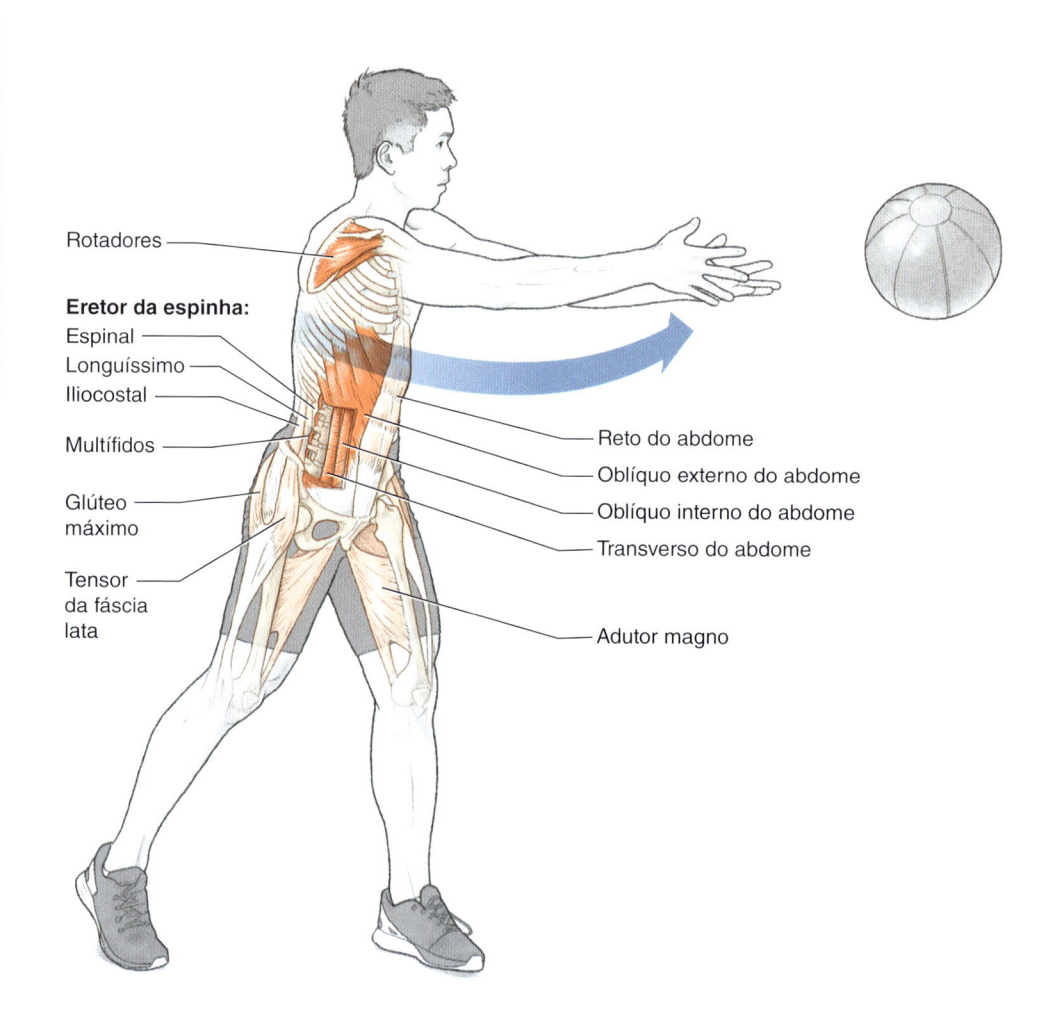

Rotadores

**Eretor da espinha:**
Espinal
Longuíssimo
Iliocostal

Multífidos

Glúteo
máximo

Tensor
da fáscia
lata

Reto do abdome
Oblíquo externo do abdome
Oblíquo interno do abdome
Transverso do abdome

Adutor magno

## Execução

1. Fique de lado para o sentido do arremesso, com os pés afastados na largura dos ombros, os joelhos levemente flexionados e o tronco ereto.
2. Leve a *medicine ball* para o outro lado do corpo, à medida que gira os ombros em relação aos quadris para pré-alongar os músculos do *core*.
3. Arremesse a *medicine ball* de maneira vigorosa, cruzando pela frente do corpo, junto ao abdome. Você pode executar o arremesso para um parceiro ou contra uma parede sólida, a uma distância apropriada que permita arremessos potentes e recepção segura da bola que retorna. Continue o movimento com os membros superiores (inclusive os ombros) até a liberação da bola.
4. Ao receber a bola de um parceiro ou do rebote de uma parede, segure-a afastada do corpo e gire para o lado oposto a fim de se preparar para o próximo arremesso.

# Músculos envolvidos

**Primários:** transverso do abdome, oblíquo interno do abdome, oblíquo externo do abdome, multífidos, rotadores.

**Secundários:** reto do abdome, eretor da espinha (iliocostal, longuíssimo, espinal), tensor da fáscia lata, adutor magno, glúteo máximo.

# Considerações sobre o exercício

Este exercício é valioso para o desenvolvimento de potência rotacional básica e, em especial, para esportes de arremesso. O arremesso lateral potente de *medicine ball* requer uma contribuição significativa dos membros inferiores, gerando força a partir do solo. À medida que a potência dos membros inferiores é transferida pelo *core*, a plenitude das inúmeras contrações musculares resulta em um arremesso rotacional vigoroso. Pelo fato de os arremessos com rotação envolverem uma contribuição tão significativa dos membros inferiores, este exercício também ajuda a desenvolver maior força para movimentos multidirecionais sem criar problemas de uso excessivo associados ao excesso de treinamento de agilidade.

## VARIAÇÃO

### Arremesso sentado de *medicine ball* com rotação

A versão sentada do arremesso de *medicine ball* com rotação elimina a contribuição dos membros inferiores para o movimento de arremesso. A potência é gerada por meio da musculatura do *core* e da parte superior do corpo. Arremessos com rotação em posição sentada talvez não sejam necessariamente usados para desenvolver potência, mas podem ser úteis para isolar músculos do *core* e da parte superior do tronco, em particular, para muitas repetições.

# ARREMESSO EXPLOSIVO DE *MEDICINE BALL*

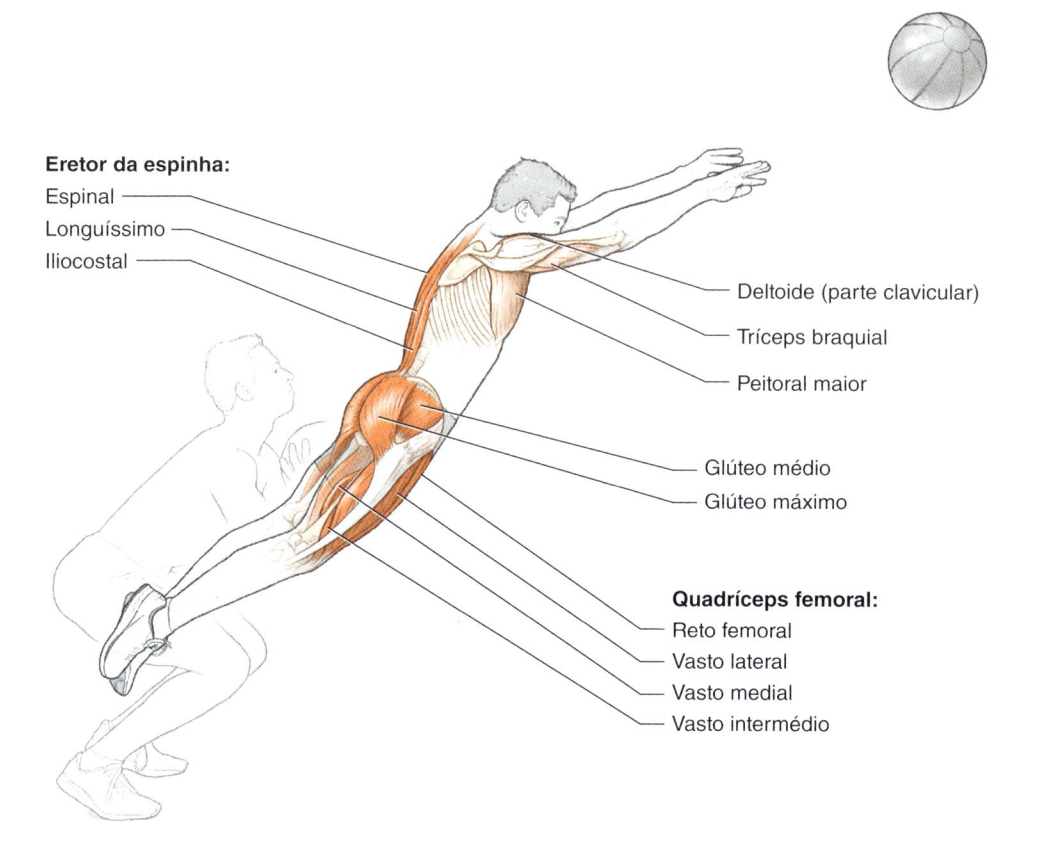

**Eretor da espinha:**
Espinal
Longuíssimo
Iliocostal

Deltoide (parte clavicular)

Tríceps braquial

Peitoral maior

Glúteo médio
Glúteo máximo

**Quadríceps femoral:**
Reto femoral
Vasto lateral
Vasto medial
Vasto intermédio

## Execução

1. Segure a *medicine ball* próximo da parte superior do tórax, com as duas mãos atrás da bola e os pés afastados na largura dos ombros. Agache-se profundamente.
2. Incline-se lentamente para a frente sobre os dedos dos pés. À medida que o corpo começa a cair, estenda rapidamente os quadris para impulsionar o corpo para a frente.
3. Ao atingir a completa extensão dos quadris, empurre a bola vigorosamente para a frente com os membros superiores a fim de arremessá-la em um ângulo de 35 a 40 graus. Dê alguns passos após o arremesso para recuperar o equilíbrio e preparar-se para o próximo arremesso.

# Músculos envolvidos

**Primários:** glúteo máximo, glúteo médio, quadríceps femoral (reto femoral, vasto lateral, vasto intermédio, vasto medial), eretor da espinha (espinal, longuíssimo, iliocostal).

**Secundários:** peitoral maior, tríceps braquial, deltoide (parte clavicular).

# Considerações sobre o exercício

O arremesso explosivo de *medicine ball* é um bom exercício para desenvolver força e potência de saída, particularmente para provas de velocidade em atletismo e natação. O desenvolvimento rápido de força a partir do solo por meio dos membros superiores também pode contribuir para esportes de contato como o futebol americano, o rúgbi e o hóquei no gelo. Além disso, é um bom exercício de aquecimento antes de atividades explosivas, em virtude de todos os grupos musculares envolvidos em uma intensidade tão alta. Você pode executar este exercício como um arremesso explosivo repetitivo para um parceiro ou em um campo ou uma quadra com uma pequena corrida após cada arremesso para alcançar a bola. Nos arremessos explosivos, a *medicine ball* pode percorrer 9 a 18 metros de acordo com sua capacidade. O objetivo é arremessar a *medicine ball* com força máxima, a fim de alcançar a maior distância possível.

## VARIAÇÃO

### Arremesso explosivo de *medicine ball* em corrida de velocidade

Execute o arremesso explosivo de *medicine ball* como parte da saída para a corrida de velocidade. Assim que você lança a bola para a frente, faça a transição suave para uma corrida de velocidade de 9 a 36 metros. Use uma *medicine ball* de 3 a 5 kg para sobrecarregar o movimento de largada o suficiente para promover um contraste com uma saída sem sobrecarga. Largadas carregadas intercaladas com saídas sem cargas apresentam um benefício na forma de um movimento inicial mais potente.

# ARREMESSO DE *MEDICINE BALL* ACIMA DA CABEÇA PARA TRÁS

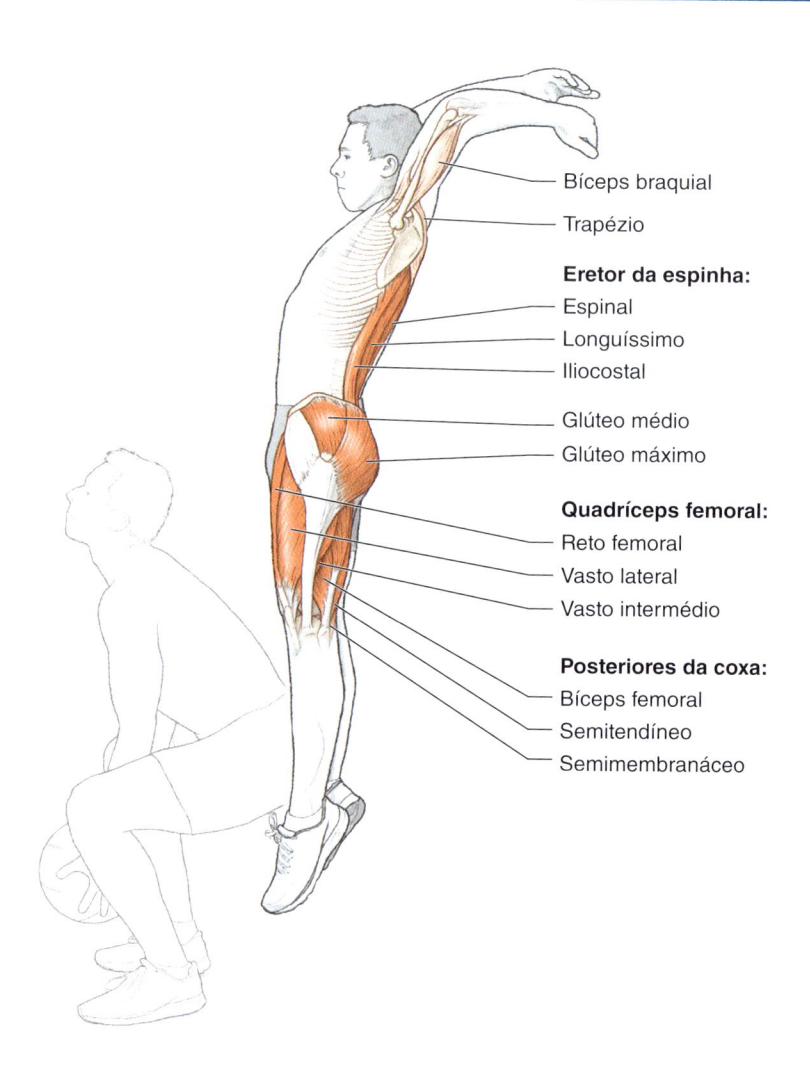

Bíceps braquial

Trapézio

**Eretor da espinha:**

Espinal

Longuíssimo

Iliocostal

Glúteo médio

Glúteo máximo

**Quadríceps femoral:**

Reto femoral

Vasto lateral

Vasto intermédio

**Posteriores da coxa:**

Bíceps femoral

Semitendíneo

Semimembranáceo

## Execução

1. Segure a *medicine ball* na frente do corpo com os membros superiores estendidos. Fique em posição vertical com os pés afastados na largura dos ombros. Agache-se, abaixando a *medicine ball* entre os tornozelos. O tronco deve permanecer ereto e a coluna neutra em toda a fase de agachamento.

2. Salte rapidamente do agachamento, mantendo os membros superiores estendidos até a extensão completa dos quadris. Se a força adequada for produzida a partir dos membros inferiores, os pés deverão deixar o chão assim que os membros inferiores chegarem à extensão total. Ao estender completamente os quadris, os membros superiores podem terminar de puxar a bola acima da cabeça.
3. Estenda completamente o corpo no sentido posterior, conduzindo a bola o máximo possível para trás em um ângulo de 40 a 45 graus. O corpo pode deslocar-se para trás com alguns passos, como parte da finalização do movimento.

## Músculos envolvidos

**Primários:** glúteo máximo, glúteo médio, quadríceps femoral (reto femoral, vasto lateral, vasto intermédio, vasto medial), eretor da espinha (espinal, longuíssimo, iliocostal), posteriores da coxa (bíceps femoral, semitendíneo, semimembranáceo).

**Secundários:** trapézio, bíceps braquial.

## Considerações sobre o exercício

O arremesso de *medicine ball* acima da cabeça para trás é um dos arremessos explosivos mais usados para treinar e avaliar a potência. O movimento de arremessar uma *medicine ball* de maneira explosiva acima da cabeça simula a mecânica de um salto vertical. Para atletas que precisam desenvolver força e potência antes de executar agachamentos com salto ou outros saltos pliométricos mais estressantes, arremessos de *medicine ball* acima da cabeça para trás podem preparar os músculos de maneira similar com menos impactos excêntricos. Este exercício também fornece algum *feedback* concreto sobre o desempenho por meio da mensuração da distância do arremesso.

### VARIAÇÃO

### Arremesso de *medicine ball* para a frente com as mãos por baixo

Para este exercício, arremesse a *medicine ball* para a frente com um movimento explosivo de escavação. Comece na mesma postura que o arremesso de *medicine ball* acima da cabeça para trás, mas desloque mais peso para a frente durante a subida explosiva. À medida que o movimento se aproxima da extensão total dos quadris, a *medicine ball* se afasta do corpo até que seja liberada em um arremesso para a frente. O movimento completo simula um salto para a frente, semelhante a um salto em distância parado.

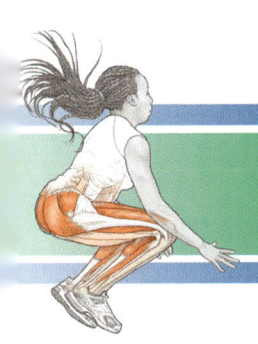

# EXERCÍCIOS BILATERAIS COM OS MEMBROS INFERIORES

Um debate sobre exercícios pliométricos quase sempre envolve movimentos explosivos e elásticos que abrangem os membros inferiores. A imagem de um atleta pulando ou correndo em alta velocidade é a representação mais comum de pliometria, em que os músculos e tendões dos membros inferiores o impulsionam para saltar nas plataformas, sobre obstáculos, ou através de um campo. Pelo fato de os membros inferiores serem o principal meio de locomoção para a maioria das atividades esportivas, a identificação de exercícios pliométricos ideais para as demandas específicas de um esporte é imperativa ao preparar os membros inferiores para desempenhos explosivos e dinâmicos.

Além da locomoção, os músculos dos membros inferiores (Fig. 4.1) são necessários para a aterrissagem, a desaceleração e a mudança de direção. O treinamento desses músculos deve refletir as demandas de vários esportes, sem criar uma situação em que o uso excessivo de músculos e articulações específicos possa resultar em lesão aguda ou crônica. A conscientização dos músculos específicos envolvidos em um determinado esporte e do envolvimento relativo desses músculos nos exercícios pliométricos dos membros inferiores é fundamental para o desenvolvimento de um plano eficaz de exercícios.

Embora muitos músculos sejam utilizados em todos os exercícios pliométricos dos membros inferiores, é importante entender que as diferenças sutis entre um exercício e outro podem ser não apenas o diferencial para a melhoria global do desempenho, como também para minimizar a probabilidade de lesão. Os músculos glúteos, posteriores da coxa e quadríceps femorais estão envolvidos em diversos graus nos exercícios pliométricos dos membros inferiores. Os músculos quadríceps femorais estão envolvidos na extensão dos joelhos em movimentos de salto e corrida de velocidade, e também desempenham um papel fundamental na desaceleração do atleta durante a aterrissagem do salto ou em movimentos de mudança de direção. Os músculos posteriores da coxa desempenham um papel importante na potente extensão dos quadris para saltos explosivos e na aceleração de corridas de velocidade, além de flexionarem e sustentarem os joelhos em muitos movimentos atléticos. Os músculos glúteos são potentes extensores dos quadris para saltos e outros movimentos explosivos e podem desempenhar um papel importante na desaceleração do corpo durante movimentos de aterrissagem e agilidade. Abaixo da articulação do joelho, os músculos da panturrilha podem atuar em movimentos elásticos de alta velocidade (gastrocnêmio) e estabilidade postural (sóleo). O envolvimento bem coordenado de todos esses músculos é o que produz desempenhos atléticos excepcionais para treinamento e competição.

Saltos pliométricos com os dois membros inferiores proporcionam uma maneira estável de sobrecarregar os membros inferiores com movimentos explosivos de alta intensidade. Por essa razão, é comum iniciar o programa de saltos pliométricos com exercícios de saltos bipedais. Os saltos bilaterais distribuem e compartilham igualmente a força de impulsões e aterrissagens nos dois membros inferiores, o que torna esses exercícios relativamente menos estressantes do que os saltos unipedais. Assim que o fundamento dos saltos bilaterais for concretizado ao longo de

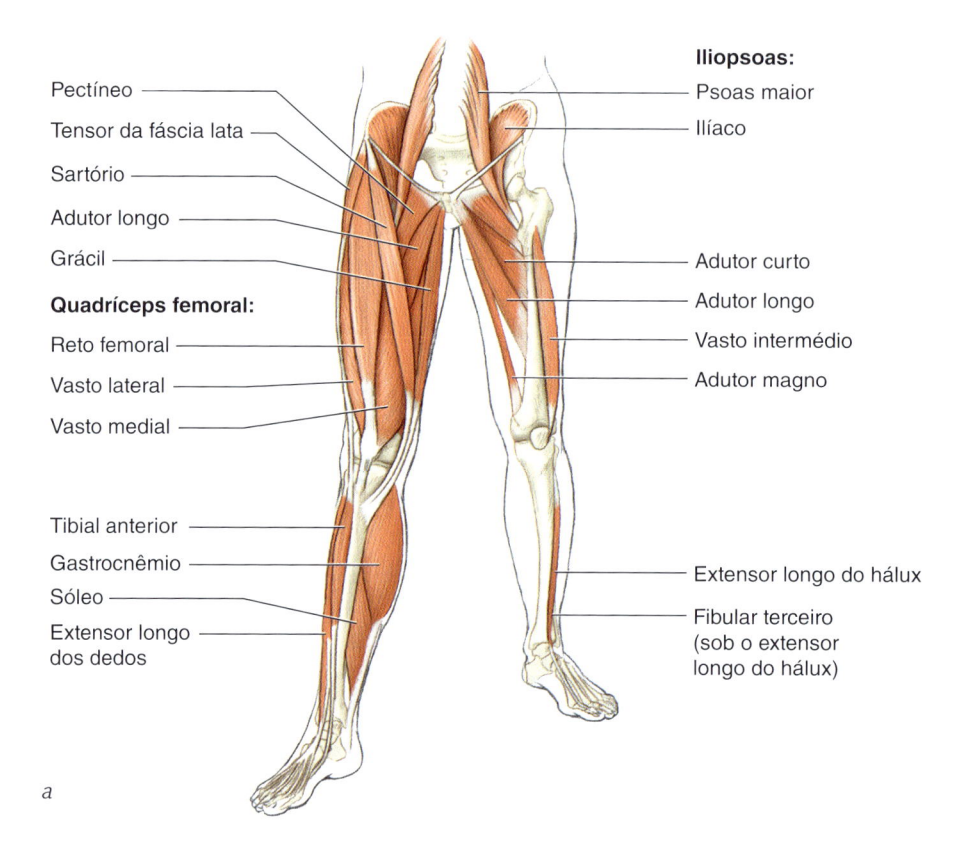

Pectíneo

Tensor da fáscia lata

Sartório

Adutor longo

Grácil

**Quadríceps femoral:**

Reto femoral

Vasto lateral

Vasto medial

Tibial anterior

Gastrocnêmio

Sóleo

Extensor longo
dos dedos

**Iliopsoas:**

Psoas maior

Ilíaco

Adutor curto

Adutor longo

Vasto intermédio

Adutor magno

Extensor longo do hálux

Fibular terceiro
(sob o extensor
longo do hálux)

a

**Figura 4.1** Músculos dos membros inferiores: *(a)* vista anterior; *(b)* vista posterior. *(continua)*

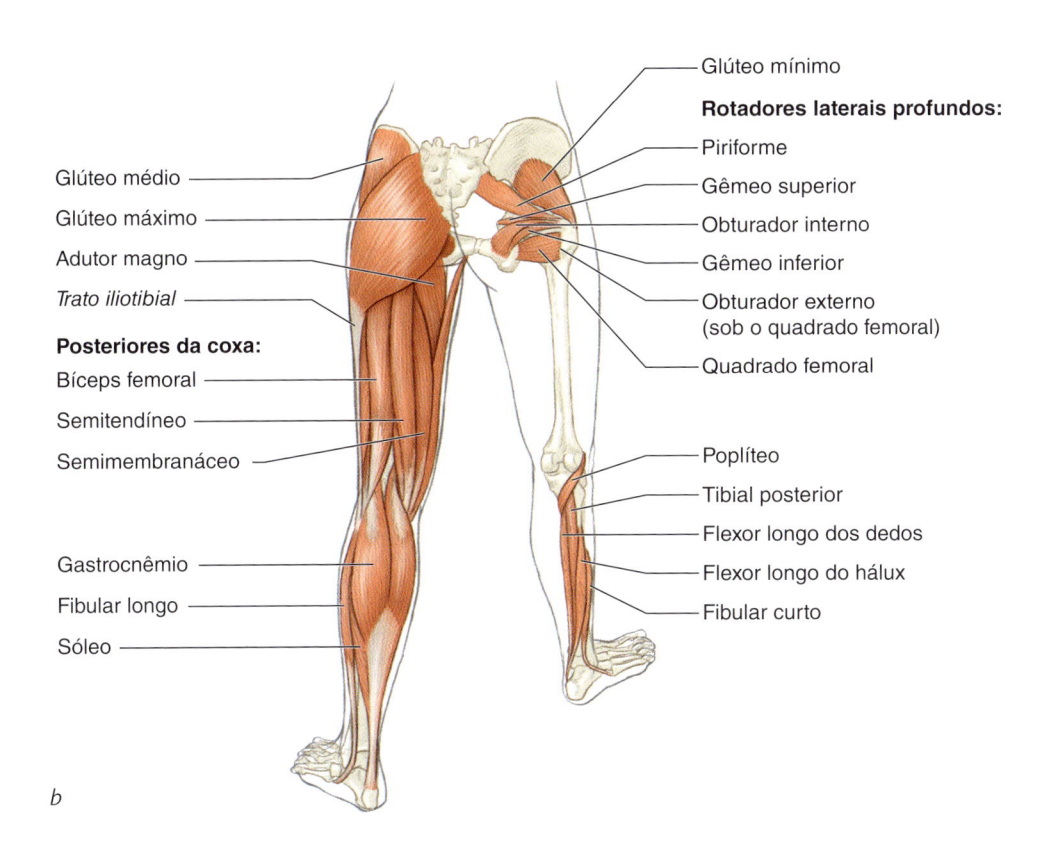

Glúteo mínimo

**Rotadores laterais profundos:**

Piriforme

Glúteo médio

Gêmeo superior

Glúteo máximo

Obturador interno

Adutor magno

Gêmeo inferior

*Trato iliotibial*

Obturador externo
(sob o quadrado femoral)

**Posteriores da coxa:**

Quadrado femoral

Bíceps femoral

Semitendíneo

Semimembranáceo

Poplíteo

Tibial posterior

Flexor longo dos dedos

Gastrocnêmio

Flexor longo do hálux

Fibular longo

Fibular curto

Sóleo

*b*

**Figura 4.1**  Músculos dos membros inferiores: *(a)* vista anterior; *(b)* vista posterior. *(continuação)*

uma fase de treinamento, pode-se incorporar saltos bilaterais para proporcionar movimentos mais complexos com maiores cargas para cada membro inferior.

Nem sempre os saltos bilaterais são menos estressantes do que os saltos unipedais. Fatores como altura do salto, velocidade horizontal e coordenação do atleta podem influenciar a dificuldade ou o impacto de um determinado tipo de salto. O técnico, a seu critério, define os exercícios ideais para uma determinada sessão de treinamento ou uma fase específica de treinamento para cada atleta sob sua supervisão. Para iniciantes, é aconselhável adotar uma abordagem conservadora que inclua exercícios básicos de saltos bilaterais para os estágios iniciais de um programa, concentrando-se na mecânica básica de salto e aterrissagem. Existem muitas classificações diferentes de exercícios pliométricos bilaterais com os membros inferiores que permitem uma progressão gradual da intensidade e complexidade de trabalho.

## Variações de salto na plataforma

Os saltos na plataforma básicos foram apresentados no Capítulo 3. Variações mais avançadas de salto na plataforma podem ser incorporadas a um programa de treinamento à medida que os atletas desenvolvem habilidade, força e potência. Os exercícios de salto na plataforma representam um meio valioso de treinar capacidades concêntricas e com contramovimento dos membros inferiores com redução do estresse excêntrico nas aterrissagens. A inclusão de resistência e movimento complexo aos saltos na plataforma melhora o recrutamento muscular, assim como a coordenação geral e habilidade de movimento.

## Saltos bilaterais no lugar

Quando o equipamento específico de treinamento não está disponível e o espaço é limitado, os saltos bilaterais básicos no lugar são úteis para desenvolver potência explosiva e salto reativo. Ao contrário dos saltos na plataforma, saltos no lugar envolvem forças de aterrissagem maiores. A progressão para saltos no lugar pode exigir esforços submáximos no início, a fim de permitir que os atletas se adaptem às forças de aterrissagem ao longo do tempo. Saltos no lugar também podem estabelecer uma base de exercícios de salto que, em algum momento, fazem a transição para saltos em distância, ao integrar uma combinação de produção de força vertical e horizontal.

## Combinação de saltos no lugar

Saltos no lugar podem ser combinados para produzir um padrão de movimentos executados em diversas sequências de amplitudes de movimento e que utilizam diferentes grupos musculares. Os saltos combinados não apenas desafiam a força, a potência e o metabolismo, mas também forçam o desenvolvimento de um conjunto de habilidades motoras que podem ser transferidas para um esporte específico. Na maioria dos casos, esses saltos podem ser combinados de modo que você alterna saltos em cada repetição. Em outros casos, dois movimentos podem ser combinados para criar um exercício mais complexo. É importante combinar movimentos compatíveis que não estejam além de sua capacidade. Você deve incorporar saltos combinados a um programa de treinamento somente depois de ter dominado os exercícios de salto individual durante um tempo apropriado.

## Saltos em distância

Adicionar movimento horizontal a saltos bilaterais incorpora locomoção aos exercícios pliométricos dos membros inferiores. Se o *sprint* é considerado uma das mais puras expressões de ação pliométrica, os saltos horizontais podem ser considerados uma ponte entre saltos verticais e a corrida rápida. Muitos sinais utilizados nas versões verticais desses saltos aplicam-se em situações de movimento horizontal. A combinação de contatos vigorosos com o solo e posicionamento adequado dos pés garante que a aceleração horizontal possa ser alcançada e a velocidade horizontal mantida com forças mínimas de frenagem, em alguns casos com altura significativa em cada salto. Saltos em distância também propiciam um senso de progresso por serem realizados em uma série, tanto ao se medir a distância alcançada como ao percorrer uma série de obstáculos. Nos estágios iniciais da execução de saltos à distância, você pode usar esforços submáximos em uma progressão a fim de desenvolver força e habilidades para esses exercícios. Ao desenvolverem uma boa base, os atletas podem progredir para saltos de esforço máximo.

## Combinação de saltos bilaterais em distância

Os saltos bilaterais podem ser combinados para criar uma série de movimentos que desafiam os atletas no âmbito físico e técnico. A intenção é organizar os saltos de maneira que force os atletas a se adaptarem a estresses extremos de impulsões e aterrissagens, controlando as forças verticais e horizontais. A combinação de saltos organizados no treinamento pode simular movimentos exigidos em provas esportivas. Por exemplo, um jogador de basquete pode ser obrigado a saltar rapidamente para a frente e, em seguida, saltar para pegar um rebote ou bloquear um arremesso. Um jogador de futebol americano pode ter de saltar sobre um bloqueador ofensivo e, em seguida, mover-se lateralmente de forma explosiva para executar um ataque (*tackle*). Essas combinações de saltos podem prepará-lo para as exigências dinâmicas de seu esporte, na medida em que desenvolvem qualidades físicas e refinam as habilidades motoras.

## Saltos sobre barreiras

Embora saltos no lugar e em distância possam ser eficazes na melhoria das capacidades pliométricas, o uso de barreiras verticais encoraja a obtenção e manutenção de esforços máximos em saltos consecutivos. Ao saltar sobre uma barreira, você se sente realizado a cada repetição. A combinação da motivação ao saltar sobre uma barreira e a sensação de prazer envolvida ao percorrer uma pista de obstáculos torna o uso de barreiras verticais uma parte importante do programa pliométrico abrangente.

Do ponto de vista histórico, o salto sobre obstáculos no atletismo é a atividade pliométrica mais comum com barreiras. No entanto, os obstáculos de competição podem ser pesados e implacáveis caso você erre um salto e colida com uma barreira. Os obstáculos de treinamento tendem a ter uma estrutura muito mais leve e ainda sua altura pode ser ajustada a vários níveis para se adequar à capacidade de diversos atletas. Quando os obstáculos não estiverem disponíveis, use cones de trânsito ou blocos de espuma para criar algum grau de deflexão vertical. A altura exata não é importante, mas a barreira deve pelo menos apresentar algum grau de verticalidade para direcionar sua trajetória de voo com segurança para cima. Na verdade, pode ser mais eficaz manter as barreiras a uma altura que não o encoraje a levantar excessivamente os joelhos sobre elas. O ideal é aprender a transpor um obstáculo com pouca flexão de quadris, pois isso mantém os quadris posicionados sobre os pés e te prepara melhor para um contato eficiente com o solo.

## Combinação de saltos sobre obstáculos

Os obstáculos podem ser combinados para promover alterações na altura e na direção dos saltos em uma determinada série de exercícios. Obstáculos baixos podem ser misturados com obstáculos mais altos para gerar variabilidade na altura do salto. Obstáculos também podem ser dispostos em vários sentidos a fim de direcionar seu salto para a frente ou para o lado. A variabilidade proporcionada pelas alturas e orientações dos obstáculos te obriga a modificar os movimentos e adaptar-se à natureza das barreiras.

## Saltos em profundidade

Saltos de plataformas ou plataformas elevadas utilizam a gravidade para impor cargas ao corpo a fim de que o recrutamento muscular seja máximo ao aterrissar. Em alguns casos, você pode executar saltos em profundidade para carregamento excêntrico e, assim, trabalhar a mecânica da força e da aterrissagem. Em outras situações, você pode usar saltos de profundidade de plataformas para ativar o ciclo alongamento-contração e promover saltos reativos explosivos para plataformas mais altas ou sobre barreiras verticais. Para todos os saltos de profundidade, a escolha da altura ideal da plataforma é fundamental para maximizar as adaptações positivas de força, potência e velocidade, minimizando o risco de lesões. Na maioria dos casos, é melhor pecar pela limitação em benefício da saúde. Foram estabelecidas várias diretrizes para alturas ideais de plataforma. No entanto, como as respostas de treinamento variam de modo considerável de atleta para atleta, a avaliação biomecânica e o *feedback* dos atletas são os melhores meios de determinar a altura da plataforma para esses exercícios. Uma progressão gradual de esforços submáximos a saltos máximos, incorporando uma abordagem repetitiva, produzirá os melhores resultados.

## Combinações de saltos sobre obstáculos e saltos na plataforma

Vários obstáculos e plataformas podem ser combinados para criar uma pista de obstáculos desafiadora. O arranjo pode incorporar saltos nas plataformas, e a partir delas, de várias alturas, juntamente com obstáculos de várias alturas intercalados entre plataformas. Organize padrões de saltos que desafiem o usuário sem gerar risco desnecessário de lesão. Padrões previsíveis e progressões de obstáculos e plataformas proporcionam uma boa combinação de cargas moderadas e altas e estimulam um ritmo uniforme de movimento ao longo de uma série de saltos. Na maioria dos casos, você não deve exceder 12 repetições para manter a qualidade e a velocidade de movimento por várias séries.

## Padrões variáveis de deflexão vertical

Obstáculos e plataformas de várias alturas e dispostos em linha irão desafiá-lo a trabalhar entre saltos submáximos e máximos de maneira eficaz. Desenvolver um senso de controle na produção de potência e habilidade é uma qualidade importante para todos os esportes. Arranjos específicos podem variar de acordo com sua força, potência e seu nível de habilidade. A organização de plataformas e obstáculos pode incluir uma proporção maior de implementos mais altos do que mais baixos se você for um atleta avançado. Se você for um atleta em desenvolvimento, pode haver necessidade de maior proporção de estruturas baixas, com apenas alguns obstáculos e plataformas altas dispostos em intervalos regulares no arranjo.

## Padrões de deflexão vertical e horizontal combinados

Um arranjo mais complexo de obstáculos e plataformas inclui saltos laterais sobre barreiras, assim como saltos laterais e rotacionais nas plataformas e a partir delas. O arranjo do exercício não deve ser extremamente complexo. A ideia é criar um desafio organizado, não estimular movimentos arriscados além de sua capacidade. A integração de deflexão vertical e horizontal pode simular os padrões de movimento e os requisitos de força encontrados em vários esportes. O objetivo é provocar essas respostas de maneira segura e organizada.

## Combinações de salto em escada

O uso de um lance de escadas para múltiplos saltos bilaterais é uma maneira fácil de incorporar saltos multidirecionais de diferentes intensidades. Pelo fato de você pular para um degrau mais alto na maioria das repetições, a carga excêntrica é muito menor do que a presente em saltos sobre obstáculos e nas plataformas. Dessa forma, você pode usar saltos em escada como precursores para saltos mais intensos com plataformas e obstáculos. Escadas podem ser consideradas obstáculos verticais que não imprimem os mesmos estresses excêntricos que obstáculos ou plataformas.

Os saltos em escadas podem ser executados de degrau em degrau ou sobre vários degraus ao mesmo tempo. Você também pode executar saltos de intensidade variável, por exemplo, ao saltar o primeiro degrau e em seguida dois ou mais no próximo salto. Pequenos marcadores ou cones colocados nos degraus identificam o local de destino para esses tipos de padrão de salto. Você pode adicionar saltos laterais ao longo da largura dos degraus de uma escada ou de bancos de um estádio, combinando potência vertical e agilidade lateral.

# SALTO NA PLATAFORMA EM REAÇÃO A UM ESTÍMULO

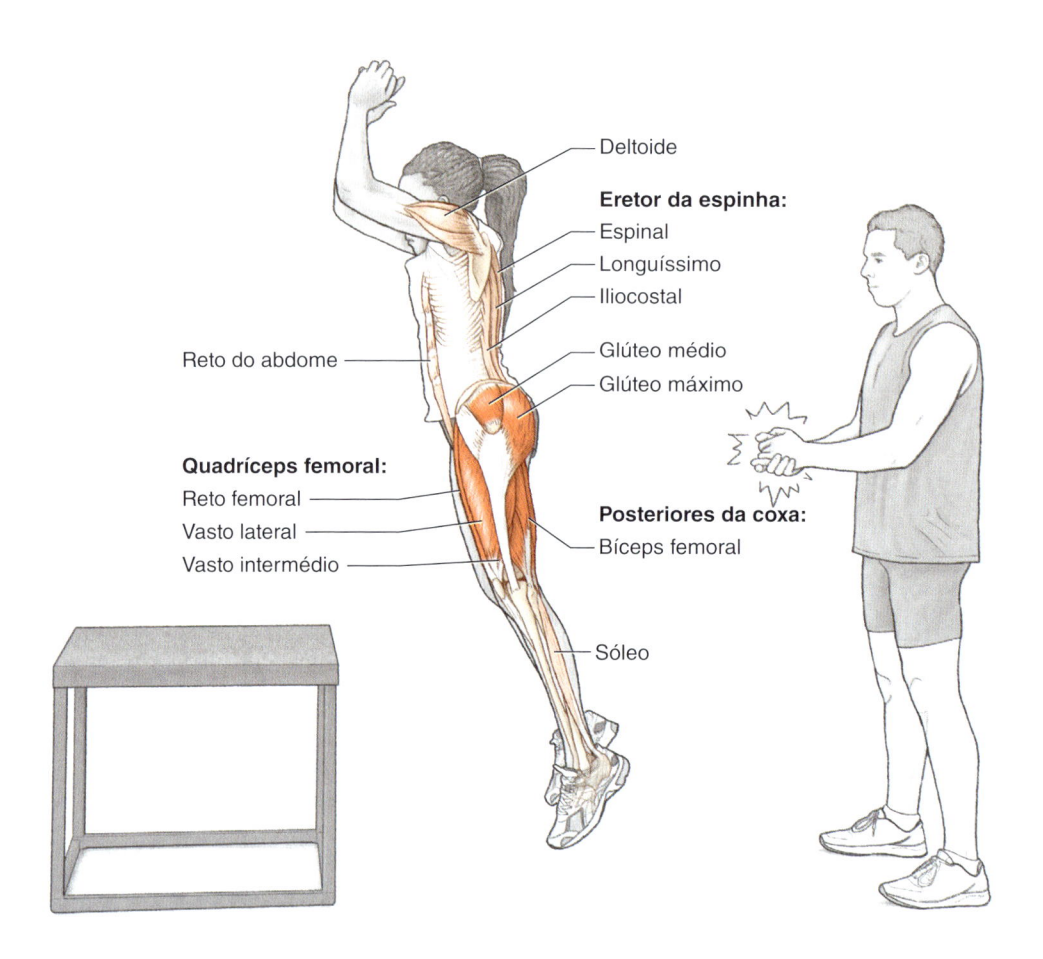

Deltoide

**Eretor da espinha:**
Espinal
Longuíssimo
Iliocostal

Glúteo médio
Glúteo máximo

Reto do abdome

**Quadríceps femoral:**
Reto femoral
Vasto lateral
Vasto intermédio

**Posteriores da coxa:**
Bíceps femoral

Sóleo

## Execução

1. Escolha uma plataforma de tamanho moderado com altura de salto facilmente atingível. Comece em posição de um quarto de agachamento na frente da plataforma, semelhante ao grau de flexão de joelhos utilizado em postura atlética ou posição de prontidão.
2. Um treinador ou parceiro de treinamento emite um sinal de partida na forma de palmas, comando verbal ou movimento. Ao sinal, salte rapidamente para o topo da plataforma.
3. O movimento do salto é semelhante ao de um salto na plataforma sem carga, com ênfase na extensão explosiva das articulações dos quadris, joelhos e tornozelos. O foco na velocidade do movimento é fundamental para este exercício.
4. Salte na plataforma o mais rápido possível de modo que os dois pés entrem em contato com o topo da plataforma ao mesmo tempo. Desça da plataforma e assuma a posição inicial para outra repetição em reação a um estímulo.

## Músculos envolvidos

**Primários:** glúteo máximo, glúteo médio, quadríceps femoral (reto femoral, vasto lateral, vasto intermédio, vasto medial), posteriores da coxa (bíceps femoral, semitendíneo, semimembranáceo).

**Secundários:** eretor da espinha (espinal, longuíssimo, iliocostal), deltoide, reto do abdome, iliopsoas, sóleo.

## Considerações sobre o exercício

Os saltos na plataforma em reação a um estímulo podem ser executados por estímulos audíveis ou visuais, e permitem que você trabalhe a redução do tempo de reação e a taxa de desenvolvimento de força para um esforço explosivo. Para estímulos audíveis, um treinador ou parceiro de treinamento posicionado atrás de você bate palmas, apita ou grita o comando "para cima!" ou qualquer outra palavra de preferência. Estímulos visuais incluem gestos, movimentos do corpo, uma queda de bola ou o piscar de uma luz. Em alguns casos, pistas audíveis ou movimentos específicos do esporte podem ser usados para algumas sessões, enquanto sinais inespecíficos são utilizados em outras sessões. A variação de estímulos mantém as sessões inovadoras e garante o foco.

### VARIAÇÃO

#### Salto na plataforma em reação a um estímulo tátil

Para variar o estímulo da reação, além das pistas visuais ou audíveis, utilize um estímulo tátil. Antes de saltar na plataforma, um técnico ou parceiro de treinamento bate de leve em seu ombro ou na região lombar para solicitar o início de um movimento explosivo. Um estímulo tátil aumenta a consciência corporal e, quando combinado com um sinal sonoro, condiciona uma resposta profunda. Um estímulo tátil pode ser eficaz quando introduzido em intervalos regulares com pistas iniciais mais convencionais.

# SALTO NA PLATAFORMA COM ROTAÇÃO

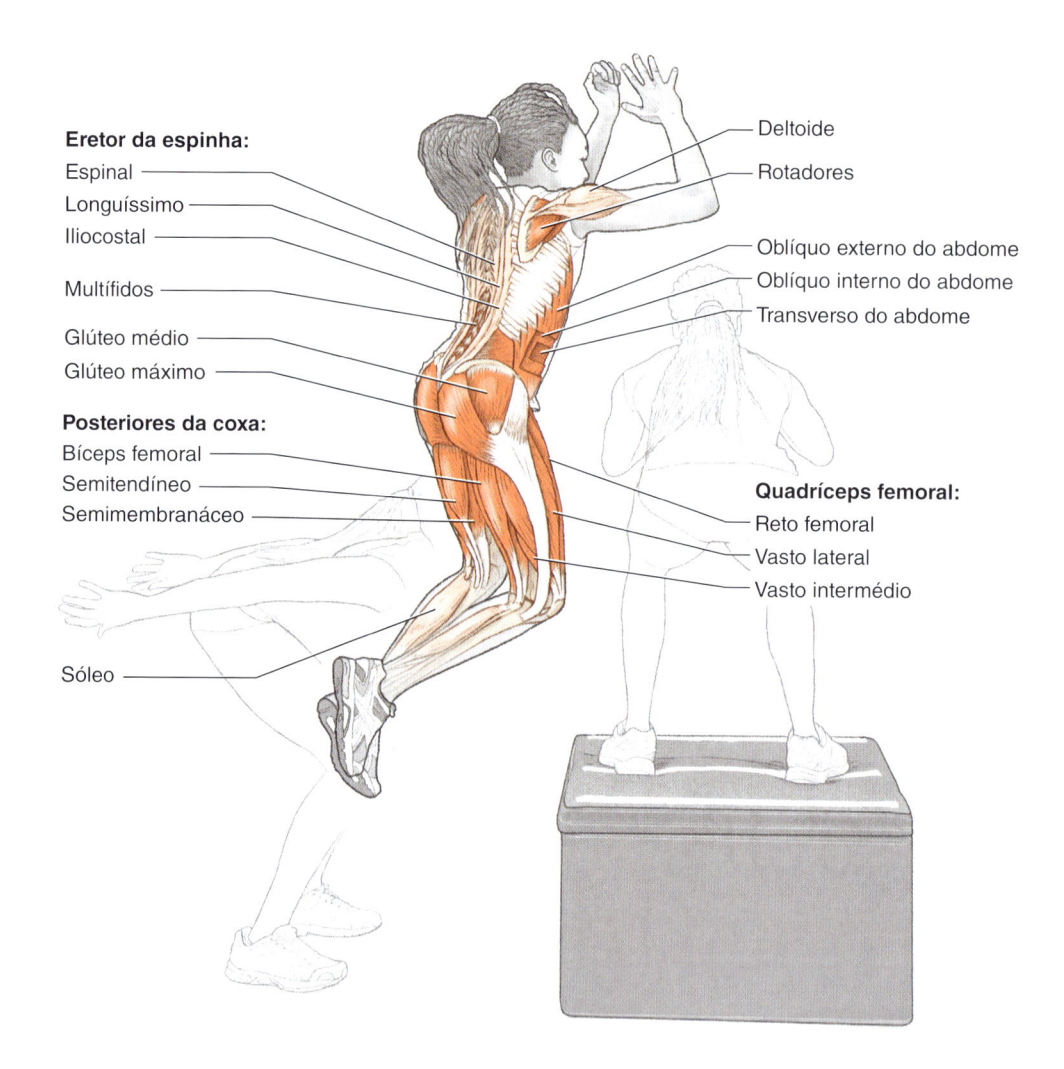

**Eretor da espinha:**
Espinal
Longuíssimo
Iliocostal

Multífidos

Glúteo médio
Glúteo máximo

**Posteriores da coxa:**
Bíceps femoral
Semitendíneo
Semimembranáceo

Sóleo

Deltoide
Rotadores

Oblíquo externo do abdome
Oblíquo interno do abdome
Transverso do abdome

**Quadríceps femoral:**
Reto femoral
Vasto lateral
Vasto intermédio

## Execução

1. Escolha uma plataforma com altura que atenda à sua capacidade de salto. O salto pode ser executado a partir da posição inicial estática ou com contramovimento.
2. Inicie o salto com um forte movimento ascendente realizado principalmente pelos membros inferiores. Um balanço dos membros superiores para cima pode acompanhar o impulso dos membros inferiores.
3. Os membros superiores (inclusive os ombros) e a cabeça movem-se com agressividade no sentido do movimento desejado e iniciam a rotação do corpo para o salto. Os membros inferiores acompanham a rotação da parte superior do corpo e do tronco.

4. A magnitude da rotação é determinada pela orientação da parte superior do corpo. A rotação é de 90 a 360 graus, de acordo com as especificidades do esporte. Ao aterrissar, a parte superior do corpo está direcionada para a posição final desejada. A aterrissagem com contato simultâneo dos dois pés no topo da plataforma proporciona uma base de sustentação estável.

## Músculos envolvidos

**Primários:** glúteo máximo, glúteo médio, quadríceps femoral (reto femoral, vasto lateral, vasto intermédio, vasto medial), posteriores da coxa (bíceps femoral, semitendíneo, semimembranáceo), transverso do abdome, oblíquo interno do abdome, oblíquo externo do abdome, multífidos, rotadores.

**Secundários:** eretor da espinha (espinal, longuíssimo, iliocostal), deltoide, reto do abdome, iliopsoas, sóleo, adutores.

## Considerações sobre o exercício

Saltos na plataforma com rotação combinam saltos verticais explosivos com extremo controle e coordenação do corpo. A direção e a magnitude do movimento rotacional são determinadas pelas ações e intenção da parte superior do corpo. O simples fato de girar a cabeça e os ombros no início de um salto pode criar um efeito rotacional significativo. Treinar essa habilidade é importante para todos os aspectos do movimento atlético quando há necessidade de mudanças de direção e agilidade. A cabeça e a parte superior do corpo atuam como um volante ou leme do corpo.

O salto na plataforma com rotação desafia a habilidade rotacional e a consciência corporal. Em alguns esportes, como a patinação artística e o esqui estilo livre, os saltos na plataforma com rotação representam um importante exercício de treinamento em terra para a preparação fora da temporada.

Escolha a altura da plataforma e o grau de rotação adequados à sua capacidade. Saltos na plataforma com rotação fornecem um elemento de complexidade que é desafiador, mas também arriscado se você não tiver seguido uma progressão de trabalho apropriada antes do exercício.

## VARIAÇÃO

### Salto na plataforma com rotação e aterrissagem unilateral

Incorporar uma aterrissagem unilateral a um salto na plataforma com rotação proporciona um desafio que requer força e estabilidade durante mudanças de direção e agilidade dinâmica. A natureza dinâmica do exercício impõe estresses rotacionais significativos às articulações dos membros inferiores, sobretudo quando é necessária uma aterrissagem unilateral. É importante treinar cada membro inferior com um número igual de saltos em cada sentido de rotação. O sentido da rotação altera a função dos músculos no membro de aterrissagem. Ao rodar 90 graus para a esquerda durante um salto na plataforma, a aterrissagem com o membro inferior esquerdo exige ainda mais dos músculos vasto medial e adutores. A aterrissagem com o membro inferior direito, depois de rodar para a esquerda, requer maior envolvimento dos músculos vasto lateral, glúteo máximo e glúteo médio. Uma revisão abrangente de todas essas potenciais aterrissagens garante que os músculos necessários estejam preparados para todas as situações possíveis.

# AGACHAMENTO COM SALTO SOBRE LINHA

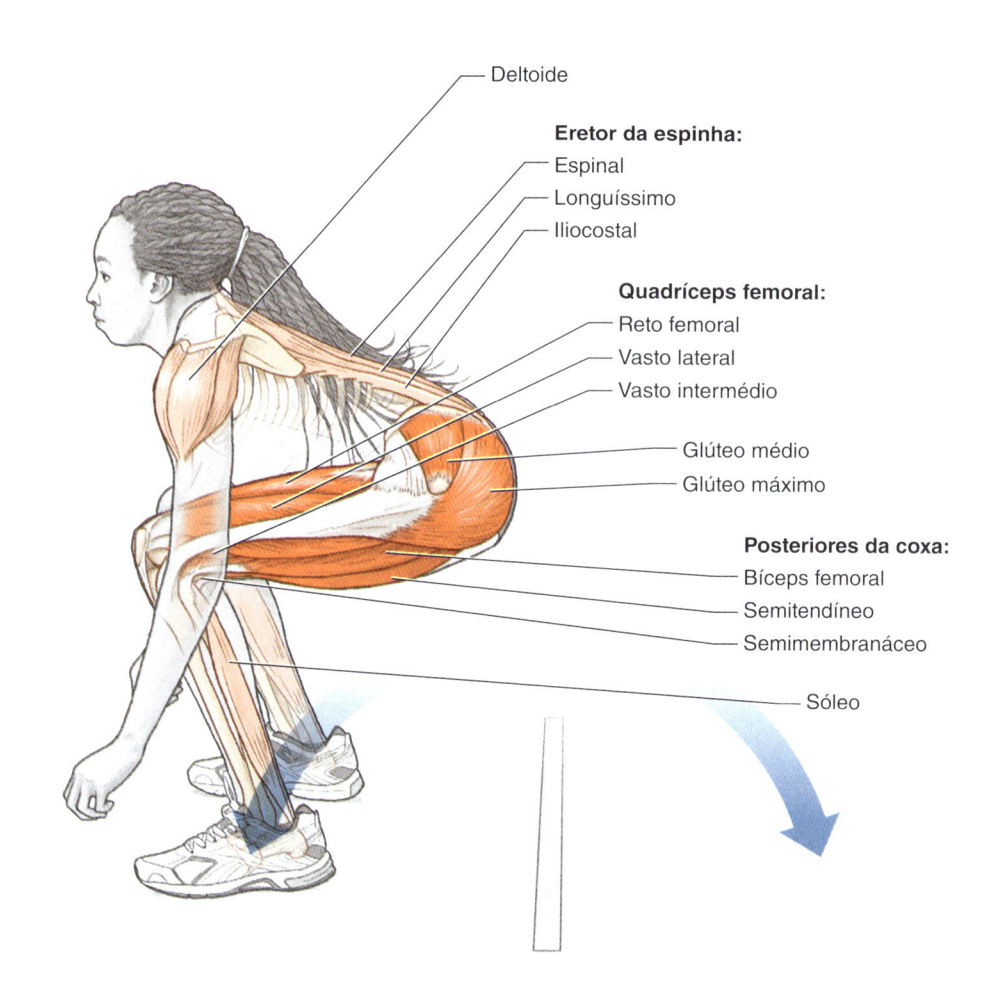

Deltoide

**Eretor da espinha:**
Espinal
Longuíssimo
Iliocostal

**Quadríceps femoral:**
Reto femoral
Vasto lateral
Vasto intermédio

Glúteo médio
Glúteo máximo

**Posteriores da coxa:**
Bíceps femoral
Semitendíneo
Semimembranáceo

Sóleo

## Execução

1. Posicione os pés atrás de uma linha pintada no piso de uma quadra ou campo. Execute um contramovimento para sobrecarregar os membros inferiores ao preparar-se para um salto explosivo. Com os pés afastados na largura dos ombros, agache-se até um nível que não ultrapasse um ângulo de 90 graus dos joelhos. Os membros superiores se aproximam para acompanhar os inferiores no desenvolvimento da força.
2. O objetivo é saltar para atingir a altura máxima, com um leve deslocamento horizontal para a frente a fim de que você passe para o outro lado da linha. A preparação para o contato com o solo permite um esforço forte e estável com o intuito de realizar outro salto para retornar ao outro lado da linha.

3. Na aterrissagem, o contato com o solo é realizado inicialmente pelos antepés e logo em seguida pelos calcanhares; as forças de aterrissagem são distribuídas de maneira uniforme pelas coxas, nádegas e região lombar. Inicie rapidamente outro salto forte com um leve movimento horizontal para trás a fim de recuar sobre a linha. Execute várias repetições desses saltos para a frente e para trás.

## Músculos envolvidos

**Primários:** glúteo máximo, glúteo médio, quadríceps femoral (reto femoral, vasto lateral, vasto intermédio, vasto medial), posteriores da coxa (bíceps femoral, semitendíneo, semimembranáceo).

**Secundários:** eretor da espinha (espinal, longuíssimo, iliocostal), deltoide, reto do abdome, iliopsoas, sóleo.

## Considerações sobre o exercício

Uma linha simples em um piso de quadra ou campo é útil para definir um obstáculo tangível, mas seguro, a ser transposto. No caso de agachamento com saltos, a linha pode ser usada para definir uma distância segura ao realizar saltos para a frente e para trás, assim como para os lados. O uso de uma linha define uma distância aceitável para deslocamentos horizontais em um agachamento com salto. Mantenha o esforço máximo para cada salto vertical à medida que incorpora movimento horizontal ao salto. Esses tipos de saltos desenvolvem potência explosiva ao mesmo tempo que melhoram a coordenação do atleta em diversos planos de movimento.

### VARIAÇÃO

### Agachamento com salto em diversas direções

É comum desenhar formas em um piso para definir movimentos horizontais em qualquer direção. Salte para a frente e para trás sobre os vários lados de um quadrado ou hexágono a fim de contemplar diferentes ângulos de movimento. Todos esses saltos incluem um componente vertical máximo significativo, embora você possa realizar saltos mais baixos para desenvolver capacidades de velocidade horizontal e reduzir os tempos de contato com o solo.

# SALTO GRUPADO

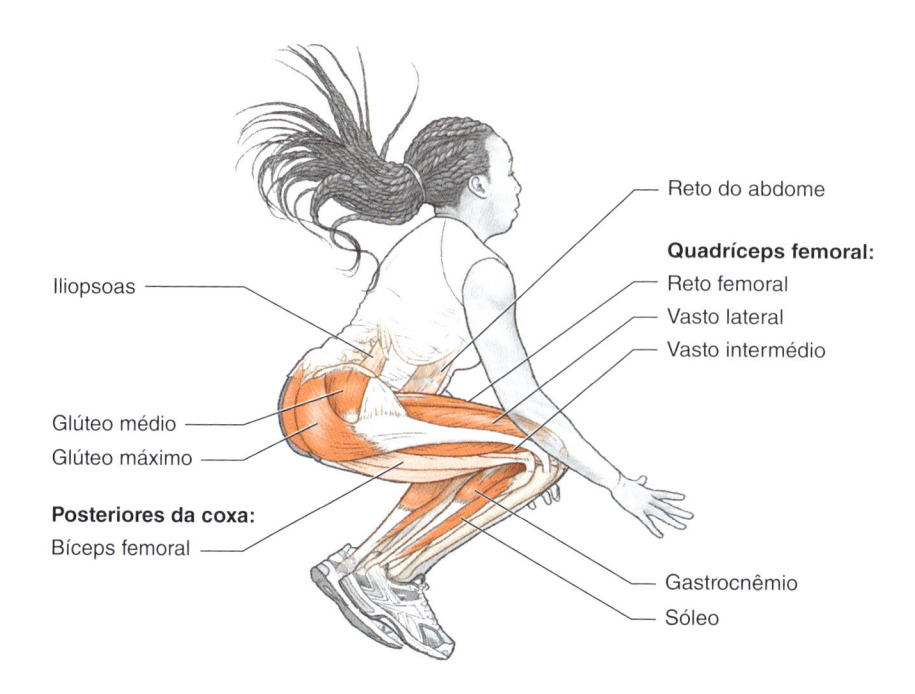

Iliopsoas

Glúteo médio

Glúteo máximo

**Posteriores da coxa:**

Bíceps femoral

Reto do abdome

**Quadríceps femoral:**

Reto femoral

Vasto lateral

Vasto intermédio

Gastrocnêmio

Sóleo

## Execução

1. Posicione os pés afastados na largura dos quadris com os dedos direcionados para a frente ou em discreta rotação lateral para obter uma base de sustentação estável.

2. A partir da posição vertical, inicie um contramovimento para baixo a fim de alongar e carregar os tecidos contráteis e elásticos dos membros inferiores. Ao se preparar para a impulsão, a parte superior do tronco se inclina ligeiramente para a frente na cintura. Recue os membros superiores para trás do corpo a fim de se preparar para o movimento ascendente do salto.

3. O movimento ascendente do salto é semelhante àquele do agachamento com salto, com forte balanço dos membros superiores para cima e extensão dos quadris para, em seguida, retornar à postura vertical. Ao atingir a extensão completa dos quadris e membros inferiores na fase de voo, os joelhos são elevados até o nível em que as coxas estejam paralelas ao solo no ápice do salto.
4. À medida que o corpo retorna ao solo, os membros inferiores abaixam até quase a extensão total e os pés – em flexão dorsal para fornecer pré-tensão dos músculos das pernas e dos pés – se preparam para um contato explosivo com o solo. Antes de outra repetição do salto grupado, os membros superiores se aproximam atrás do corpo. Ao contato com o solo, o movimento é invertido para o sentido ascendente.

## Músculos envolvidos

**Primários:** glúteo máximo, glúteo médio, quadríceps femoral (reto femoral, vasto lateral, vasto intermédio, vasto medial), sóleo, gastrocnêmio.

**Secundários:** reto do abdome, iliopsoas, posteriores da coxa (bíceps femoral, semitendíneo, semimembranáceo).

## Considerações sobre o exercício

O salto grupado é um exercício dinâmico que envolve sucessivos contatos elásticos com o solo combinados com o levantamento dos joelhos no ápice de cada salto. Embora o salto seja executado no lugar, ele simula as ações musculares necessárias para saltar sobre barreiras, como os obstáculos. Desse modo, os saltos grupados podem constituir um exercício preparatório antes da prática de saltos sucessivos sobre barreiras verticais. Enfatize contatos potentes e curtos com o solo para aproveitar a elasticidade dos pés e das pernas. Além disso, a sincronia e coordenação eficazes do balanço dos membros superiores com a mecânica de salto dos membros inferiores são essenciais para maximizar a altura do salto. Em virtude da natureza de alta intensidade das contrações musculares envolvidas neste exercício, inclua um tempo de recuperação adequado entre as séries para manter a qualidade do trabalho em uma sessão de treinamento.

### VARIAÇÃO

### Salto grupado lateral e com rotação

Assim que dominar a sincronia e a mecânica de saltos grupados sucessivos, você poderá introduzir variações mais complexas. Desvios laterais em cada exercício simulam o salto de um lado para outro sobre uma barreira vertical, como um banco ou uma fileira de obstáculos. Você também pode executar saltos grupados com um movimento de 90, 180 ou 360 graus de rotação para cada repetição. Iniciar uma progressão salto a salto, com rotações de 90 graus em cada sentido, é uma maneira viável de introduzir saltos grupados com rotação. À medida que ganha proficiência, você pode incorporar graus maiores de rotação.

SALTOS BILATERAIS NO LUGAR

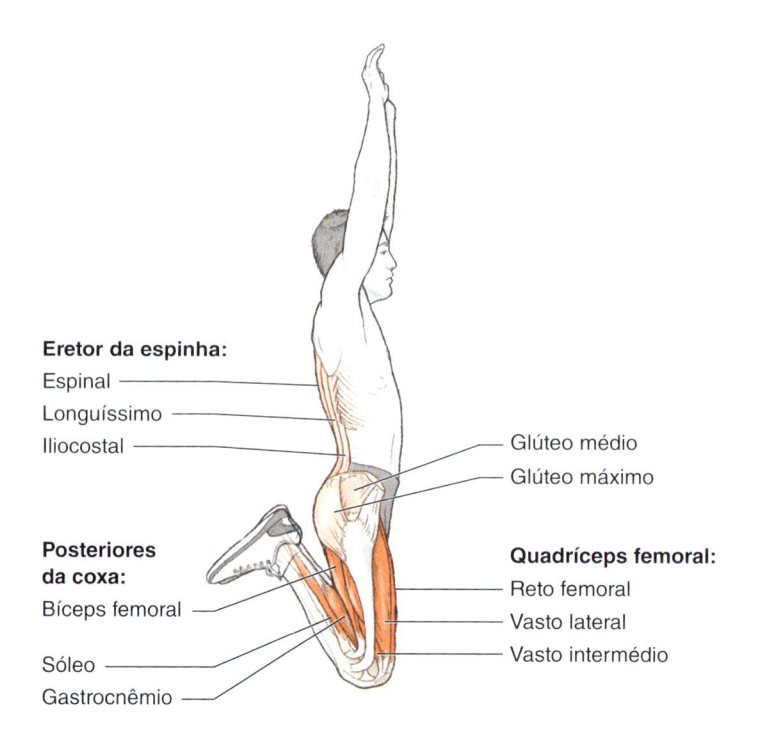

**Eretor da espinha:**
Espinal
Longuíssimo
Iliocostal

Glúteo médio
Glúteo máximo

**Posteriores da coxa:**
Bíceps femoral

Sóleo
Gastrocnêmio

**Quadríceps femoral:**
Reto femoral
Vasto lateral
Vasto intermédio

## Execução

1. Posicione-se com os pés afastados na largura dos quadris. Realize um forte contramovimento para baixo a fim de acionar a fase excêntrica dos músculos e tecidos conjuntivos dos membros inferiores e, em seguida, um movimento forte dos membros superiores para cima com o intuito de impulsionar o corpo na fase de voo.
2. À medida que você ascende ao ápice do salto, levante os calcanhares para trás e para cima com a máxima flexão possível dos joelhos. No ápice do salto, você atingirá a flexão máxima dos joelhos.

3. À medida que retorna ao solo, estenda os joelhos até a extensão completa. Os pés – em flexão dorsal para proporcionar pré-tensão dos músculos das pernas e dos pés – se preparam para um contato explosivo com o solo. As sessões iniciais de saltos com elevação dos calcanhares podem ser executadas como saltos únicos, mas podem progredir para contatos mais curtos com o solo em saltos reativos sucessivos.

## Músculos envolvidos

**Primários:** quadríceps femoral (reto femoral, vasto lateral, vasto intermédio, vasto medial), sóleo, gastrocnêmio, posteriores da coxa (bíceps femoral, semitendíneo, semimembranáceo).
**Secundários:** glúteo máximo, glúteo médio, eretor da espinha (espinal, longuíssimo, iliocostal).

## Considerações sobre o exercício

O salto com elevação dos calcanhares simula a posição obtida por um saltador em distância que utiliza a técnica de suspensão durante a fase de voo. Os quadris são impulsionados para a frente, com as pernas e os pés atrás do corpo. Um ginasta ou esquiador de estilo livre pode assumir essa posição durante um salto acrobático ou uma habilidade específica. É necessária excelente mobilidade dos flexores do quadril e da região lombar para atingir amplitude de movimento e postura ideais neste exercício. O salto também pode incorporar contatos rápidos e elásticos com o solo para saltos repetitivos.

## VARIAÇÃO

### Salto lateral com elevação dos calcanhares

Um salto lateral com elevação dos calcanhares e contato rápido com o solo pode ser realizado por meio de saltos laterais de ida e volta sobre um obstáculo baixo. A técnica de elevação dos calcanhares mantém os quadris para a frente e permite um contato firme com o solo e a transferência de força em cada aterrissagem dinâmica. Este exercício obriga os flexores do quadril a adotarem uma posição alongada e reforça a postura ereta durante os movimentos rápidos e elásticos.

# SALTO TESOURA

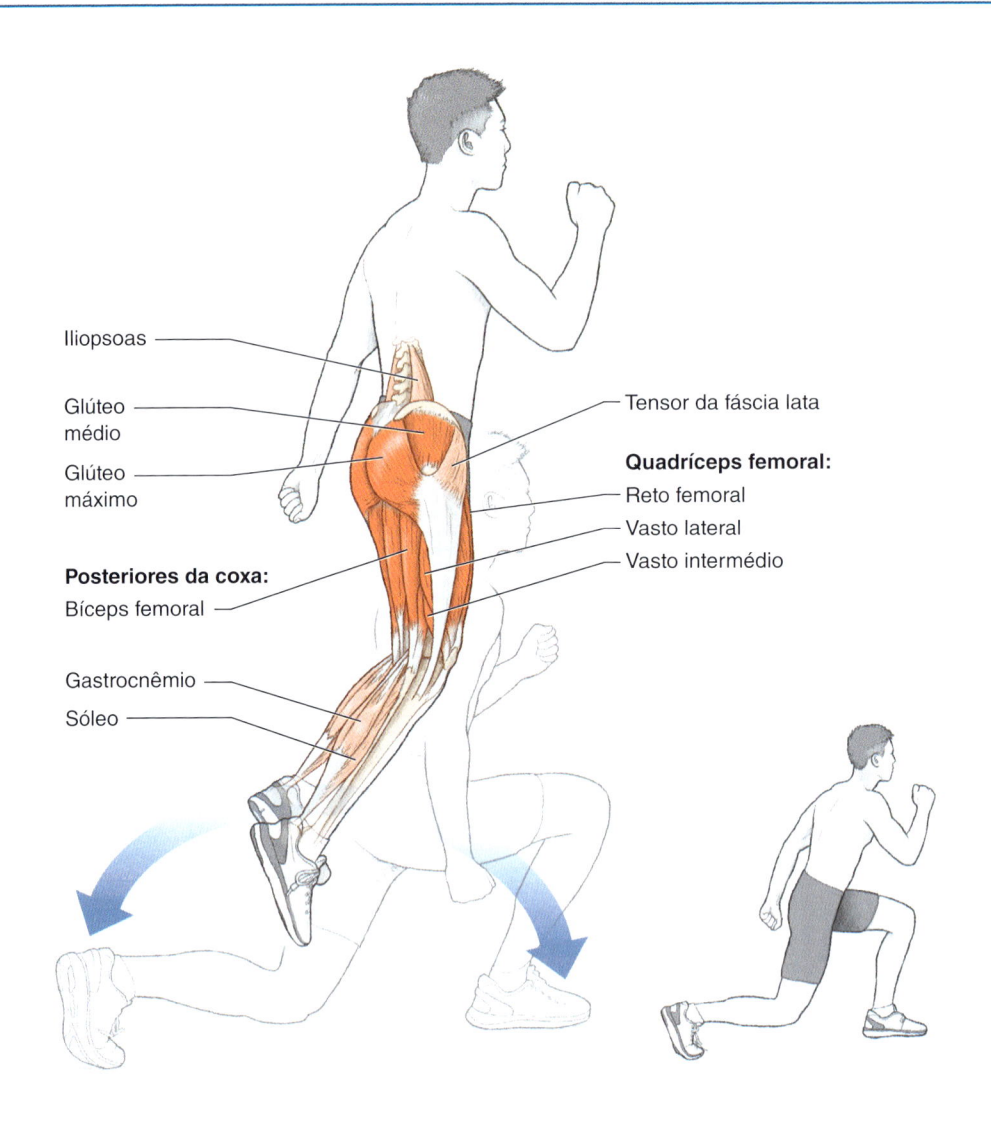

Iliopsoas

Glúteo médio

Glúteo máximo

**Posteriores da coxa:**
Bíceps femoral

Gastrocnêmio

Sóleo

Tensor da fáscia lata

**Quadríceps femoral:**
Reto femoral

Vasto lateral

Vasto intermédio

## Execução

1. Comece em posição de afundo parcial com um pé à frente dos quadris e o outro pé atrás. Não afaste demais os membros inferiores, pois isso reduz a quantidade de força que pode ser produzida pelos quadris para gerar a altura de salto adequada.
2. Execute um balanço com um ou dois membros superiores de forma que seu movimento seja contrário ao dos membros inferiores para aumentar a estabilidade. Durante a fase de voo, os membros inferiores mudam de posição a fim de se prepararem para a aterrissagem.

3. Ao aterrissar, os pés assumem a mesma amplitude da posição de afundo estabelecida no início do exercício. O pé dianteiro aterrissa relativamente plano no solo, e a absorção de força ocorre através dos músculos posteriores da coxa, quadríceps femoral e glúteos. O membro que está atrás aterrissa com a parte anterior do antepé.
4. Inicie o próximo salto rapidamente para aproveitar as propriedades elásticas dos músculos dos membros inferiores e balance com força os membros superiores para cima.

## Músculos envolvidos

**Primários:** glúteo máximo, glúteo médio, quadríceps femoral (reto femoral, vasto lateral, vasto intermédio, vasto medial), posteriores da coxa (bíceps femoral, semitendíneo, semimembranáceo).
**Secundários:** iliopsoas, sartório, tensor da fáscia lata, sóleo, gastrocnêmio.

## Considerações sobre o exercício

O salto tesoura impõe forças adicionais em um único membro inferior, enquanto o outro membro fornece algum grau de estabilidade e sustentação. O membro dianteiro absorve a maior parte da força nos músculos glúteos e posteriores da coxa, enquanto o membro posterior sustenta o peso por meio dos músculos quadríceps femoral e flexores do quadril (iliopsoas, sartório, tensor da fáscia lata). Este exercício também simula uma habilidade dinâmica de afundo empregada em vários esportes, como o tênis, quando o jogador avança para bater na bola. O exercício pode incluir, no início, amplitudes menores no movimento de afundo, progredindo para maiores distâncias à medida que você ganha força e flexibilidade.

## VARIAÇÃO

### Salto tesoura e rotação com *medicine ball*

Segure uma *medicine ball* na frente do corpo. Ao iniciar o primeiro salto tesoura, mova a *medicine ball* ao redor do corpo sobre a coxa do membro dianteiro. Ao iniciar o próximo salto, os membros superiores conduzem a bola no sentido oposto, ao redor do corpo, sobre a outra coxa à medida que se move para a frente. A bola é levada continuamente para um lado e para o outro de maneira rítmica a cada salto para se opor às forças rotacionais geradas pelas alternâncias de membros inferiores.

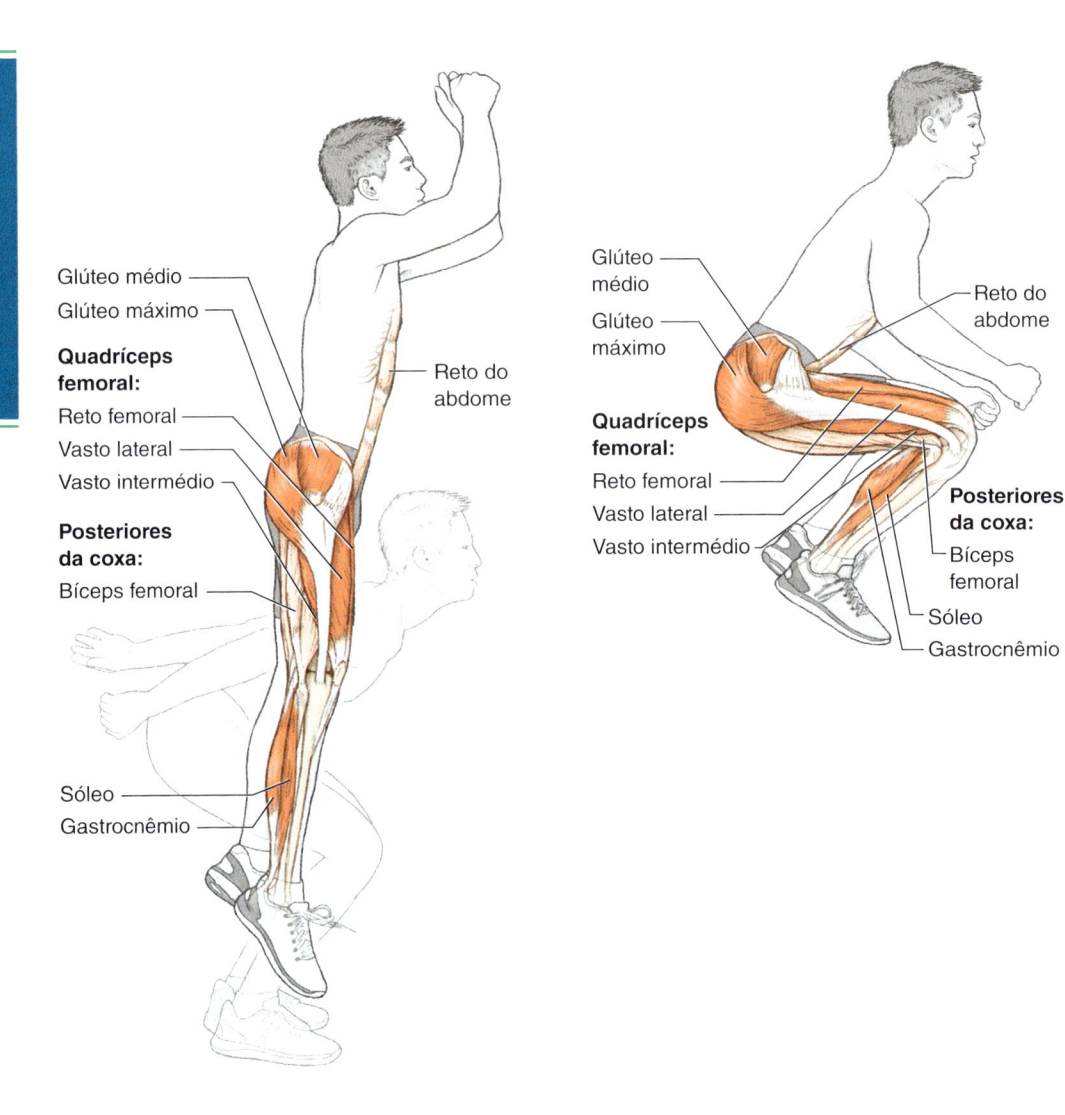

Glúteo médio
Glúteo máximo
**Quadríceps femoral:**
Reto femoral
Vasto lateral
Vasto intermédio
**Posteriores da coxa:**
Bíceps femoral
Sóleo
Gastrocnêmio
Reto do abdome

Glúteo médio
Glúteo máximo
**Quadríceps femoral:**
Reto femoral
Vasto lateral
Vasto intermédio
Reto do abdome
**Posteriores da coxa:**
Bíceps femoral
Sóleo
Gastrocnêmio

## Execução

1. Comece com um vigoroso agachamento com salto vertical e estenda completamente os quadris, joelhos e tornozelos. Na descida, prepare-se para um rápido contato com o solo, aterrissando com os antepés.

2. Execute uma transição rápida da aterrissagem para uma impulsão potente. Ao se estender para cima, levante os joelhos até que as coxas fiquem paralelas ao solo. Ao descer, prepare-se para o próximo agachamento com salto e um contato com o pé mais plano do que no salto grupado.

3. A impulsão para o agachamento com salto é precedida de um contato mais longo com o solo do que no salto grupado. Salte para cima e estenda-se completamente pelos membros inferiores para atingir a altura máxima.

## Músculos envolvidos

**Primários:** glúteo máximo, glúteo médio, quadríceps femoral (reto femoral, vasto lateral, vasto intermédio, vasto medial), sóleo, gastrocnêmio.

**Secundários:** reto do abdome, iliopsoas, posteriores da coxa (bíceps femoral, semitendíneo, semimembranáceo).

## Considerações sobre o exercício

As repetições alternadas entre agachamento com salto e salto grupado exigem uma ênfase diferente na mecânica de aterrissagem e voo. Você estende os quadris com vigor exatamente na fase de voo do agachamento com salto, enquanto o salto grupado envolve uma flexão significativa dos quadris no ápice da fase de voo. Ao aterrissar, a preparação para o agachamento com salto envolve uma fase de amortização mais longa; a preparação para o salto grupado envolve uma fase de contato com o solo mais elástica e pliométrica.

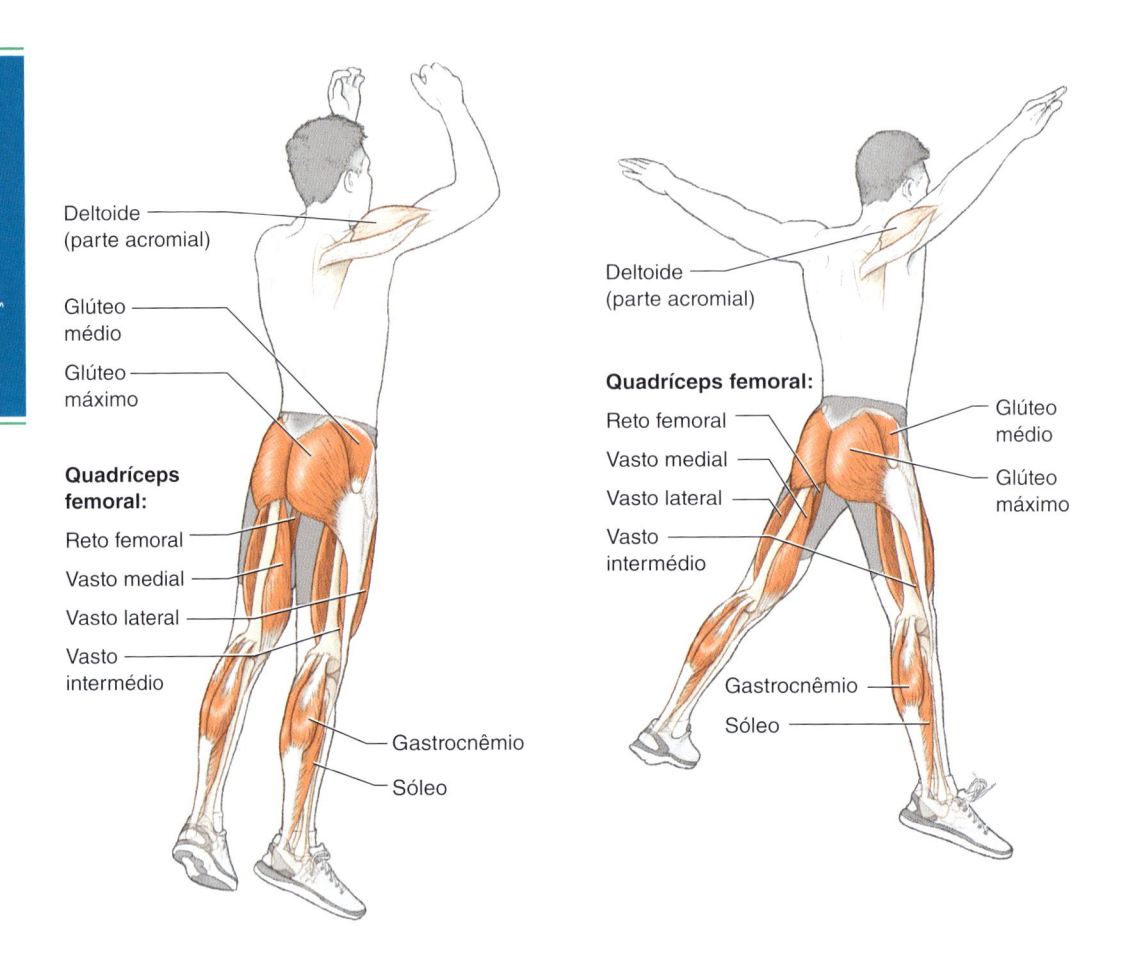

Deltoide (parte acromial)

Glúteo médio

Glúteo máximo

**Quadríceps femoral:**

Reto femoral

Vasto medial

Vasto lateral

Vasto intermédio

Gastrocnêmio

Sóleo

Deltoide (parte acromial)

**Quadríceps femoral:**

Reto femoral

Vasto medial

Vasto lateral

Vasto intermédio

Glúteo médio

Glúteo máximo

Gastrocnêmio

Sóleo

## Execução

1. Inicie a sequência com um vigoroso agachamento com salto e estenda-se até a posição vertical ao longo da fase de voo do salto. A aterrissagem do agachamento com salto é similar àquela exigida para agachamentos com saltos repetitivos, com fase de contato com o solo e tomada de impulso semelhantes para a próxima repetição.
2. O próximo salto começa com a mesma ênfase de impulsão, com a fase de voo incluindo abdução de ambos os membros inferiores e superiores para formar uma estrela no ápice do salto. Os membros inferiores e superiores são aduzidos durante a fase descendente em preparação para o próximo salto.

3. Após o salto estrela, execute novamente um agachamento com salto para reintroduzir uma fase de voo mais convencional.

## Músculos envolvidos

**Primários:** glúteo máximo, glúteo médio, quadríceps femoral (reto femoral, vasto lateral, vasto intermédio, vasto medial), sóleo, gastrocnêmio.
**Secundários:** deltoide (parte acromial), glúteo mínimo.

## Considerações sobre o exercício

A combinação de agachamento com salto e salto estrela introduz uma ligeira variação na mecânica de voo dos saltos, alternando entre uma fase de voo convencional e uma técnica que envolve abdução dos membros inferiores e superiores em forma de estrela. A ação de abdução recruta a parte acromial (lateral) dos músculos deltoides no ombro e os músculos glúteos médio e mínimo nos quadris ao longo da fase de voo do salto estrela.

# SALTO GRUPADO E SALTO COM ELEVAÇÃO DOS CALCANHARES NO LUGAR

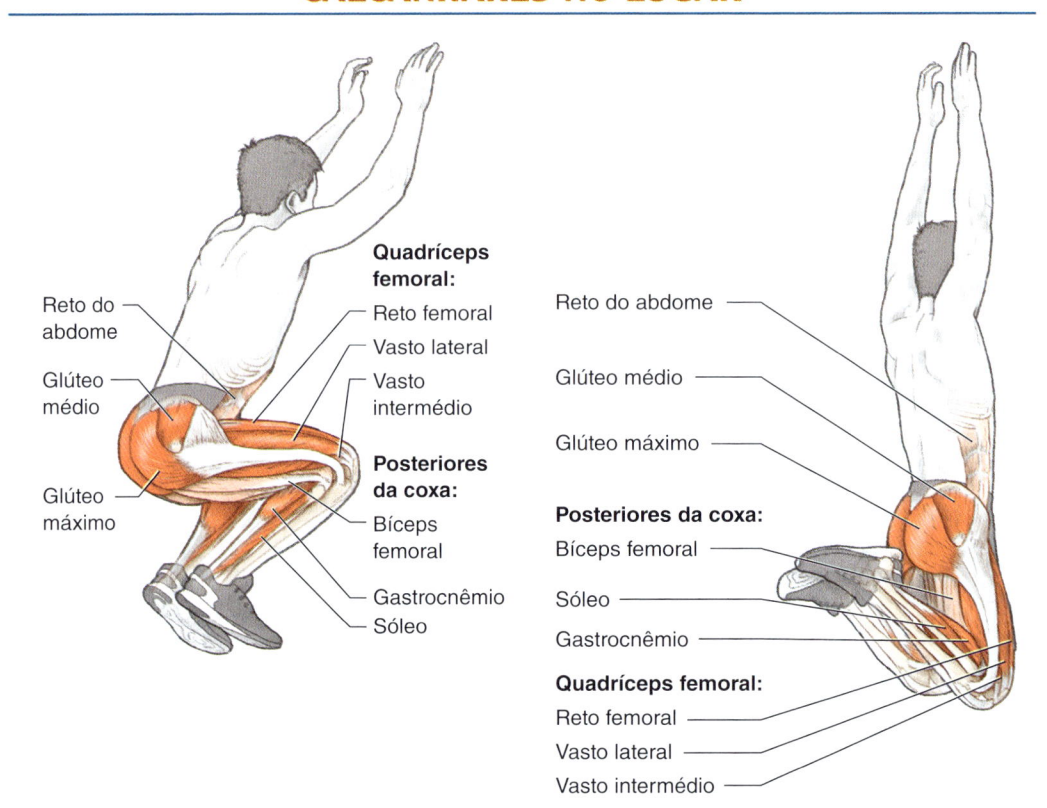

**Quadríceps femoral:**
Reto femoral
Vasto lateral
Vasto intermédio

**Posteriores da coxa:**
Bíceps femoral
Gastrocnêmio
Sóleo

Reto do abdome
Glúteo médio
Glúteo máximo

Reto do abdome
Glúteo médio
Glúteo máximo

**Posteriores da coxa:**
Bíceps femoral
Sóleo
Gastrocnêmio

**Quadríceps femoral:**
Reto femoral
Vasto lateral
Vasto intermédio

## Execução

1. Comece com uma impulsão vigorosa para um salto grupado. Levante os joelhos até o nível dos quadris durante a fase de voo e, em seguida, desça ao solo preparando-se para o pouso.
2. Aterrisse com os antepés e mantenha um contato rápido e elástico com o solo a fim de inverter o sentido do movimento. Mova os calcanhares para trás e para cima com flexão significativa dos joelhos. Estenda os quadris para a frente no ápice do salto.

3. Ao descer do salto com elevação dos calcanhares estenda as pernas sob o corpo a fim de se preparar para aterrissar com os antepés. Use um contato elástico com o solo para executar novo salto grupado.

## Músculos envolvidos

**Primários:** glúteo máximo, glúteo médio, quadríceps femoral (reto femoral, vasto lateral, vasto intermédio, vasto medial), sóleo, gastrocnêmio.
**Secundários:** reto do abdome, iliopsoas, posteriores da coxa (bíceps femoral, semitendíneo, semimembranáceo), sartório.

## Considerações sobre o exercício

A combinação de salto grupado e salto com elevação dos calcanhares proporciona um contraste entre as fases de voo de cada salto: o salto grupado envolve uma flexão significativa dos quadris, e o salto com elevação dos calcanhares exige ampla extensão dos quadris. A rápida contração e alongamento dos principais flexores do quadril (iliopsoas, sartório e reto femoral) durante as fases do voo simulam as demandas impostas sobre esses músculos em muitas habilidades dinâmicas do esporte. Esse salto combinado é um dos exercícios mais desafiadores, em virtude da natureza elástica máxima dos saltos e da amplitude extrema de movimento realizado pelos membros inferiores.

# SALTO RÁPIDO E CURTO COM OS DOIS PÉS E SALTO GRUPADO

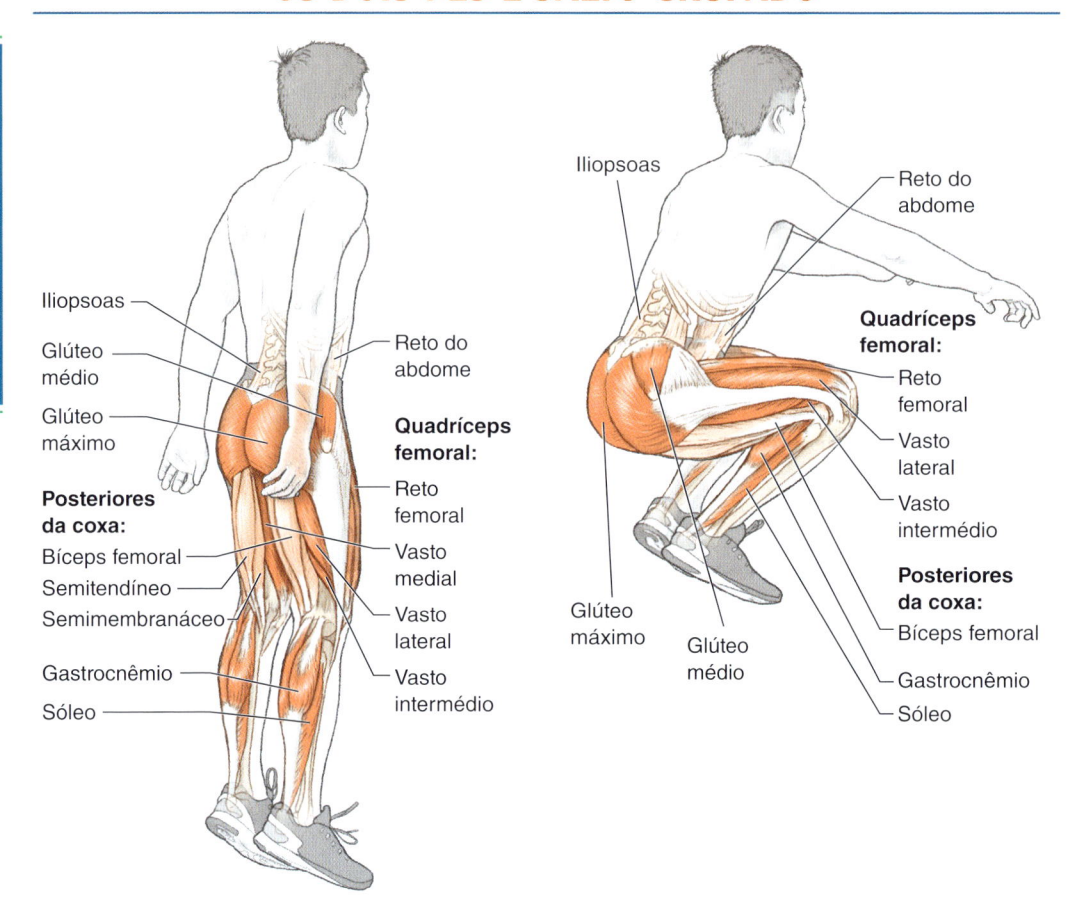

Iliopsoas

Glúteo médio

Glúteo máximo

**Posteriores da coxa:**

Bíceps femoral

Semitendíneo

Semimembranáceo

Gastrocnêmio

Sóleo

Reto do abdome

**Quadríceps femoral:**

Reto femoral

Vasto medial

Vasto lateral

Vasto intermédio

Iliopsoas

Reto do abdome

**Quadríceps femoral:**

Reto femoral

Vasto lateral

Vasto intermédio

**Posteriores da coxa:**

Bíceps femoral

Gastrocnêmio

Sóleo

Glúteo máximo

Glúteo médio

## Execução

1. Inicie o salto rápido e curto com os dois pés com um contramovimento de pouca profundidade e enfatize a contribuição das pernas e dos pés. Após cada salto, aterrisse com os antepés e utilize a reação elástica para impulsioná-lo para cima.
2. Depois do salto rápido e curto com os dois pés, realize um salto grupado explosivo, levantando os joelhos até a altura dos quadris. O salto grupado envolve mais movimento global do corpo e maior intensidade.
3. Durante a descida do salto grupado abaixe as pernas até a posição estendida a fim de se preparar para o próximo salto rápido e curto com os dois pés ativo. Mantenha um ritmo consistente com contatos de solo rápidos ao longo de cada série de saltos.

## Músculos envolvidos

**Primários:** glúteo máximo, glúteo médio, quadríceps femoral (reto femoral, vasto lateral, vasto intermédio, vasto medial), sóleo, gastrocnêmio.

**Secundários:** reto do abdome, iliopsoas, posteriores da coxa (bíceps femoral, semitendíneo, semimembranáceo).

## Considerações sobre o exercício

A combinação de salto rápido e curto com os dois pés e salto grupado é uma maneira eficaz de iniciar atletas mais jovens em atividades de salto mais complexas. Saltos grupados consecutivos podem ser muito desafiadores para atletas mais jovens. Alternar saltos rápidos e curtos com os dois pés com saltos grupados proporciona uma mudança súbita entre repetições mais intensas de saltos grupados enquanto mantém uma série contínua de contatos elásticos com o solo durante uma série. De certo modo, essa combinação de saltos pode simular um salto sobre obstáculo baixo seguido por um salto sobre obstáculo alto.

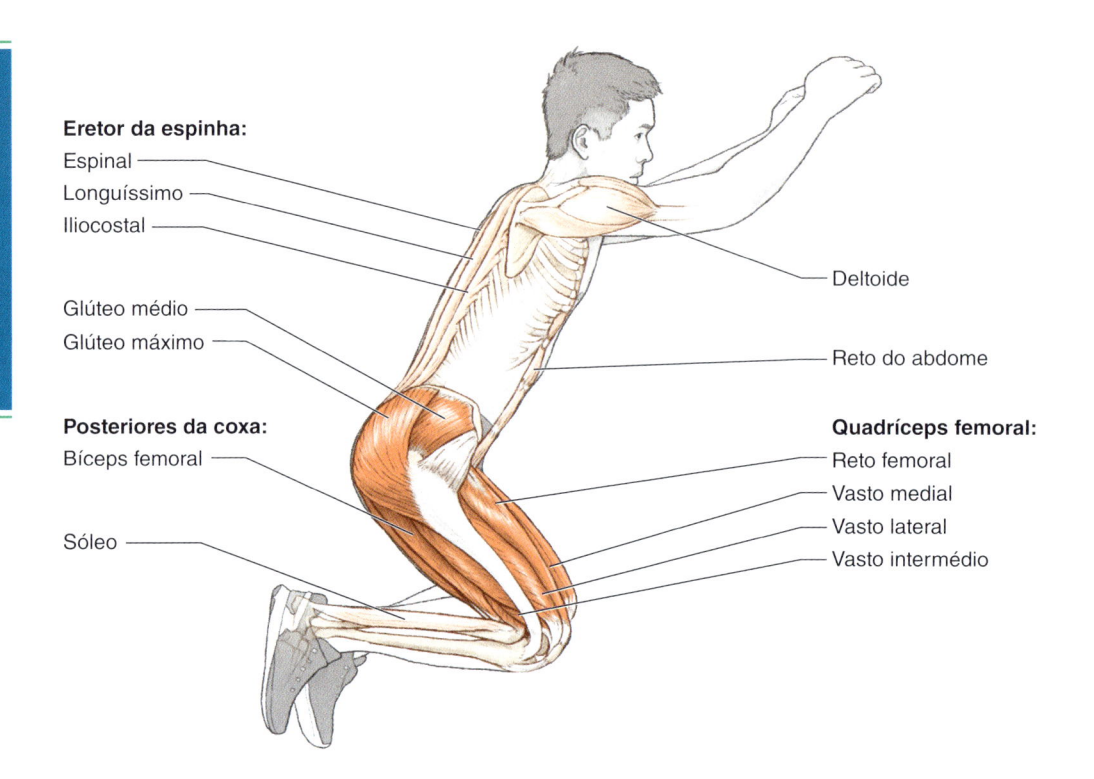

Eretor da espinha:
Espinal
Longuíssimo
Iliocostal

Deltoide

Glúteo médio
Glúteo máximo

Reto do abdome

Posteriores da coxa:
Bíceps femoral

Quadríceps femoral:
Reto femoral
Vasto medial
Vasto lateral
Vasto intermédio

Sóleo

## Execução

1. Fique em posição vertical com os pés afastados na largura dos quadris e ligeira flexão dos joelhos. Antes de iniciar o primeiro salto em distância, realize um leve contramovimento para gerar maior força nos membros inferiores e forte extensão nos quadris. Execute um balanço vigoroso dos membros superiores durante a impulsão do salto e impulsione o corpo para a frente e para cima com vigor.
2. Embora seja importante enfatizar a distância horizontal nesse tipo de salto, também é fundamental atingir uma trajetória de impulsão não inferior a 30 graus em cada salto.
3. Cada aterrissagem com os dois membros inferiores ocorre logo à frente do seu centro de massa, contendo o impulso e convertendo as forças vertical e horizontal. Os pés aterrissam

relativamente planos, e as forças de aterrissagem são absorvidas nos quadríceps femorais, glúteos e região lombar.

4. Aterrissagens e impulsões consecutivas envolvem flexão moderada dos joelhos, o suficiente para absorver com segurança as forças ao aterrissar e criar propulsão para o próximo salto, mas não tanto a ponto de você perder velocidade e distância horizontais.

## Músculos envolvidos

**Primários:** glúteo máximo, glúteo médio, quadríceps femoral (reto femoral, vasto lateral, vasto intermédio, vasto medial), posteriores da coxa (bíceps femoral, semitendíneo, semimembranáceo).

**Secundários:** eretor da espinha (espinal, longuíssimo, iliocostal), deltoide, reto do abdome, iliopsoas, sóleo.

## Considerações sobre o exercício

Uma série de saltos em distância consecutivos constitui um exercício extenuante que envolve esforços concêntricos e excêntricos significativos. A intenção é atingir as maiores distâncias horizontais em cada repetição, sem perder o impulso em toda a série de saltos. A tendência de estender os pés à frente do corpo para atingir a distância máxima em um salto em distância único não é uma estratégia tão eficiente para saltos consecutivos, pois você teria forças significativas de frenagem. O objetivo é minimizar o tempo de contato com o solo e começar o próximo salto o mais rápido possível. Maior velocidade horizontal nesses saltos normalmente resulta em maiores distâncias gerais de salto. Como os saltos em distância consecutivos podem ser extremamente estressantes para os membros inferiores e o dorso, você deve realizar um número relativamente pequeno de repetições (não mais do que seis saltos por série). Na maioria dos casos, isso se traduziria em uma distância total de não mais que 15 metros.

### VARIAÇÃO

#### Salto em distância com desvio lateral

Embora os saltos em distância visem a alcançar a maior distância horizontal, você pode incorporar um ligeiro desvio lateral. Você ainda deve dar prioridade à distância linear alcançada, com apenas uma curta distância percorrida no sentido lateral para cada repetição. Realizar saltos em distância ao longo da linha lateral de um campo, cruzando-a de um lado para outro em cada repetição, é um bom exemplo dessa variação.

# SALTO TESOURA COM AVANÇO

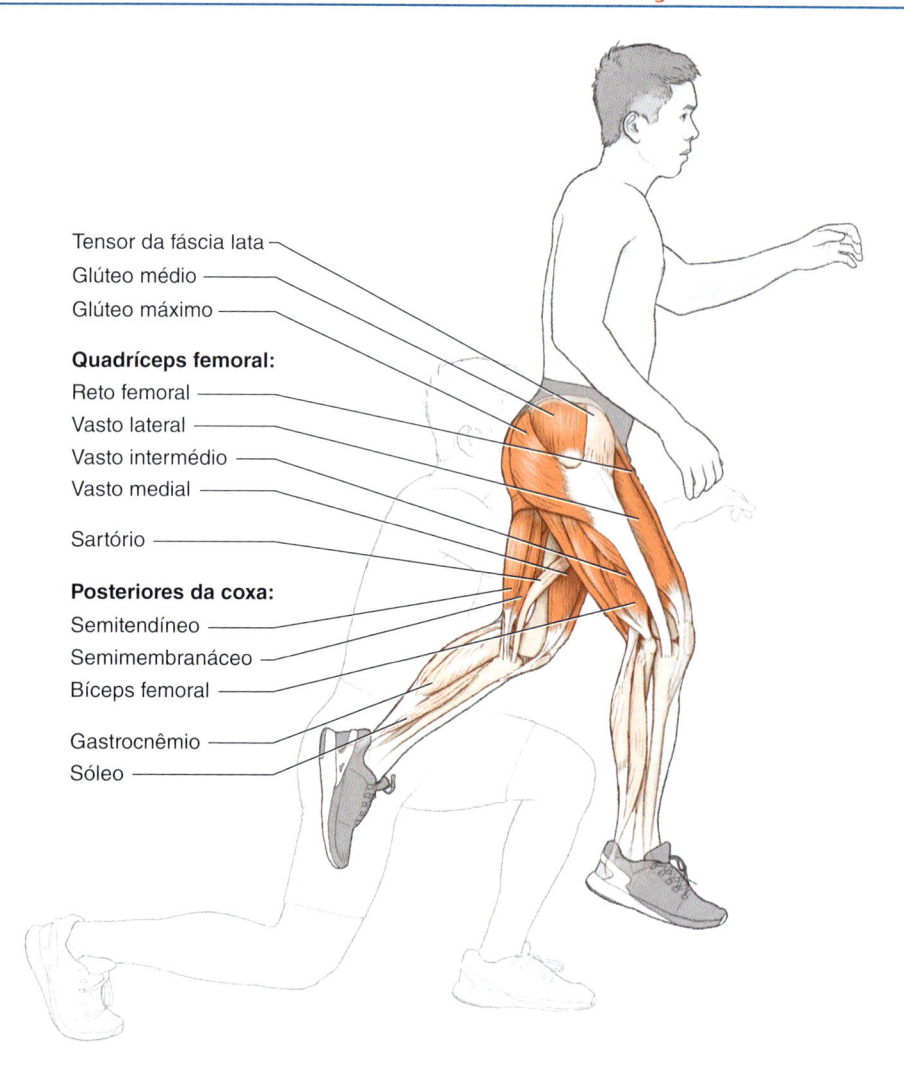

Tensor da fáscia lata
Glúteo médio
Glúteo máximo

**Quadríceps femoral:**
Reto femoral
Vasto lateral
Vasto intermédio
Vasto medial

Sartório

**Posteriores da coxa:**
Semitendíneo
Semimembranáceo
Bíceps femoral

Gastrocnêmio
Sóleo

## Execução

1. A partir da posição de afundo, inicie um salto tesoura com ênfase nas distâncias vertical e horizontal. Durante a fase de voo, alterne a posição dos membros inferiores a fim de se preparar para a aterrissagem, com o pé dianteiro relativamente plano e o pé traseiro aterrissando com os dedos do pé.
2. Da mesma maneira que no salto tesoura estacionário, execute um balanço com um ou dois membros superiores de forma que seu movimento seja contrário ao dos membros inferiores para aumentar a estabilidade.
3. Mantenha contatos rápidos e leves com o solo e uma pequena distância entre os pés dianteiro e traseiro ao aterrissar.
4. Avance para a frente em cada salto, dando ênfase a contatos rápidos com o solo, porém estáveis.

# Músculos envolvidos

**Primários:** glúteo máximo, glúteo médio, quadríceps femoral (reto femoral, vasto lateral, vasto intermédio, vasto medial), posteriores da coxa (bíceps femoral, semitendíneo, semimembranáceo).
**Secundários:** iliopsoas, sartório, tensor da fáscia lata, sóleo, gastrocnêmio.

# Considerações sobre o exercício

Execute saltos tesoura com avanço por uma determinada distância, dando ênfase à altura e ao deslocamento horizontal em cada repetição. A progressão para a frente pode ser bastante lenta, com muitas repetições alcançadas em uma distância relativamente curta. O salto tesoura com avanço pode servir como um exercício suplementar para exercícios de alta velocidade com um membro inferior, como o salto unipedal para potência e velocidade.

## VARIAÇÃO

### Salto tesoura para trás

Você pode executar saltos tesouras para trás por uma determinada distância a fim de trabalhar os mesmos grupos musculares em uma sequência diferente. Essa variação desafia os músculos de maneira diversa, mas também requer maior habilidade.

# SEQUÊNCIA DE SALTO EM DISTÂNCIA PARADO E AGACHAMENTO COM SALTO

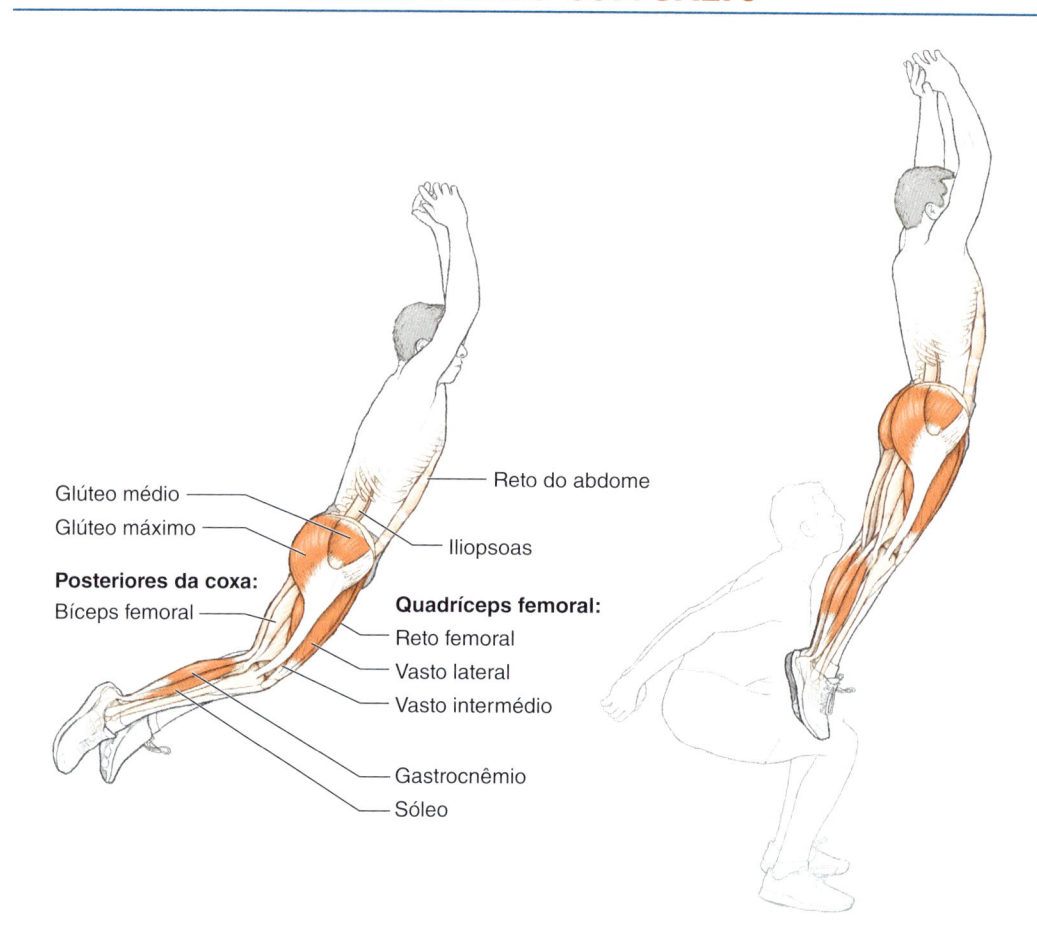

Glúteo médio

Glúteo máximo

**Posteriores da coxa:**

Bíceps femoral

Reto do abdome

Iliopsoas

**Quadríceps femoral:**

Reto femoral

Vasto lateral

Vasto intermédio

Gastrocnêmio

Sóleo

## Execução

1. Inicie a sequência com um salto máximo em distância, combinando uma potente extensão de quadris, joelhos e tornozelos com uma forte elevação dos membros superiores. Prepare-se para aterrissar com os pés planos e absorver as forças de aterrissagem com os membros inferiores.

2. Ao completar a aterrissagem, impulsione imediatamente o corpo para cima com vigor a fim de atingir a altura máxima de um agachamento com salto. Aterrisse desse salto com os antepés e, logo em seguida, com os calcanhares muito rapidamente.

3. Execute um outro salto em distância explosivo para a frente, combinando as forças horizontais e verticais geradas. Complete os saltos alternadamente de maneira suave e eficaz.

## Músculos envolvidos

**Primários:** glúteo máximo, glúteo médio, quadríceps femoral (reto femoral, vasto lateral, vasto intermédio, vasto medial), sóleo, gastrocnêmio.

**Secundários:** reto do abdome, iliopsoas, posteriores da coxa (bíceps femoral, semitendíneo, semimembranáceo).

## Considerações sobre o exercício

A combinação de saltos em distância e agachamento com salto te desafia a atingir a distância horizontal máxima em uma repetição seguida imediatamente de um esforço vertical máximo na próxima repetição. A conversão de velocidade e impulso horizontais em produção de força vertical e altura é comum em muitos esportes como basquete, vôlei e atletismo. Aprender a executar essas combinações de movimentos de maneira eficaz contribui para a aplicação em muitas situações no esporte.

# SALTO GRUPADO E SALTO COM ELEVAÇÃO DOS CALCANHARES PARA A FRENTE

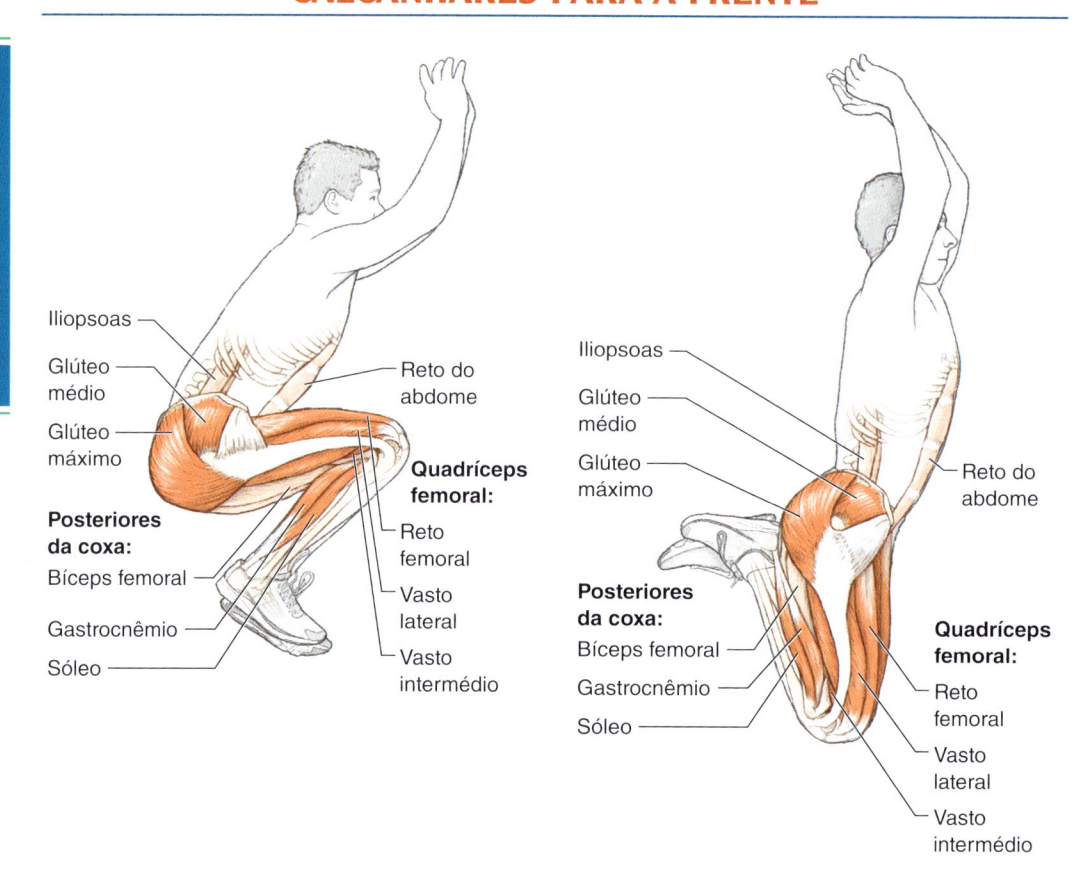

## Execução

1. Inicie a sequência de saltos com uma impulsão para salto grupado, movendo-se horizontalmente para a frente. Levante os joelhos até o nível dos quadris durante a fase de voo e, em seguida, desça preparando-se para a aterrissagem.
2. Aterrisse com os antepés e minimize o tempo de contato com o solo. Salte rápido novamente e levante os calcanhares até as nádegas. Impulsionar os quadris para a frente no ápice do salto, de maneira semelhante à da fase de voo de um salto em distância, possibilita maior deslocamento horizontal em cada salto.

3. Na descida do salto com elevação dos calcanhares, prepare-se para iniciar outro salto grupado para a frente. Cada salto avança progressivamente até percorrer uma distância predeterminada. Na maioria dos casos, essa distância é de 10 a 20 metros.

## Músculos envolvidos

**Primários:** glúteo máximo, glúteo médio, quadríceps femoral (reto femoral, vasto lateral, vasto intermédio, vasto medial), sóleo, gastrocnêmio.

**Secundários:** reto do abdome, iliopsoas, posteriores da coxa (bíceps femoral, semitendíneo, semimembranáceo).

## Considerações sobre o exercício

Executar salto grupado e salto com elevação dos calcanhares em sequência te desafia a combinar diferentes ações do quadril durante as fases de voo e também a ganhar distância horizontal em cada salto. A habilidade necessária para completar de maneira eficaz essa combinação de saltos é significativa. Praticantes de atletismo, jogadores de vôlei e ginastas se beneficiam da natureza dinâmica dessa combinação de saltos.

# SEQUÊNCIA DE SALTO EM DISTÂNCIA PARADO E AGACHAMENTO COM SALTO LATERAL

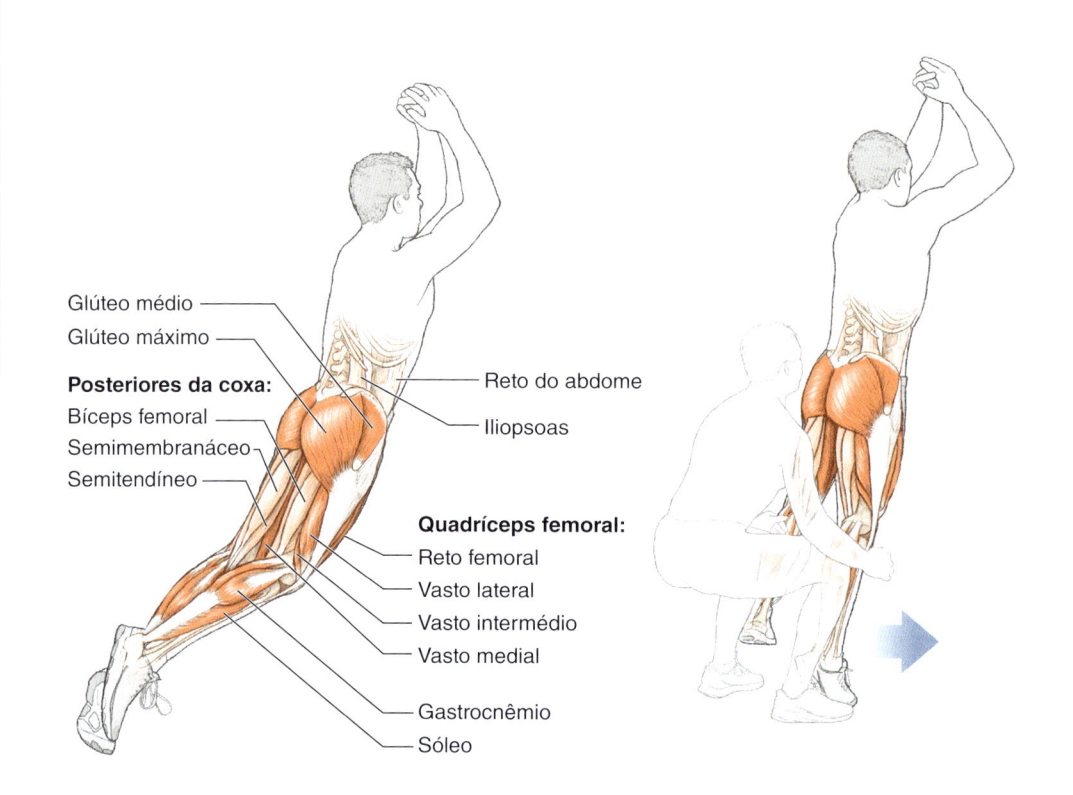

Glúteo médio
Glúteo máximo
**Posteriores da coxa:**
Bíceps femoral
Semimembranáceo
Semitendíneo

Reto do abdome
Iliopsoas

**Quadríceps femoral:**
Reto femoral
Vasto lateral
Vasto intermédio
Vasto medial

Gastrocnêmio
Sóleo

## Execução

1. Execute um salto máximo para a frente seguido de um agachamento com salto para o lado direito. Ao aterrissar de cada salto, a flexão dos joelhos pode ser moderada a profunda, de acordo com seu nível de força. Quadris em posição mais inferior possibilitam uma mudança de direção mais forte e estável.
2. Depois de aterrissar do salto lateral, inicie outro salto linear para a frente e tente atingir a máxima distância possível. Após esse salto em distância, execute um vigoroso salto para o lado esquerdo. Continue essa sequência alternada para um total de no máximo 10 saltos, embora uma quantidade menor possa ser necessária.
3. Mantenha todos os saltos sob controle, com movimentos bem uniformes em cada segmento. Se você começar a perder o controle, poderá adquirir maus hábitos e comprometer a segurança.

## Músculos envolvidos

**Primários:** glúteo máximo, glúteo médio, quadríceps femoral (reto femoral, vasto lateral, vasto intermédio, vasto medial), sóleo, gastrocnêmio.

**Secundários:** reto do abdome, iliopsoas, posteriores da coxa (bíceps femoral, semitendíneo, semimembranáceo).

## Considerações sobre o exercício

Saltos máximos em distância associados a agachamentos com saltos laterais proporcionam um preparo excepcional para atletas que necessitam de potência e habilidade multidirecionais. A conversão de velocidade e potência lineares em movimento lateral eficaz é a chave para o sucesso em muitos esportes, incluindo futebol, rúgbi, futebol americano e basquete. Diversas combinações de saltos lineares e laterais te desafiarão e desenvolverão potência multidirecional. Saltos bilaterais fornecem uma base sólida para esses movimentos e podem ser complementados com saltos unipedais, saltando e aterrissando com o mesmo pé, e corrida saltada à medida que você ganha força e habilidade.

# SALTO SOBRE OBSTÁCULO ALTO

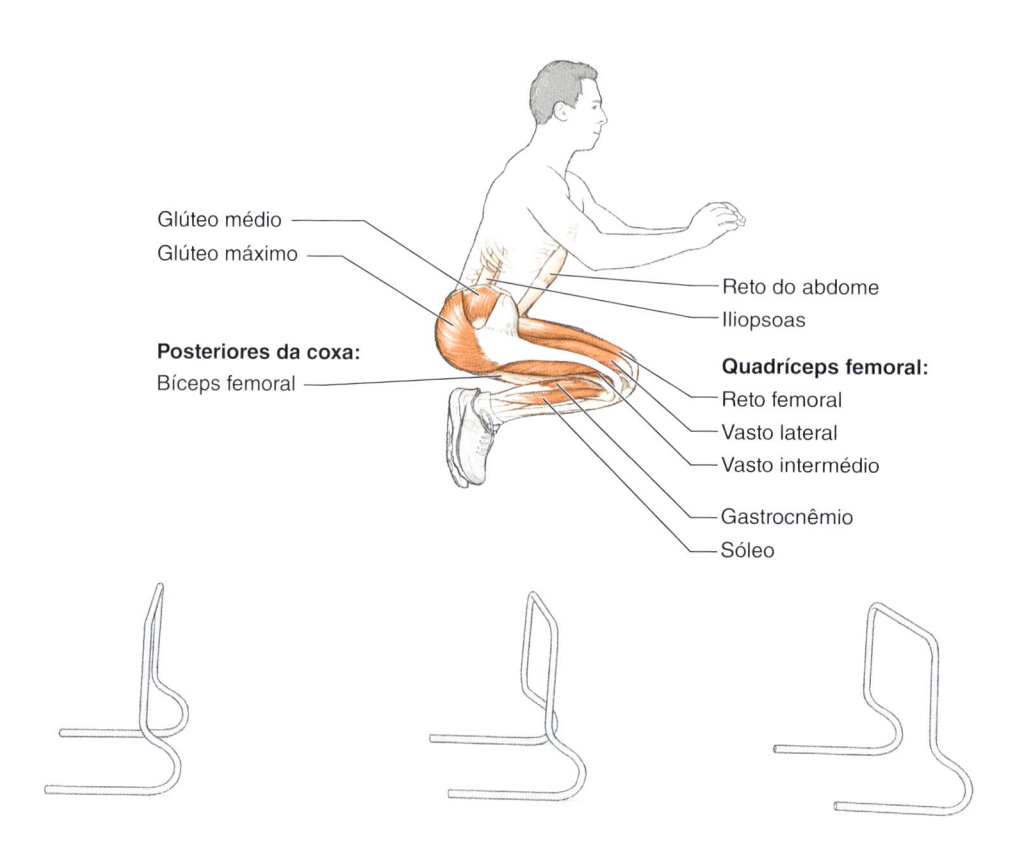

Glúteo médio

Glúteo máximo

Reto do abdome

Iliopsoas

**Posteriores da coxa:**

Bíceps femoral

**Quadríceps femoral:**

Reto femoral

Vasto lateral

Vasto intermédio

Gastrocnêmio

Sóleo

## Execução

1. Saltos sobre obstáculos altos exigem um esforço mais significativo durante a impulsão, o voo e a aterrissagem do que os saltos de obstáculos baixos. A impulsão deve ser máxima ao saltar. Estenda os quadris com força para atingir a altura adequada ao transpor o obstáculo. Balance os membros superiores para cima com vigor para ajudar no impulso.
2. À medida que você transpõe o obstáculo, levante os joelhos, como em um salto grupado, para garantir uma sobra adequada sobre a barreira.
3. Na fase descendente, realize flexão dorsal do tornozelo a fim de garantir uma aterrissagem firme e elástica com os antepés. Uma aterrissagem elástica, potente e rápida assegura a altura máxima em saltos sucessivos.

# Músculos envolvidos

**Primários:** glúteo máximo, glúteo médio, quadríceps femoral (reto femoral, vasto lateral, vasto intermédio, vasto medial), sóleo, gastrocnêmio.

**Secundários:** reto do abdome, iliopsoas, posteriores da coxa (bíceps femoral, semitendíneo, semimembranáceo).

# Considerações sobre o exercício

Saltos sobre obstáculos altos são significativamente mais desafiadores do que a maioria dos outros exercícios de salto bilateral, em virtude da necessidade de executar esforços máximos repetidos sobre uma barreira fixa. Os obstáculos devem ser altos o suficiente para provocar saltos de esforço máximo, mas não tão altos que haja risco de cair e se machucar. A combinação de executar saltos repetidos de altura máxima e manter contatos curtos e rápidos com o solo é uma tarefa complexa que requer foco significativo e recrutamento muscular coordenado. Por essa razão, 6 a 10 obstáculos enfileirados proporcionam um desafio adequado em cada série sem o risco de fadiga. Obstáculos altos também apresentam uma barreira psicológica e podem ser intimidadores para iniciantes. A conclusão de uma série de saltos sobre obstáculos de alturas apropriadamente selecionadas pode aumentar a confiança e desenvolver uma sensação de realização. Monitore os contatos com o solo em cada repetição e defina os volumes ideais de trabalho durante a sessão de treinamento.

## VARIAÇÃO

### Salto sobre obstáculo alto com rotação e pausa ao aterrissar

Saltos sobre obstáculos altos podem ser realizados com pausas depois de aterrissar para permitir que você se concentre na mecânica eficaz e estável da aterrissagem. A incorporação de saltos rotacionais sobre cada obstáculo representa um desafio maior durante a fase de voo e na aterrissagem. Execute os saltos com rotações de 90 graus em cada sentido. Comece de frente para o obstáculo e realize um contramovimento para gerar uma resposta potente nos membros inferiores. Inicie um giro com os membros superiores (inclusive os ombros) e a cabeça para produzir um movimento de rotação sobre o obstáculo. Aterrisse com o corpo em posição lateral do outro lado do obstáculo. Comece o segundo salto em posição lateral e termine de frente para o obstáculo seguinte antes da próxima repetição. Há uma pausa entre as repetições desses saltos ou eles podem ser elásticos e consecutivos, de acordo com suas habilidades e capacidades.

# SALTO LATERAL SOBRE OBSTÁCULO

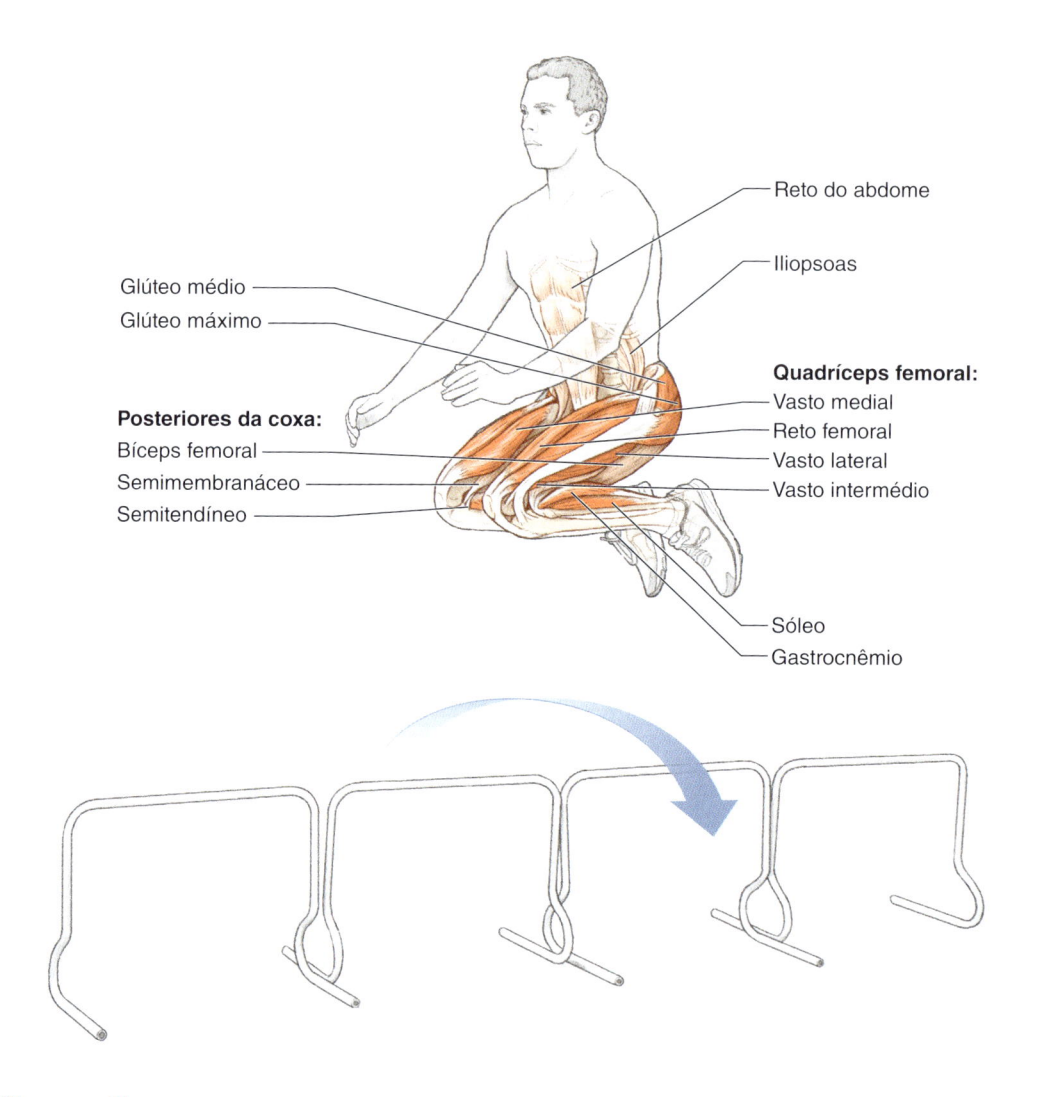

Reto do abdome

Iliopsoas

Glúteo médio

Glúteo máximo

**Quadríceps femoral:**
Vasto medial
Reto femoral
Vasto lateral
Vasto intermédio

**Posteriores da coxa:**
Bíceps femoral
Semimembranáceo
Semitendíneo

Sóleo
Gastrocnêmio

## Execução

1. Organize obstáculos justapostos por suas extremidades de modo a formar uma linha. Comece saltando para o lado e ligeiramente para a frente ao longo da primeira seção de obstáculos.
2. Os saltos laterais prosseguem em zigue-zague de um lado para o outro sobre os obstáculos. Pode haver necessidade de flexão significativa dos quadris e elevação dos joelhos no ápice de cada salto conforme a altura dos obstáculos.
3. Os contatos com o solo em cada aterrissagem são curtos e rápidos para aproveitar a resposta elástica nos pés e nas pernas. Os membros superiores ajudam na execução de cada salto, avançando e subindo de maneira rítmica.

## Músculos envolvidos

**Primários:** glúteo máximo, glúteo médio, quadríceps femoral (reto femoral, vasto lateral, vasto intermédio, vasto medial), sóleo, gastrocnêmio.

**Secundários:** reto do abdome, iliopsoas, posteriores da coxa (bíceps femoral, semitendíneo, semimembranáceo).

## Considerações sobre o exercício

Você pode realizar saltos laterais sobre obstáculos baixos ou altos, conforme os objetivos do exercício e suas capacidades. Obstáculos mais baixos permitem que você se concentre na postura ereta e nos contatos rápidos com o solo. Obstáculos mais altos requerem maior atenção à flexão dos quadris e à altura do salto, além de garantirem armazenar energia elástica ao contato com o solo. De modo geral, ao implementar saltos laterais sobre obstáculos, é melhor especificar o número desejado de saltos para cada série.

### VARIAÇÃO

### Salto lateral sobre obstáculo com *medicine ball* acima da cabeça

Utilize uma série de obstáculos baixos alinhados para executar saltos laterais de um lado para outro sobre eles enquanto segura uma *medicine ball* diretamente acima da cabeça. Essa combinação reforça a postura ereta durante o movimento de salto, além de impor maiores demandas sobre os membros inferiores, pois os membros superiores não contribuem para o movimento de salto.

# SEQUÊNCIA DE SALTOS SOBRE OBSTÁCULOS BAIXOS E ALTOS

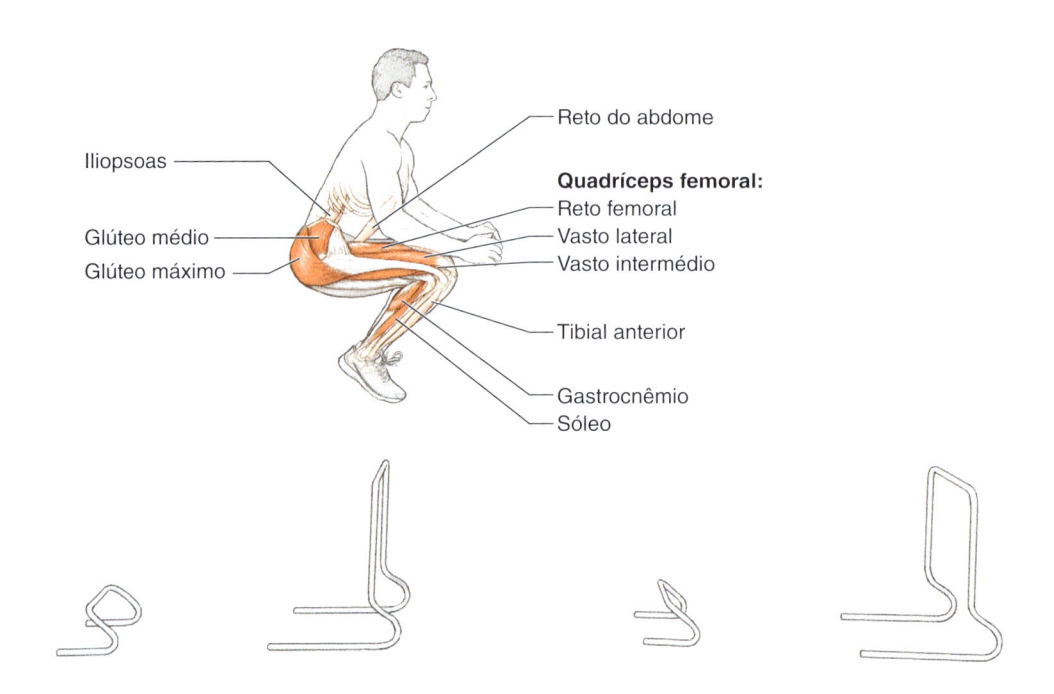

Reto do abdome

Iliopsoas

**Quadríceps femoral:**
Reto femoral

Glúteo médio
Vasto lateral

Glúteo máximo
Vasto intermédio

Tibial anterior

Gastrocnêmio
Sóleo

## Execução

1. Comece de frente para um obstáculo baixo com os pés afastados na largura dos ombros. Inicie um salto com os dois membros inferiores sobre o primeiro obstáculo e um impulso modesto dos membros superiores.
2. Durante a fase de voo do salto sobre o primeiro obstáculo, prepare-se para uma aterrissagem agressiva antes do segundo salto sobre o obstáculo mais alto.
3. Aterrisse com os antepés por meio de um rápido contato com o solo, preparando-se para uma impulsão potente sobre o obstáculo alto.
4. Prepare-se para uma aterrissagem suave, porém rápida, antes de um terceiro salto modesto sobre um obstáculo mais baixo.
5. Continue essa sequência por 6 a 12 saltos sobre obstáculos com altura alternada.

## Músculos envolvidos

**Primários:** glúteo máximo, glúteo médio, quadríceps femoral (reto femoral, vasto lateral, vasto intermédio, vasto medial), sóleo, gastrocnêmio.

**Secundários:** reto do abdome, iliopsoas, tibial anterior.

## Considerações sobre o exercício

Obstáculos de várias alturas podem estimular uma variedade de intensidades de salto. É mais comum estipular um padrão de obstáculos baixos misturados com obstáculos altos dispostos em intervalos regulares. Esses arranjos permitem que você se concentre na mecânica do salto e nos contatos eficazes com o solo em esforços submáximos de salto, com um esforço máximo intermitente. Isso não é diferente do fluxo de um evento esportivo, em que esforços submáximos são intercalados com movimentos explosivos e esforços máximos. Para alguns atletas, saltos máximos consecutivos sobre obstáculos altos podem ser estressantes e insustentáveis. A integração de obstáculos baixos com alguns obstáculos altos pode proporcionar estímulo suficiente para adaptações positivas sem se sobrecarregar.

# SEQUÊNCIA DE SALTOS PARA A FRENTE E PARA O LADO SOBRE OBSTÁCULOS

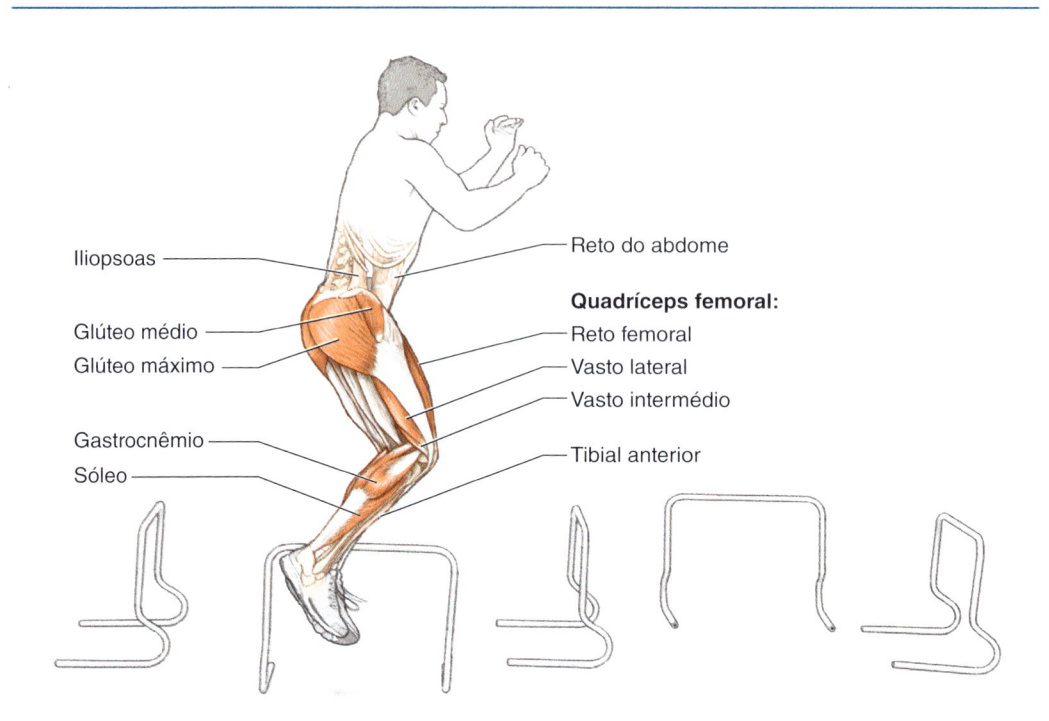

Iliopsoas

Glúteo médio

Glúteo máximo

Gastrocnêmio

Sóleo

Reto do abdome

**Quadríceps femoral:**

Reto femoral

Vasto lateral

Vasto intermédio

Tibial anterior

## Execução

1. Comece de frente para um obstáculo de altura moderada com os pés afastados na largura dos ombros. Inicie um salto com os dois membros inferiores sobre o primeiro obstáculo e um impulso vigoroso dos membros superiores.
2. Durante a fase de voo do salto sobre o primeiro obstáculo, prepare-se para uma aterrissagem agressiva antes do salto lateral sobre o segundo obstáculo.
3. Aterrisse com os antepés por meio de um rápido contato com o solo, preparando-se para uma impulsão lateral potente sobre o próximo obstáculo.
4. Prepare-se para outro salto para a frente sobre o terceiro obstáculo, mantendo a parte superior do tronco o os ombros eretos.
5. Continue essa sequência para a frente e para o lado por 6 a 12 saltos sobre obstáculos.

## Músculos envolvidos

**Primários:** glúteo máximo, glúteo médio, quadríceps femoral (reto femoral, vasto lateral, vasto intermédio, vasto medial), sóleo, gastrocnêmio.

**Secundários:** reto do abdome, iliopsoas, tibial anterior.

## Considerações sobre o exercício

A combinação de saltos para a frente e para o lado sobre obstáculos introduz os tipos de movimentos e forças presentes em vários eventos esportivos. A produção de força vertical potente em combinação com movimentos laterais precisos é fundamental para o desempenho excepcional em esportes coletivos e de combate. Alternar saltos para a frente e para o lado sobre obstáculos te desafia a não apenas ser explosivo, mas também a manter o controle e a coordenação do corpo à medida que se move rapidamente de um obstáculo a outro.

# SALTO EM PROFUNDIDADE PARA FORÇA EXCÊNTRICA

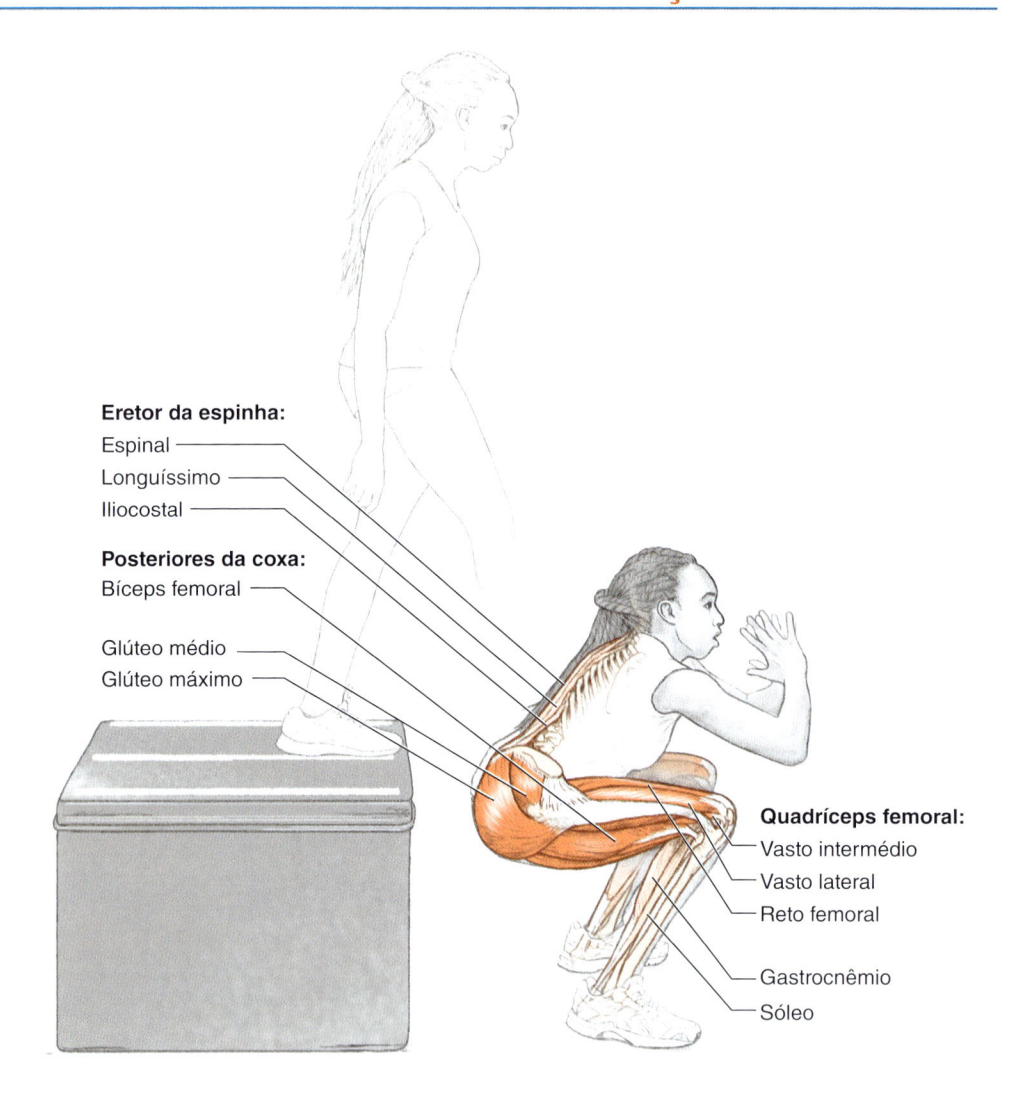

**Eretor da espinha:**
Espinal
Longuíssimo
Iliocostal

**Posteriores da coxa:**
Bíceps femoral

Glúteo médio
Glúteo máximo

**Quadríceps femoral:**
Vasto intermédio
Vasto lateral
Reto femoral

Gastrocnêmio
Sóleo

## Execução

1. Comece sobre uma plataforma de altura moderada a alta. Inicie o movimento dando um passo à frente, a fim de permitir que ambos os pés aterrissem no solo de maneira uniforme.
2. Durante a descida, execute uma ligeira flexão dos joelhos, quadris e tornozelos a fim de preparar os membros inferiores para o contato com o solo.
3. Ao aterrissar, os antepés fazem contato inicial com o solo a fim de absorver as forças preliminares para que, em seguida, a maior parte do peso seja transferida para os calcanhares. Ao contato dos calcanhares, os músculos quadríceps femorais, glúteos e posteriores da coxa suportam a maior parte das forças de aterrissagem de maneira progressiva. O tronco avança

à medida que os músculos eretores da espinha desaceleram o peso da metade superior do corpo ao aterrissar.

4. Os graus de flexão dos joelhos e a amplitude de movimento alcançada na fase de absorção dependem da altura da plataforma, da sua força e dos objetivos específicos de treinamento para a sessão.

## Músculos envolvidos

**Primários:** glúteo máximo, glúteo médio, quadríceps femoral (reto femoral, vasto lateral, vasto intermédio, vasto medial), posteriores da coxa (bíceps femoral, semitendíneo, semimembranáceo).
**Secundários:** eretor da espinha (espinal, longuíssimo, iliocostal), sóleo, gastrocnêmio.

## Considerações sobre o exercício

A utilização de saltos em profundidade para o propósito específico de treinar força excêntrica é uma técnica eficaz. A aceleração pela gravidade pode impor cargas significativas sobre seu corpo na ausência de pesos externos. Use uma plataforma baixa para aquecer os membros inferiores e o sistema neuromuscular. Faça a progressão gradual para plataformas mais altas, da mesma maneira que um halterofilista carrega uma barra ao longo das séries de agachamentos cada vez mais pesadas. Execute poucas repetições (3-5) com plataformas mais altas, levando em consideração a intensidade das contrações excêntricas e a necessidade de se recuperar completamente entre séries de saltos em profundidade.

### VARIAÇÃO

### Salto em profundidade com aterrissagem em afundo

A partir de um salto em profundidade, realize uma aterrissagem bilateral alternada na forma de afundo. Essa aterrissagem impõe estresses assimétricos em um determinado membro inferior, com assistência parcial e sustentação do outro membro. Ao aterrissar para o afundo, o membro inferior dianteiro suporta maior proporção de carga excêntrica. O membro traseiro suporta carga parcial, mas tem maior participação na provisão de apoio e equilíbrio para a aterrissagem. O desenvolvimento de força excêntrica a partir dessas aterrissagens em afundo pode ser útil em muitos esportes nos quais os atletas são obrigados a realizar afundos dinâmicos.

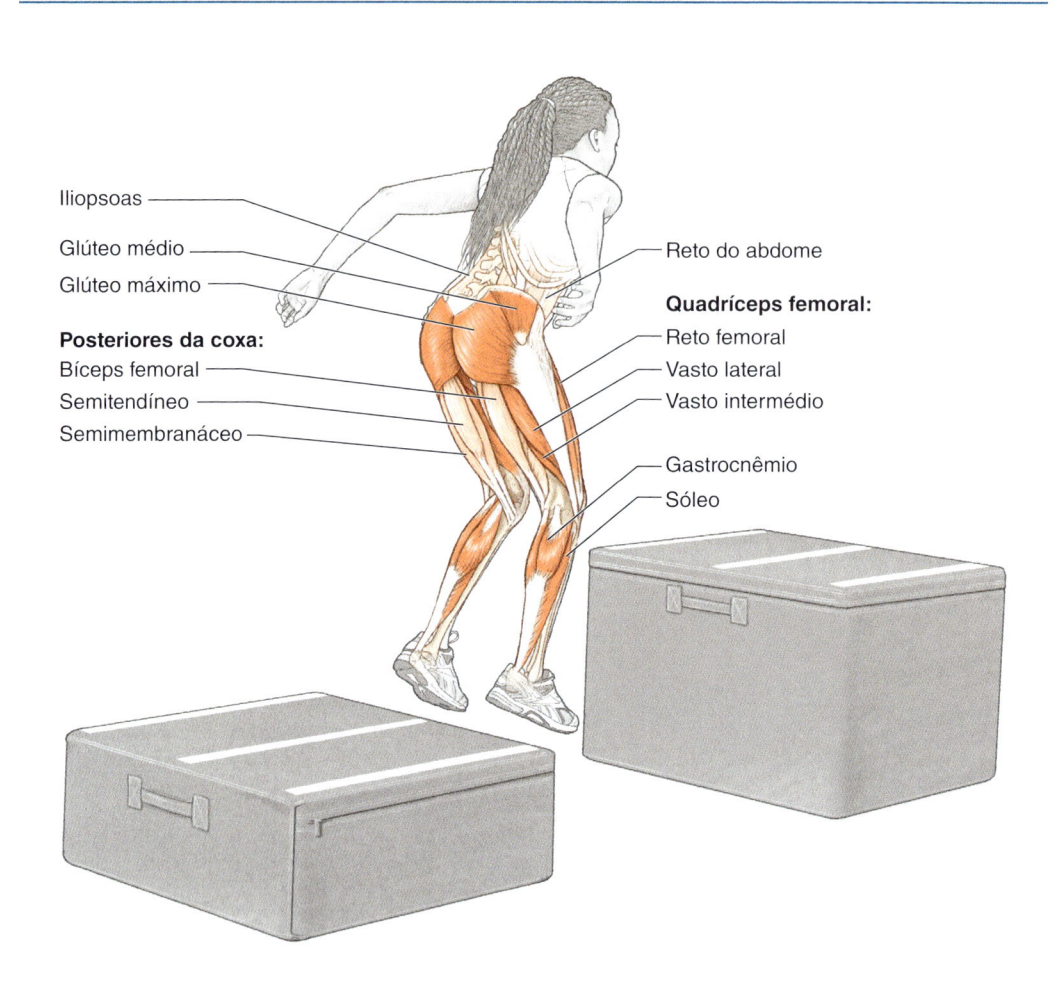

Iliopsoas

Glúteo médio

Glúteo máximo

**Posteriores da coxa:**

Bíceps femoral

Semitendíneo

Semimembranáceo

Reto do abdome

**Quadríceps femoral:**

Reto femoral

Vasto lateral

Vasto intermédio

Gastrocnêmio

Sóleo

## Execução

1. Fique em pé sobre uma plataforma baixa ou de altura moderada. Desça da plataforma e prepare-se para aterrissar no solo com os dois pés.
2. Os pés devem estar em flexão dorsal antes do contato com o solo a fim de assegurar uma aterrissagem firme e elástica com os antepés, pois a ação muda rapidamente para a flexão plantar ativa.
3. O contramovimento dos membros superiores antecipa-se à impulsão do solo a fim de coordenar uma forte ação ascendente para o salto em direção a uma plataforma alta.
4. A forte extensão dos quadris acompanha a impulsão dinâmica a partir do solo, com ênfase na distância vertical máxima e, conforme os joelhos se levantam, aterrisse de maneira estável com a planta dos pés no topo da plataforma para terminar a repetição.

## Músculos envolvidos

**Primários:** glúteo máximo, glúteo médio, quadríceps femoral (reto femoral, vasto lateral, vasto intermédio, vasto medial), sóleo, gastrocnêmio.

**Secundários:** reto do abdome, iliopsoas, posteriores da coxa (bíceps femoral, semitendíneo, semimembranáceo).

## Considerações sobre o exercício

Saltos reativos em profundidade na plataforma desafiam os atletas a recrutar ao máximo os músculos dos membros inferiores para inverter o sentido do salto em profundidade de forma agressiva. O uso da gravidade para carregar os membros inferiores aproveita as propriedades elásticas das pernas e dos pés. Essa ação é acompanhada pela força e potência dos músculos quadríceps femorais e glúteos para produzir forte extensão dos joelhos e quadris. Esses saltos reativos representam um dos meios mais eficazes para melhorar as propriedades explosivas e reativas das pernas e dos pés, sobretudo para o desempenho dos saltos.

Para todos os saltos em profundidade, a escolha de plataformas de altura apropriada é fundamental para determinar o sucesso do exercício. A plataforma menor deve ser alta o suficiente para sobrecarregar adequadamente os membros inferiores, mas não tão alta a ponto de sobrecarregar os músculos e tendões e diminuir os efeitos positivos do ciclo alongamento-contração. A plataforma maior deve ser alta o bastante para estimular uma altura de salto significativa, mas não tanto que apresente risco de lesão.

## VARIAÇÃO

### Salto reativo em profundidade com rotação

Movimentos rotacionais podem ser incorporados a saltos reativos em profundidade para acrescentar um grau de habilidade e coordenação. Em vários eventos e atividades esportivas, muitas vezes os atletas são obrigados a saltar e rodar, como um jogador de basquete ao executar um arremesso com salto e rotação ou um receptor do futebol americano ao se virar para executar uma recepção com salto na área final (*end zone*). Desça de uma plataforma baixa e inicie uma rotação de 90 graus antes de aterrissar no solo. Ao saltar novamente, o próximo salto pode incluir outra rotação de 90 graus para aterrissar no topo da plataforma alta em posição inicial original.

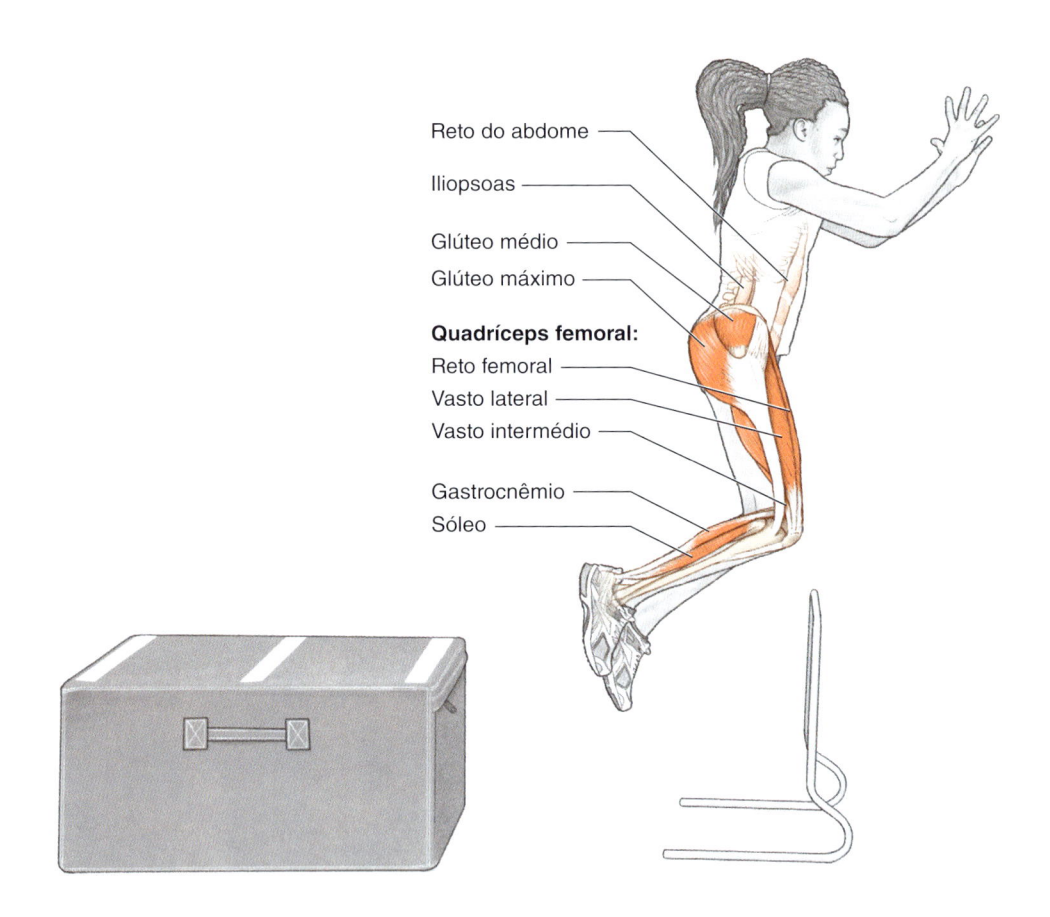

Reto do abdome

Iliopsoas

Glúteo médio

Glúteo máximo

**Quadríceps femoral:**

Reto femoral

Vasto lateral

Vasto intermédio

Gastrocnêmio

Sóleo

## Execução

1. Fique em pé sobre uma plataforma de altura baixa a moderada. Desça da plataforma e prepare--se para aterrissar no solo com os dois pés ao mesmo tempo. Os pés devem estar em flexão dorsal antes do contato com o solo a fim de assegurar uma aterrissagem firme e elástica com os antepés.
2. Recolha os membros superiores antes da aterrissagem do salto, de modo a sincronizar uma forte ação ascendente para o salto sobre um obstáculo alto.
3. Na impulsão, estenda os quadris vigorosamente com ênfase na distância vertical máxima do solo para atingir a altura ideal dos quadris.
4. Levante os joelhos para garantir uma sobra apropriada sobre o obstáculo e aterrisse do outro lado usando os músculos quadríceps femorais e glúteos para desacelerar o corpo.

# Músculos envolvidos

**Primários:** glúteo máximo, glúteo médio, quadríceps femoral (reto femoral, vasto lateral, vasto intermédio, vasto medial), sóleo, gastrocnêmio.
**Secundários:** reto do abdome, iliopsoas.

# Considerações sobre o exercício

Saltos em profundidade em que um obstáculo alto é utilizado como barreira vertical, não apenas o encorajam a empenhar-se em um salto de altura máxima, mas também exigem que você execute uma aterrissagem vigorosa e estável do outro lado do obstáculo. Este é um bom exercício que te capacita a executar saltos combinados, com várias plataformas e obstáculos de diferentes alturas e organizados em sequência. Saltar de plataformas e sobre obstáculos pode ser uma atividade prazerosa se você considerar o arranjo de obstáculos como um desafio.

## VARIAÇÃO

### Salto reativo em profundidade sobre obstáculo no sentido lateral

Você pode realizar saltos em profundidade para o lado a partir de uma plataforma baixa, aterrissando com os dois pés no solo ao mesmo tempo para criar uma impulsão lateral reativa sobre um obstáculo de altura moderada. Saltos laterais reativos são úteis no desenvolvimento de velocidade e potência para os movimentos laterais exigidos em todos os tipos de esportes de campo e quadra, sobretudo para movimentos defensivos reativos.

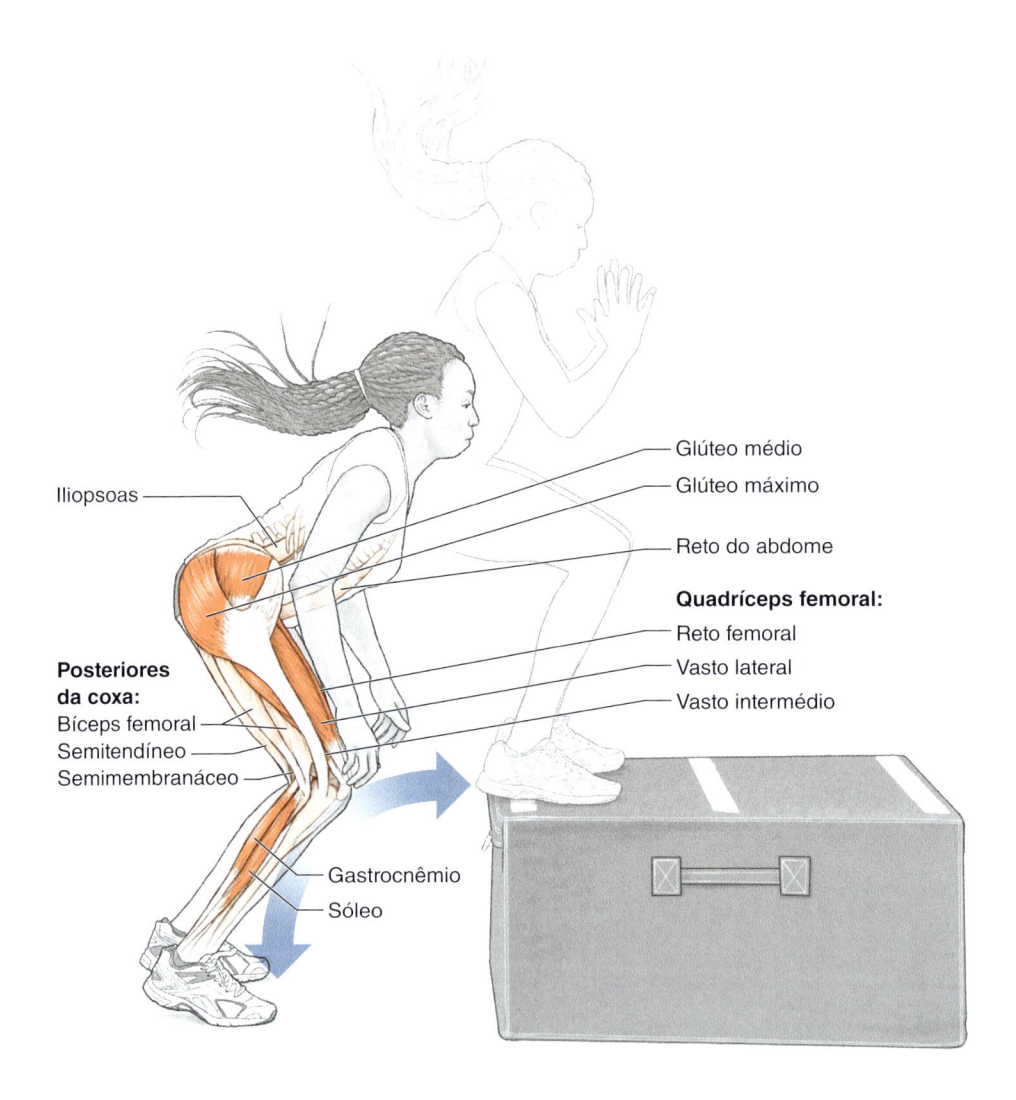

Glúteo médio

Glúteo máximo

Reto do abdome

**Quadríceps femoral:**

Reto femoral

Vasto lateral

Vasto intermédio

Iliopsoas

**Posteriores da coxa:**

Bíceps femoral

Semitendíneo

Semimembranáceo

Gastrocnêmio

Sóleo

## Execução

1. Comece de frente para uma plataforma de altura baixa a moderada, com os pés afastados na largura dos quadris. Inicie o exercício com um salto em direção ao topo da plataforma, estabeleça um leve contato com sua superfície por meio dos antepés e salte de volta da plataforma para retornar ao solo.
2. Ao descer para trás até o solo, prepare-se para aterrissar com os antepés e reaja rapidamente, deixando o solo com outro salto para a frente até o topo da mesma plataforma.
3. Continue saltando para a frente e para trás de maneira rítmica, entre o solo e o topo da plataforma, com contatos rápidos e elásticos dos pés nos dois extremos do exercício.
4. A ação dos membros superiores durante os saltos abrange uma curta amplitude de movimento, sincronizada com o impulso de cada salto.

## Músculos envolvidos

**Primários:** glúteo máximo, glúteo médio, quadríceps femoral (reto femoral, vasto lateral, vasto intermédio, vasto medial), sóleo, gastrocnêmio.

**Secundários:** reto do abdome, iliopsoas, posteriores da coxa (bíceps femoral, semitendíneo, semimembranáceo).

## Considerações sobre o exercício

Nos saltos na plataforma contínuos, utilize uma plataforma de altura baixa a moderada e execute saltos elásticos repetitivos para a frente e para trás. O salto para trás impõe maior ênfase posterior ao aterrissar, pois muitos saltos para a frente impõe mais estresse excêntrico sobre as estruturas anteriores, como os músculos quadríceps femorais e os tendões no joelho. O objetivo é manter contatos rápidos e elásticos dos pés com o solo e o topo da plataforma, por meio de saltos rítmicos em cada série. Se você passa tempo demais no solo, use uma plataforma mais baixa. Os saltos podem ser implementados em séries de 6 a 12 repetições, conforme a altura da plataforma.

## VARIAÇÃO

### Saltos contínuos e aterrissagem com um pé

Os contatos do pé com o solo apresentam maior força do que as aterrissagens no topo da plataforma durante saltos contínuos. Para criar um exercício mais complexo, aterrisse com apenas um membro inferior sobre o topo da plataforma, onde as forças de impacto são muito menores, e continue a aterrissar com os dois pés no solo. A aterrissagem pode ser alternada entre o pé direito e o esquerdo durante toda a série.

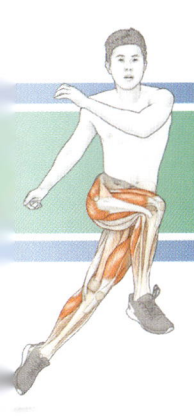

Exercícios pliométricos bilaterais fornecem uma boa base para desenvolver força, potência e elasticidade nos membros inferiores (incluindo os pés). Saltos unilaterais incorporam um elemento específico ao programa pliométrico para que também possam impor cargas maiores a cada membro inferior. Exercícios pliométricos unipedais podem representar uma maneira mais complexa de treinamento dos membros inferiores, que exige maior coordenação, equilíbrio e consciência corporal. No entanto, alguns atletas podem achar mais fácil incorporar exercícios com um membro inferior a seus programas de treinamento, por serem mais semelhantes aos padrões de movimento encontrados em seus esportes.

Você pode aplicar exercícios pliométricos unilaterais no início de um programa de treinamento, desde que enfatize a proficiência técnica e siga uma progressão gradual de trabalho. No início, você pode executar versões submáximas de saltos unilaterais com exercícios bilaterais mais vigorosos a fim de assegurar uma exposição adequada a todos os tipos de exercícios pliométricos. Ambos os tipos de movimentos podem ser benéficos para o desenvolvimento de força, potência e velocidade quando introduzidos na sequência correta e com volumes apropriados. A dependência excessiva de exercícios bilaterais constituiria uma lacuna no desenvolvimento de habilidades específicas para movimentos esportivos explosivos, enquanto o trabalho unilateral excessivo pode levar a lesões por uso excessivo (*overuse*), sobretudo na área da articulação sacroilíaca e dos quadris.

Exercícios pliométricos unilaterais podem ser úteis no desenvolvimento de potência e elasticidade de um membro inferior, necessárias para movimentos de *sprint* e salto em vários esportes. Você pode integrar vários exercícios em um programa de treinamento para melhorar as capacidades e técnicas de aterrissagem unilaterais, assim como se preparar para as demandas de movimentos de corte e mudanças de direção. Exercícios com um membro inferior exigem controle significativamente maior do quadril, joelho e tornozelo do que os exercícios com os dois membros. Após desenvolvida a base de força e potência pelo uso de exercícios pliométricos bilaterais e outros métodos de treinamento de força complementares, a incorporação de exercícios unipedais pode ajudar a refinar habilidades motoras específicas e melhorar a distribuição geral de potência através de cada membro inferior.

## Saltos concêntricos na plataforma

Saltar ao topo de uma plataforma é uma maneira simples de desenvolver capacidade de potência com redução das forças de aterrissagem. A plataforma deve ser alta o suficiente a fim de gerar um salto potente, mas não muito alta a ponto de colocar sua segurança em risco. Saltos concêntricos puros na plataforma com um único membro inferior são ainda mais desafiantes que os saltos com dois membros inferiores. Você deve gerar potência suficiente com apenas um membro inferior para impulsionar-se com segurança até o topo da plataforma. A melhoria em potência unilateral decorrente de saltos concêntricos na plataforma pode ajudar a desenvolver capacidade de salto unipedal para esportes como basquete, assim como a força e potência de saída para corrida de velocidade.

## Corrida saltada (*bounding*)

A corrida saltada básica é um exercício fundamental para desenvolver potência unilateral em prol do treinamento de velocidade. As adaptações criadas por meio da corrida saltada aumentam o comprimento da passada e a potência geral de extensão do quadril para saltos unipedais. Você pode incorporar variações de corrida saltada em um programa de treinamento para desenvolver características específicas que melhorem o desempenho e a capacidade atlética geral. Distâncias de 20 a 40 metros são comumente usadas para séries de corrida saltada, conforme as características individuais. Inclua um tempo de recuperação adequado entre as séries a fim de preservar a qualidade de trabalho durante a sessão de treinamento.

## Saltos unipedais

Saltos unipedais, em que você salta e aterrissa com o mesmo pé, são eficazes no desenvolvimento de força e potência do membro inferior. O ato de saltar com um só membro inferior combina as fortes capacidades de força descendente do membro que salta com um impulso dinâmico do joelho do membro oscilante. A precisão da sincronia e da coordenação de ambos os movimentos determinam, em última análise, a distância e a velocidade de cada salto. Certifique-se de controlar adequadamente o volume de saltos para evitar lesões por uso excessivo. Você deve realizá-los por não mais de 30 metros de distância, com o intuito de manter a qualidade do desempenho nas séries.

## Combinações de saltos unipedais e corrida saltada

Combinar saltos unipedais e corrida saltada em uma série de saltos é uma boa maneira de melhorar a coordenação e a capacidade atlética geral, além de distribuir uniformemente a quantidade de contatos com o solo nos dois membros inferiores. Embora saltar com um só membro inferior possa ser muito eficaz para o desenvolvimento de força e potência naquele membro, também pode ser muito estressante executar saltos contínuos com o mesmo pé em várias séries. A alternância de saltos com o mesmo pé e corrida saltada distribui o estresse nos membros inferiores e, ao mesmo tempo, amplia os benefícios do trabalho unilateral ao longo do tempo.

Pelo fato da possível dificuldade de aprendizado das combinações de saltos unipedais e corrida saltada para iniciantes, mantenha os padrões simples e submáximos no início. Comece com saltos unipedais simples com foco na elasticidade dos tornozelos e saltos de aterrissagem com o membro oposto para desenvolver ritmo e habilidade. À medida que você melhora em um determinado padrão, esforce-se para uma distância maior em cada salto unipedal e salto de aterrissagem com o membro oposto, assim como para a velocidade geral de execução. O uso de cones ao longo do campo pode ajudá-lo a determinar o espaçamento dos saltos, assim como o membro inferior envolvido.

# SALTO UNIPEDAL NA PLATAFORMA A PARTIR DA POSIÇÃO DE AFUNDO

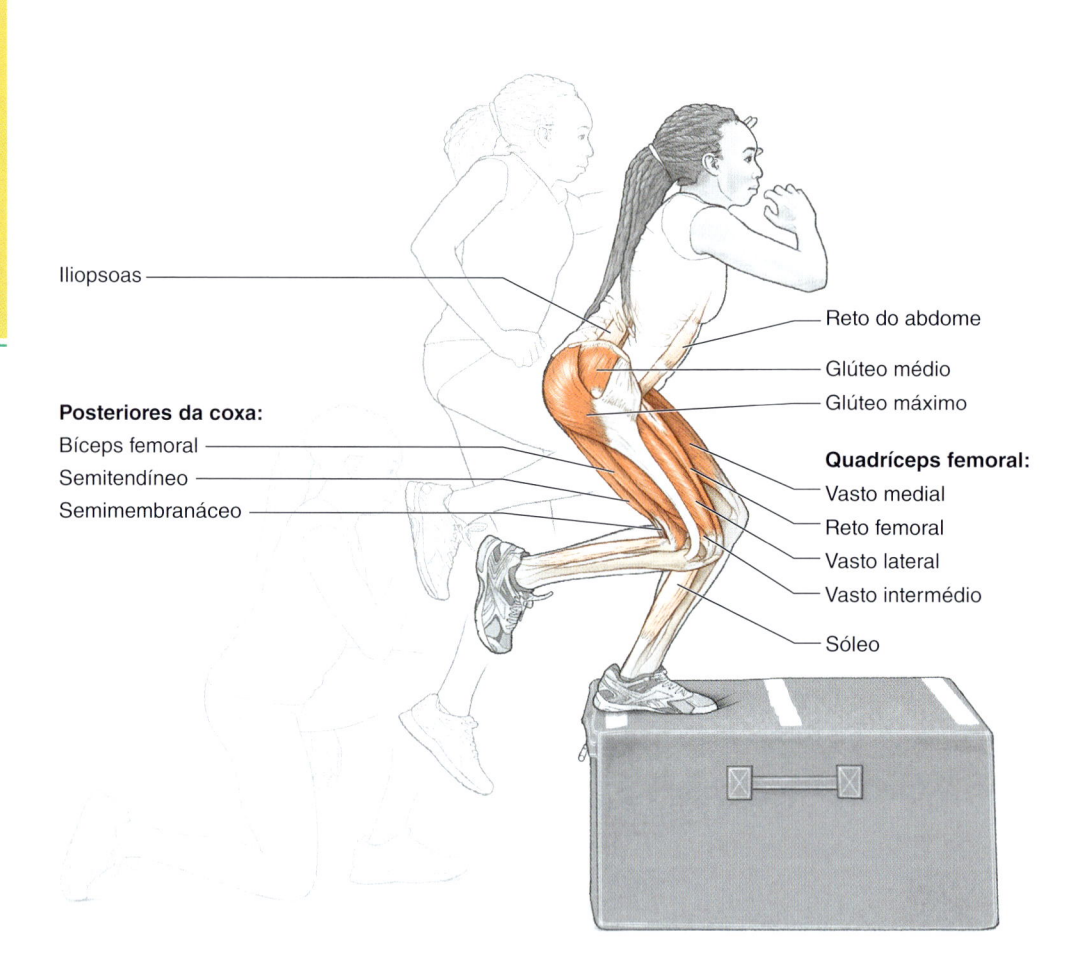

Iliopsoas

Reto do abdome

Glúteo médio

Glúteo máximo

**Posteriores da coxa:**

Bíceps femoral

Semitendíneo

Semimembranáceo

**Quadríceps femoral:**

Vasto medial

Reto femoral

Vasto lateral

Vasto intermédio

Sóleo

## Execução

1. Comece em posição de afundo com um membro inferior na frente do corpo e o respectivo joelho flexionado a 90 graus, e o membro inferior oposto atrás do corpo com o joelho apoiado no solo para dar estabilidade. Prepare-se para mover-se para cima, tomando impulso com os membros superiores em posição oposta à dos membros inferiores.
2. Inicie o movimento com os membros superiores e enfatize, simultaneamente, uma intensa força vertical para baixo com o pé da frente e um forte impulso para cima com o joelho do membro inferior traseiro.

3. Após o potente impulso do joelho do membro livre oscilante, altere a posição dos membros inferiores para que aquele, inicialmente na frente, aterrisse no topo da plataforma e absorva suavemente a força da aterrissagem.

## Músculos envolvidos

**Primários:** glúteo máximo, glúteo médio, quadríceps femoral (reto femoral, vasto lateral, vasto intermédio, vasto medial), posteriores da coxa (bíceps femoral, semitendíneo, semimembranáceo).
**Secundários:** reto do abdome, iliopsoas, sóleo.

## Considerações sobre o exercício

Saltos unipedais na plataforma a partir da posição de afundo constituem um exercício avançado para desenvolvimento de potência unilateral. A posição inicial baixa requer maior envolvimento dos músculos posteriores da coxa e glúteos do membro inferior dianteiro de impulsão. Um forte impulso do joelho do membro inferior traseiro também te ajuda a saltar vigorosamente para o topo da plataforma. Uma plataforma de altura baixa a moderada é recomendável para sessões iniciais a fim de garantir aterrissagens seguras. À medida que as habilidades se aprimoram, uma plataforma mais alta promove desempenhos melhores. O fato de o membro de impulsão ser o mesmo de aterrissagem exige maior coordenação e torna o salto mais desafiador. O movimento de um membro superior em oposição ao do inferior ajuda na propulsão para cima, mas também contrabalança o torque criado pelo trabalho unilateral.

## VARIAÇÃO

### Salto unipedal na plataforma a partir da posição vertical

Executar saltos unipedais na plataforma a partir da posição vertical (em pé) permite uma impulsão mais rápida. A posição mais alta dos quadris também permite saltar a uma plataforma mais alta, mesmo que a amplitude de movimento da impulsão seja menor quando comparada à posição inicial em afundo. Você também pode incorporar um forte contramovimento na posição em pé ou até mesmo um passo para a impulsão. Esses exercícios adicionam um salto unipedal antes do salto ao topo da plataforma e incluem maior intensidade de resposta elástica à impulsão.

# CORRIDA SALTADA COM FOCO NA ELASTICIDADE DOS TORNOZELOS

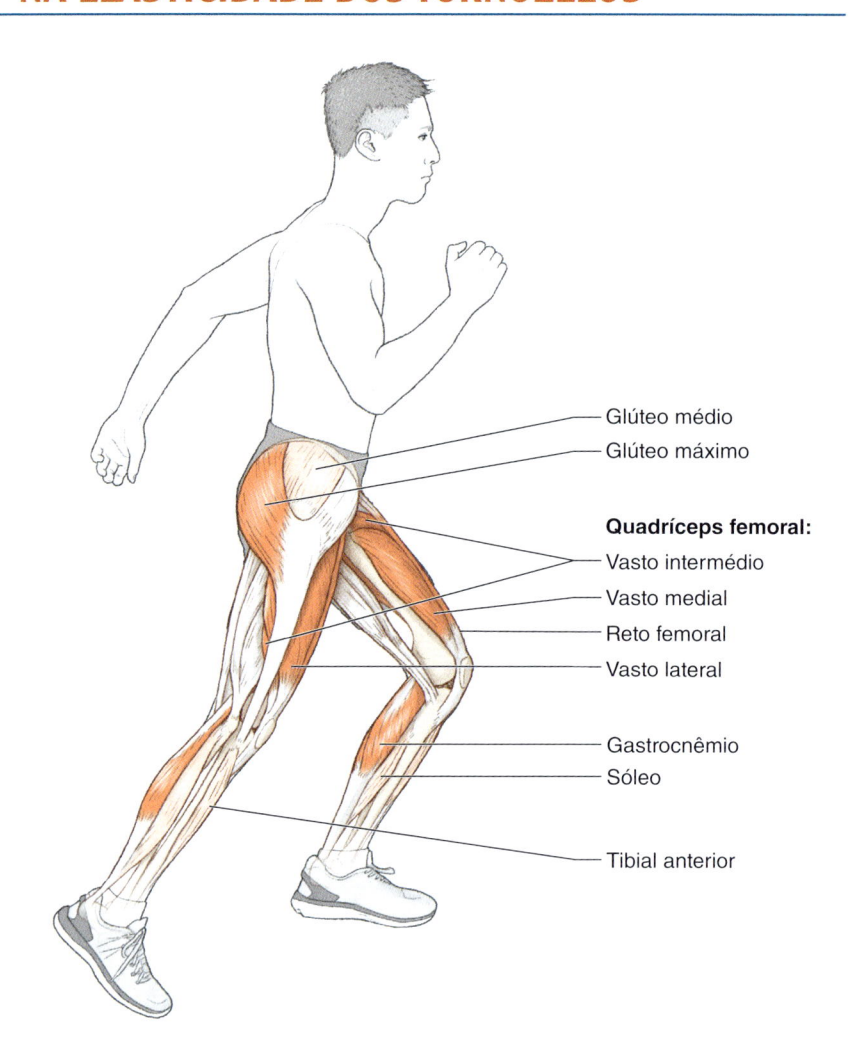

Glúteo médio
Glúteo máximo

**Quadríceps femoral:**
Vasto intermédio
Vasto medial
Reto femoral
Vasto lateral

Gastrocnêmio
Sóleo

Tibial anterior

## Execução

1. Fique em posição vertical com os pés afastados na largura dos quadris. Ao iniciar o primeiro salto, impulsione o joelho e o membro superior oposto para a frente. O joelho atinge uma altura moderada, pois a intenção não é saltar o mais longe possível, mas aterrissar de forma rápida e elástica.
2. Prepare-se para aterrissar posicionando o pé em flexão dorsal no solo a fim de adicionar pré--tensão aos músculos da panturrilha.

3. Aterrisse do salto com o mínimo de flexão do joelho, tentando fazer contato do mediopé com o solo e manter a postura ereta ao aterrissar.
4. Para iniciar o segundo salto, impulsione o joelho do membro inferior livre para a frente e continue esse movimento cíclico de corrida saltada por 10 a 20 metros.

## Músculos envolvidos

**Primários:** glúteo máximo, quadríceps femoral (reto femoral, vasto lateral, vasto intermédio, vasto medial), gastrocnêmio.
**Secundários:** glúteo médio, sóleo, tibial anterior.

## Considerações sobre o exercício

Corridas saltadas de pequena amplitude, centradas nas propriedades elásticas das pernas e dos pés, são conhecidas como *ankle bounds*. Neste exercício, os atletas dependem menos do impulso dos joelhos e da potente extensão dos quadris, e mais da ação dos pés. A preparação para cada impulsão antes de entrar em contato com o solo inclui flexão dorsal ativa do pé a fim de aumentar a rigidez do tornozelo ao aterrissar. Contatos rápidos e precisos com o solo melhoram a altura e o comprimento em cada salto, ao aterrissar com o mediopé. Além disso, a ação dos membros superiores deve ser rápida e de pequena amplitude para que ocorra em harmonia com a ação dos membros inferiores.

### VARIAÇÃO

#### Corrida saltada lateral com foco na elasticidade dos tornozelos

Você pode introduzir um ligeiro movimento laterolateral nas corridas saltadas com foco na elasticidade dos tornozelos para simular os contatos dos pés durante movimentos de agilidade lateral. Os desvios laterais durante os saltos melhoram o fortalecimento geral do tornozelo, além de reforçar o controle ideal do quadril e do joelho durante o contato com o solo.

# CORRIDA SALTADA COM JOELHOS ESTENDIDOS

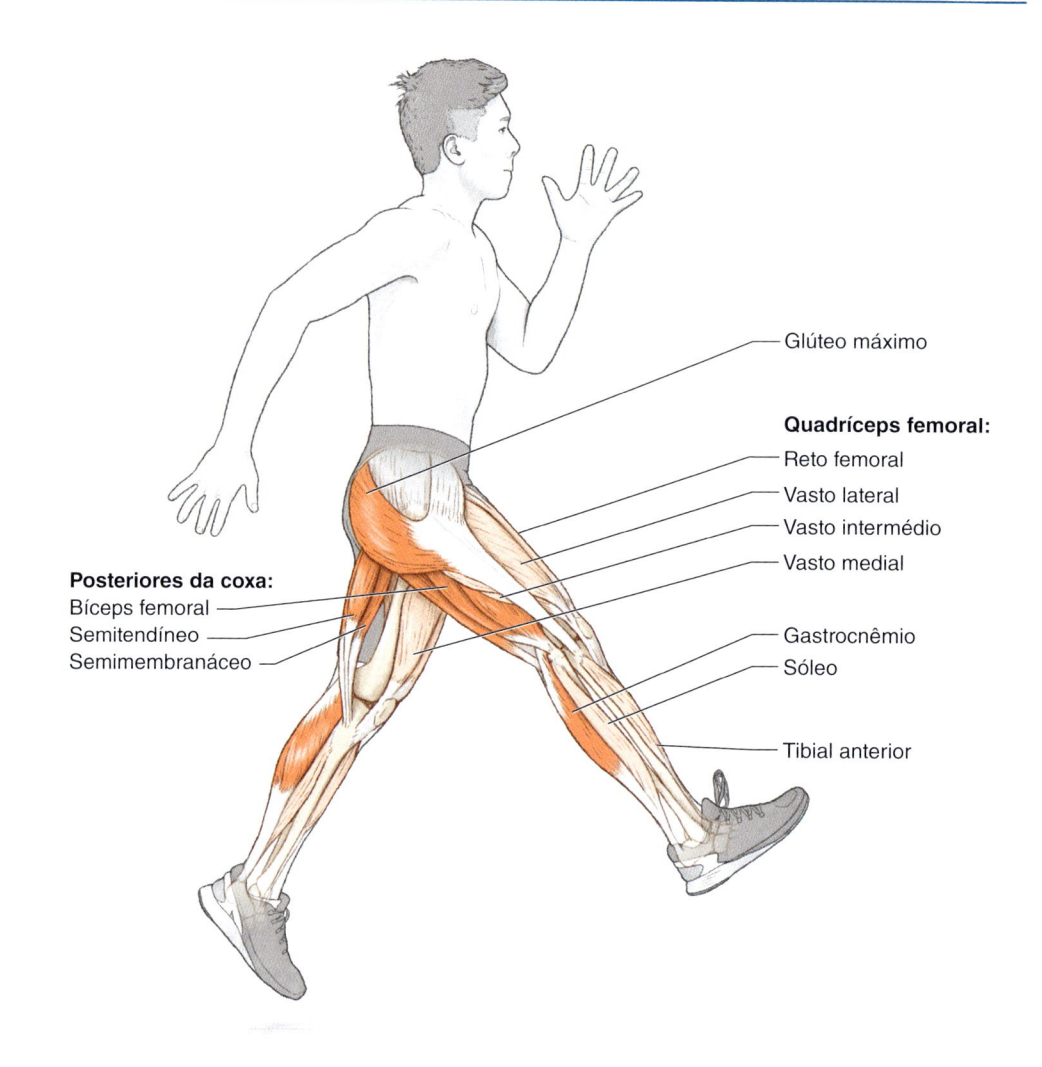

Glúteo máximo

**Quadríceps femoral:**
Reto femoral
Vasto lateral
Vasto intermédio
Vasto medial

**Posteriores da coxa:**
Bíceps femoral
Semitendíneo
Semimembranáceo

Gastrocnêmio
Sóleo

Tibial anterior

## Execução

1. Fique em posição vertical com os pés afastados na largura dos quadris. Inicie o primeiro salto movimentando um membro inferior para a frente com a articulação do joelho totalmente estendida. A amplitude desse movimento é equivalente ao avanço do membro superior oposto.
2. Abaixe rapidamente o membro inferior dianteiro até o solo com o pé em flexão dorsal a fim de se preparar para uma aterrissagem dinâmica.
3. Procure estabelecer contato com o solo pelo mediopé e manter uma postura ereta ao aterrissar com a mínima flexão de joelho.
4. Avance o joelho do membro inferior livre a fim de iniciar o segundo salto com o joelho estendido e continue esse movimento cíclico de corrida saltada por 10 a 20 metros.

## Músculos envolvidos

**Primários:** glúteo máximo, gastrocnêmio, posteriores da coxa (bíceps femoral, semitendíneo, semimembranáceo).

**Secundários:** quadríceps femoral (reto femoral, vasto lateral, vasto intermédio, vasto medial), sóleo, tibial anterior.

## Considerações sobre o exercício

A execução de corrida saltada com flexão limitada do joelho e o rápido movimento descendente dos membros inferiores depende da capacidade elástica das pernas e dos pés, assim como de força significativa dos músculos posteriores da coxa. A corrida saltada com joelhos estendidos te ensina a recrutar os posteriores da coxa como potentes extensores do quadril para propulsão nos movimentos da corrida de velocidade e do salto. Os membros superiores balançam estendidos para acompanhar o ritmo e a ação dos membros inferiores.

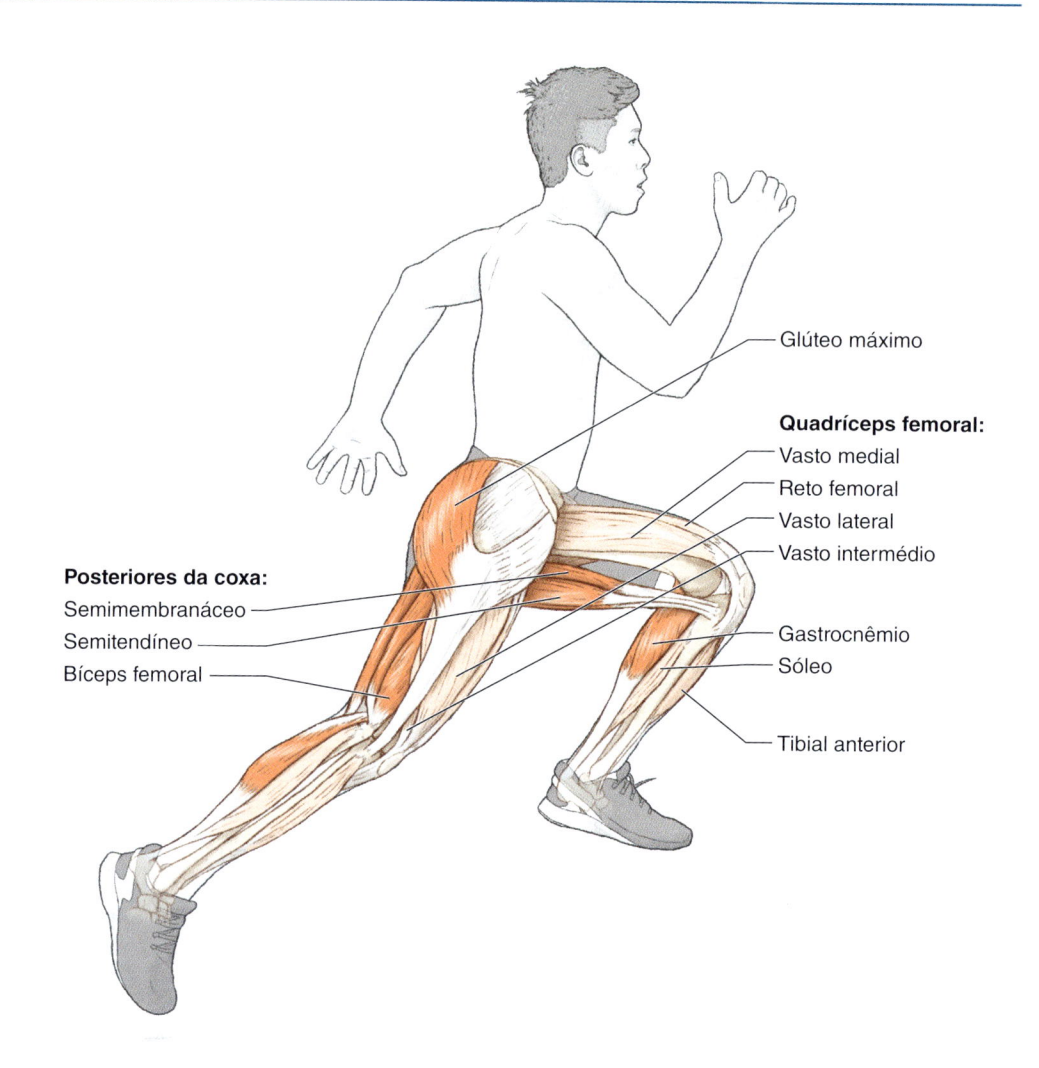

Glúteo máximo

**Quadríceps femoral:**
Vasto medial
Reto femoral
Vasto lateral
Vasto intermédio

**Posteriores da coxa:**
Semimembranáceo
Semitendíneo
Bíceps femoral

Gastrocnêmio
Sóleo

Tibial anterior

## Execução

1. Fique em posição vertical com os pés afastados na largura dos quadris. Inicie o primeiro salto impulsionando um joelho para a frente com trajetória relativamente baixa. A amplitude desse movimento é equivalente ao avanço do membro superior oposto.
2. Abaixe rapidamente o membro inferior dianteiro até o solo com o pé em flexão dorsal a fim de se preparar para uma aterrissagem dinâmica, poucos centímetros à frente do centro de massa.
3. Procure estabelecer contato com o solo pelo mediopé e manter uma postura ereta ao aterrissar com a mínima flexão de joelho.
4. Avance rapidamente o joelho do membro inferior livre a fim de iniciar o segundo salto e continue esse movimento cíclico de corrida saltada por 20 a 30 metros.

## Músculos envolvidos

**Primários:** glúteo máximo, gastrocnêmio, posteriores da coxa (bíceps femoral, semitendíneo, semimembranáceo).

**Secundários:** quadríceps femoral (reto femoral, vasto lateral, vasto intermédio, vasto medial), sóleo, tibial anterior.

## Considerações sobre o exercício

A corrida saltada em velocidade se assemelha bastante à ação de uma passada de corrida de velocidade. A trajetória dos saltos é relativamente baixa, com maior ênfase na aceleração horizontal e velocidade. A passada da corrida saltada em velocidade é exagerada em comparação com a passada da corrida comum, com maior movimento dos joelhos em cada passo e maior extensão do quadril. Neste exercício, a ação do membro superior apresenta amplitude e velocidade correspondentes às do membro inferior.

# CORRIDA SALTADA EM SUBIDA

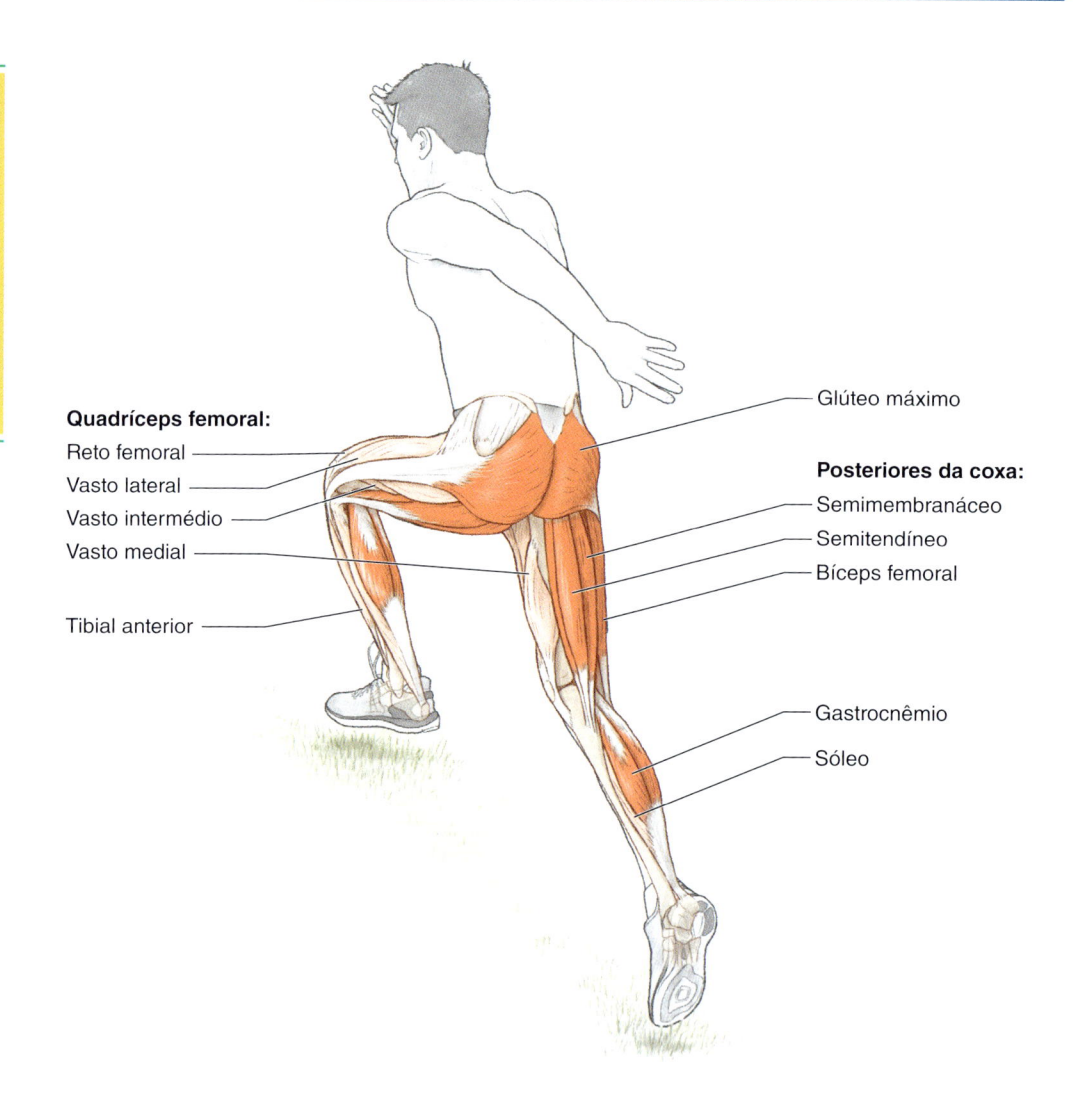

**Quadríceps femoral:**
Reto femoral
Vasto lateral
Vasto intermédio
Vasto medial

Tibial anterior

Glúteo máximo

**Posteriores da coxa:**
Semimembranáceo
Semitendíneo
Bíceps femoral

Gastrocnêmio
Sóleo

## Execução

1. Fique em posição vertical com os pés afastados na largura dos quadris na base de um pequeno morro ou aclive gradual. Inicie o primeiro salto impulsionando um joelho para a frente a fim de subir rapidamente pelo morro. A amplitude desse movimento é equivalente ao avanço do membro superior oposto.
2. Abaixe rapidamente o membro inferior dianteiro até o solo com o pé em flexão dorsal a fim de se preparar para uma aterrissagem dinâmica, poucos centímetros à frente do corpo.

3. Procure estabelecer contato com o solo pelo mediopé e incline o corpo para a frente com uma potente extensão do quadril.
4. Avance rapidamente o joelho do membro inferior livre a fim de iniciar o segundo salto e continue esse movimento cíclico ascendente de corrida saltada por 20 a 30 metros.

## Músculos envolvidos

**Primários:** glúteo máximo, gastrocnêmio, posteriores da coxa (bíceps femoral, semitendíneo, semimembranáceo).

**Secundários:** quadríceps femoral (reto femoral, vasto lateral, vasto intermédio, vasto medial), sóleo, tibial anterior.

## Considerações sobre o exercício

Corrida saltada em subida é um meio útil de ensinar corrida saltada e aumenta a extensão do quadril em corridas saltadas, saltos e corridas de velocidade. Além disso, a corrida saltada em subida é menos estressante para o corpo do que em terreno plano. As forças de aterrissagem são reduzidas na subida e isso oferece condições mais fáceis para desenvolver a habilidade de correr com saltos. É importante escolher uma superfície íngreme que não seja escorregadia ou irregular, a fim de minimizar a chance de escorregar durante a execução das passadas.

### VARIAÇÃO

### Corrida saltada lateral em subida

Você pode executar corrida saltada em subida com um ligeiro movimento laterolateral para adicionar amplitude lateral ao exercício. A combinação de propulsão na subida e introdução de um deslocamento lateral pode simular os requisitos de aceleração para o hóquei no gelo e a patinação de velocidade, assim como movimentos de agilidade em esportes de campo.

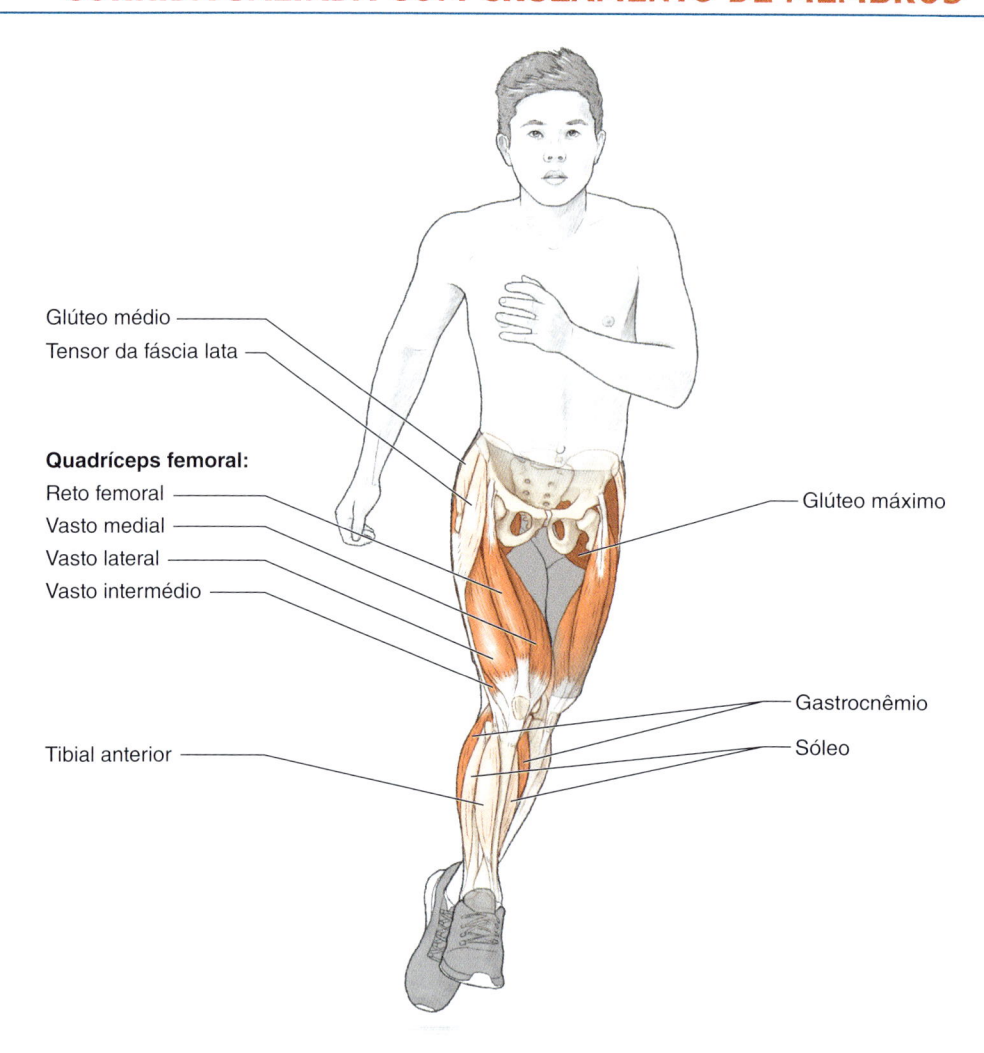

Glúteo médio

Tensor da fáscia lata

**Quadríceps femoral:**

Reto femoral

Vasto medial

Vasto lateral

Vasto intermédio

Tibial anterior

Glúteo máximo

Gastrocnêmio

Sóleo

## Execução

1. Fique em posição vertical com os pés afastados na largura dos quadris. Inicie o primeiro salto impulsionando um joelho para a frente e através da linha mediana do corpo. O membro superior oposto avança e cruza a linha mediana em correspondência com a amplitude de movimento do membro inferior dianteiro.
2. A fase de voo do salto deve ser relativamente curta, com ênfase na qualidade do contato com o solo, em vez da distância do salto.
3. À medida que o membro inferior dianteiro desce, prepare-se para o contato com o solo, com o pé posicionado em flexão dorsal, e realize uma aterrissagem firme, porém rápida, com o mediopé.
4. Avance rapidamente o joelho do membro inferior livre através da linha mediana do corpo a fim de iniciar o segundo salto cruzado lateral. Repita esse movimento por 10 a 20 metros.

## Músculos envolvidos

**Primários:** glúteo máximo, gastrocnêmio, quadríceps femoral (reto femoral, vasto lateral, vasto intermédio, vasto medial).

**Secundários:** glúteo médio, sóleo, tibial anterior, tensor da fáscia lata.

## Considerações sobre o exercício

Embora os saltos laterais possam proporcionar treinamento adicional dos músculos nas porções laterais dos membros inferiores, saltos que envolvem cruzamento dos membros inferiores sobre a linha mediana do corpo exigem maior esforço das áreas mediais desses membros. Esse exercício de corrida saltada pode simular a mecânica e as forças verificadas durante a mudança de direção e os movimentos de corte em muitos esportes coletivos como futebol, basquete, futebol americano, lacrosse e rúgbi. Cruzar a linha mediana do corpo com um passo para virar ou mudar de direção pode impor tensões significativas em apenas um membro inferior. Você deve introduzir a corrida saltada com cruzamento de membros em intensidades submáximas por distâncias mais curtas, inicialmente, para fortalecer os músculos necessários e desenvolver a coordenação específica. Além disso, é importante executar esses saltos sobre uma superfície de treinamento que seja uniforme e firme.

# CARIOCA
## (SALTO LATERAL COM PASSADAS CRUZADAS)

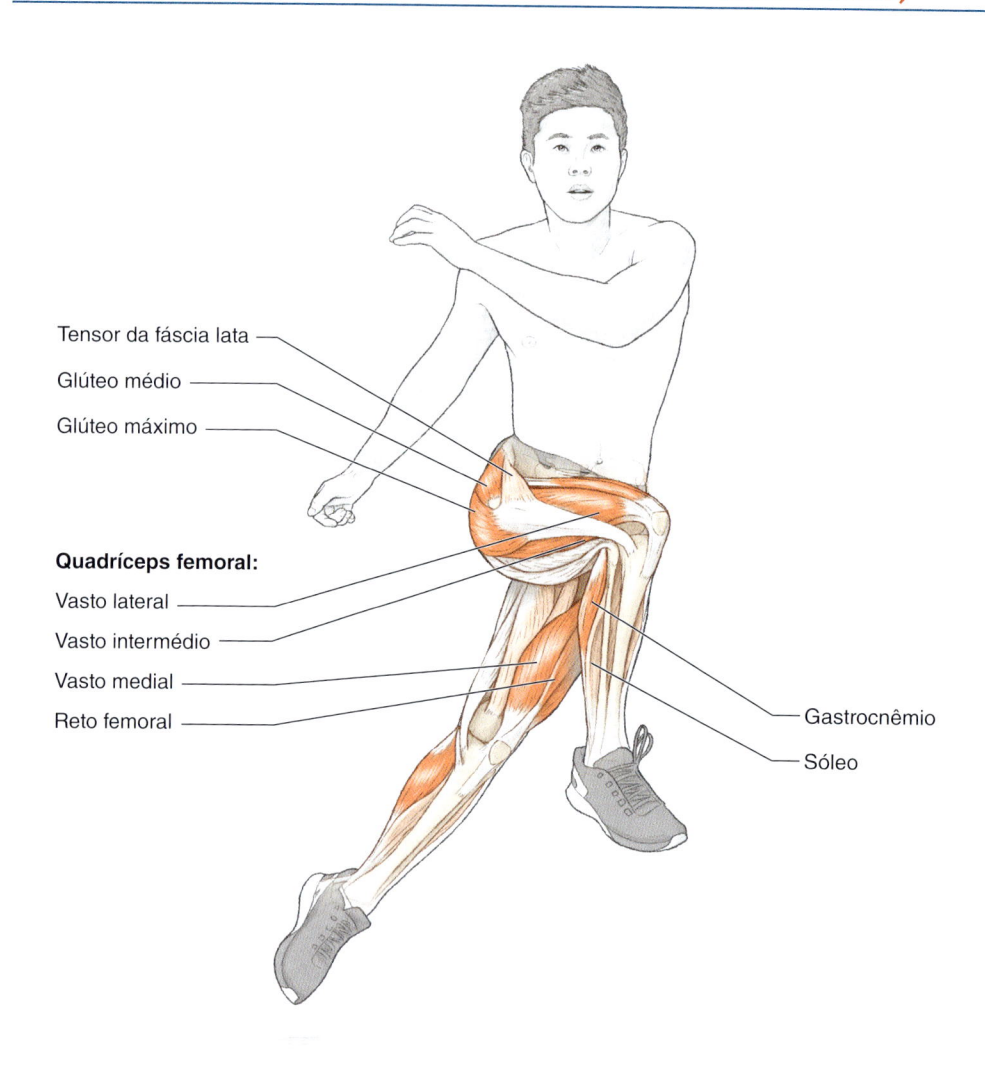

Tensor da fáscia lata

Glúteo médio

Glúteo máximo

**Quadríceps femoral:**

Vasto lateral

Vasto intermédio

Vasto medial

Reto femoral

Gastrocnêmio

Sóleo

## Execução

1. Fique em pé, de lado para o sentido do deslocamento. Inicie o primeiro salto de modo que o joelho mais afastado do início do percurso cruze pela frente do corpo e percorra a maior distância possível.
2. Ao aterrissar, execute um impulso para o lado a fim de acelerar o corpo nesse sentido e obter distância na passada seguinte. Balance os membros superiores no sentido contrário ao dos inferiores para manter o equilíbrio e gerar maior potência lateral.

3. Na próxima passada lateral dê um passo por trás do corpo. Essa passada apresenta distância significativamente menor, mas mantém o impulso do movimento lateral.
4. Continue a saltar lateralmente com um passo pela frente do corpo e outro por trás a fim de impulsioná-lo por uma distância de 10 a 30 metros.

## Músculos envolvidos

**Primários:** glúteo máximo, glúteo médio, gastrocnêmio, quadríceps femoral (reto femoral, vasto lateral, vasto intermédio, vasto medial).

**Secundários:** sóleo, tensor da fáscia lata, adutores (longo, magno, curto).

## Considerações sobre o exercício

Este exercício incorpora um padrão de passada longa ao carioca tradicional por meio da passada cruzada para fornecer propulsão lateral. Em uma passada, você cruza o membro inferior pela frente do corpo para gerar força descendente e propulsão horizontal. A próxima passada passa por trás do corpo para proporcionar a mesma propulsão lateral. Passadas pela frente e por trás do corpo geram forças rotacionais entre quadris e ombros, pois os membros superiores proporcionam uma rotação no sentido contrário daquela gerada pela potência nos membros inferiores. A amplitude de movimento dos membros percorrida no carioca saltado é muito mais significativa do que no exercício tradicional, pois você obtém uma distância horizontal maior em cada passada.

# CORRIDA SALTADA SOBRE OBSTÁCULOS

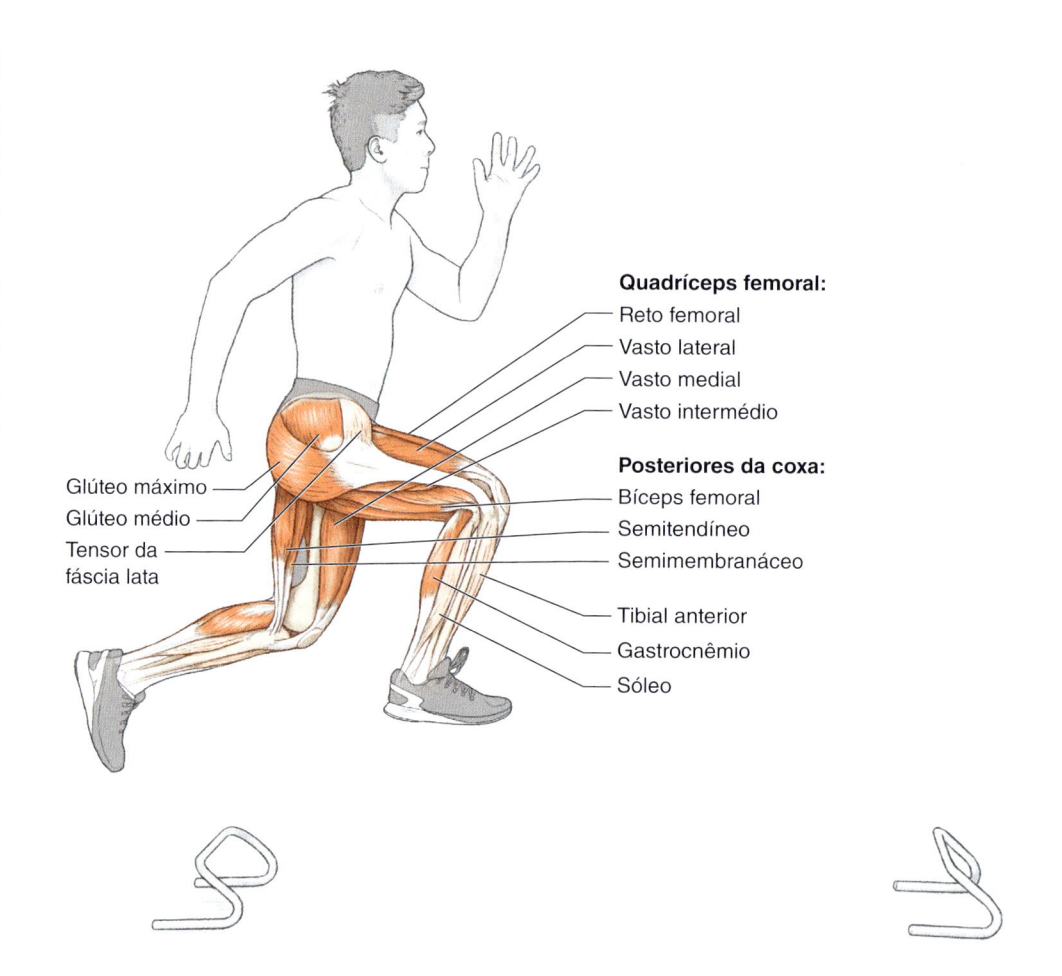

**Quadríceps femoral:**
Reto femoral
Vasto lateral
Vasto medial
Vasto intermédio

**Posteriores da coxa:**
Bíceps femoral
Semitendíneo
Semimembranáceo

Tibial anterior
Gastrocnêmio
Sóleo

Glúteo máximo
Glúteo médio
Tensor da fáscia lata

## Execução

1. Fique em pé de frente para uma fileira de obstáculos baixos. Corra em direção aos obstáculos e comece com um único salto sobre o primeiro obstáculo.
2. Durante a fase de voo sobre o obstáculo, prepare-se para aterrissar com ligeira flexão dorsal do pé dianteiro.
3. Use o mediopé para tocar o solo ao aterrissar e impulsione o joelho oposto para a frente e para cima ao iniciar o salto sobre o segundo obstáculo. Movimente os membros superiores no sentido contrário ao dos inferiores para equilibrar o corpo.
4. Continue a executar saltos com membros inferiores alternados sobre a série de obstáculos de maneira rítmica, concentrando-se em tempos curtos de contato com o solo e um forte impulso do joelho.
5. Execute saltos sobre 6-12 obstáculos espaçados de maneira uniforme.

# Músculos envolvidos

**Primários:** glúteo máximo, glúteo médio, gastrocnêmio, quadríceps femoral (reto femoral, vasto lateral, vasto intermédio, vasto medial), posteriores da coxa (bíceps femoral, semitendíneo, semimembranáceo).

**Secundários:** sóleo, tensor da fáscia lata, tibial anterior.

# Considerações sobre o exercício

Obstáculos podem proporcionar maior deflexão vertical em saltos individuais, nos quais você salta com um pé e aterrissa com o outro. Os obstáculos não precisam ser muito altos para determinar uma diferença significativa na altura em comparação com a corrida saltada tradicional. Em alguns casos, obstáculos de 15 a 25 cm podem proporcionar uma diferença significativa nas trajetórias de voo da corrida saltada. A distância entre obstáculos deve ser adequada às suas capacidades de salto para garantir que você não altere muito o comprimento e o ritmo normais da passada. No máximo, 12 obstáculos devem ser usados por série de saltos a fim de assegurar que a qualidade da mecânica de corrida saltada seja mantida.

## VARIAÇÃO

### Salto lateral sobre obstáculos

Disponha obstáculos baixos em linha contínua a fim de motivá-lo a saltar para um lado e para o outro ao longo da linha de obstáculos à medida que avança. Os saltos laterais não precisam ser amplos. Os obstáculos podem servir como atrativo complementar para ganhar distância vertical em seus saltos, enquanto incorpora um enfoque lateral ao exercício.

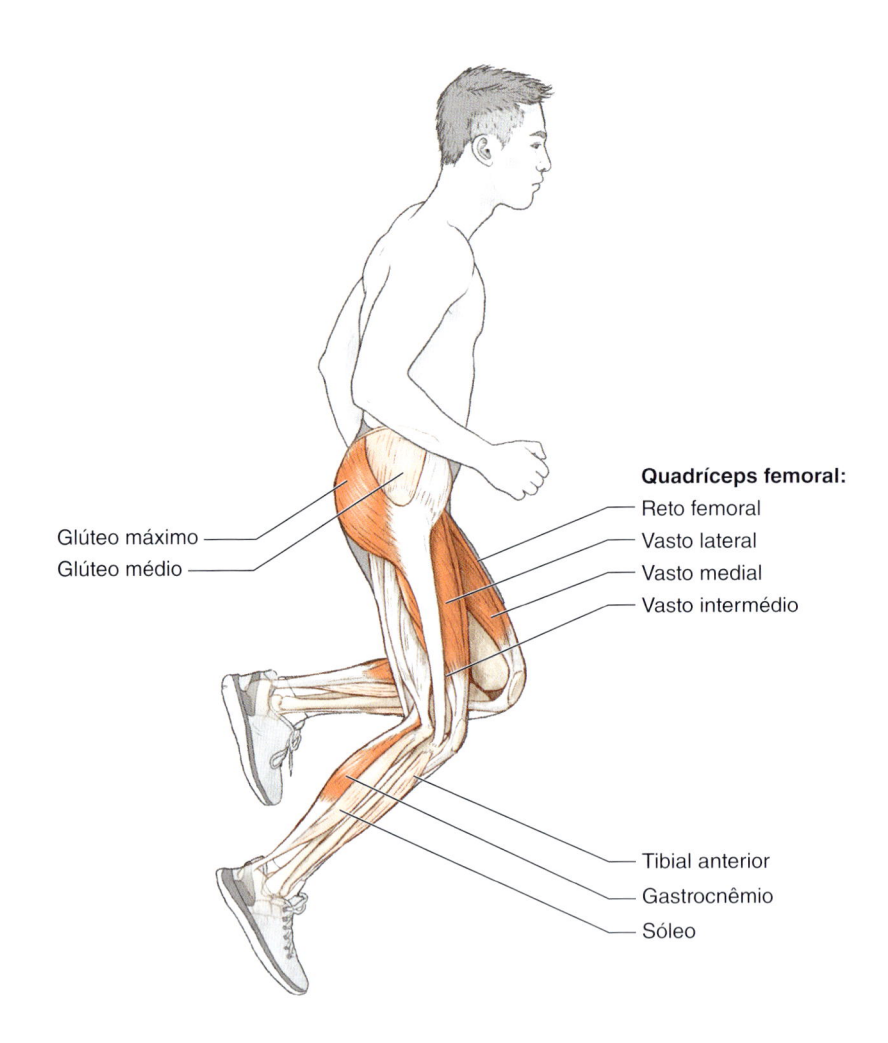

**Quadríceps femoral:**
Reto femoral
Vasto lateral
Vasto medial
Vasto intermédio

Glúteo máximo
Glúteo médio

Tibial anterior
Gastrocnêmio
Sóleo

## Execução

1. Fique em posição vertical com os pés afastados na largura dos quadris. Para iniciar o primeiro salto unipedal, impulsione o joelho oposto para a frente. O joelho atinge uma altura moderada, pois a intenção não é saltar o mais longe possível, mas aterrissar de forma rápida e elástica em cada salto com o mesmo pé.
2. Prepare-se para aterrissar com o mesmo membro do salto posicionando o pé em flexão dorsal durante a preparação para o solo, a fim de adicionar pré-tensão aos músculos da panturrilha.

134

3. Aterrisse de cada salto unipedal com o mínimo de flexão do joelho, tentando fazer contato do mediopé com o solo e mantendo a postura ereta ao aterrissar.
4. Execute saltos contínuos com o mesmo membro por 10 a 20 metros. Movimente os membros superiores no sentido contrário para contrabalançar a ação dos membros inferiores. Alterne a posição dos membros inferiores.

## Músculos envolvidos

**Primários:** glúteo máximo, quadríceps femoral (reto femoral, vasto lateral, vasto intermédio, vasto medial), gastrocnêmio.

**Secundários:** glúteo médio, sóleo, tibial anterior.

## Considerações sobre o exercício

Saltos unipedais de pequena amplitude com flexão limitada do joelho ao contato com o solo aumentam a contribuição dos pés e das pernas para o movimento. Contatos ativos com o solo são indispensáveis e enfatizam a necessidade de rigidez em todas as articulações dos membros inferiores, produzindo elasticidade a partir dos tecidos conjuntivos. Saltos unipedais *hop* transcorrem em curta distância, e a ação dos membros superiores refletem o ritmo e a amplitude dos membros inferiores.

# SALTOS UNIPEDAIS COM POTÊNCIA (*POWER HOP*)

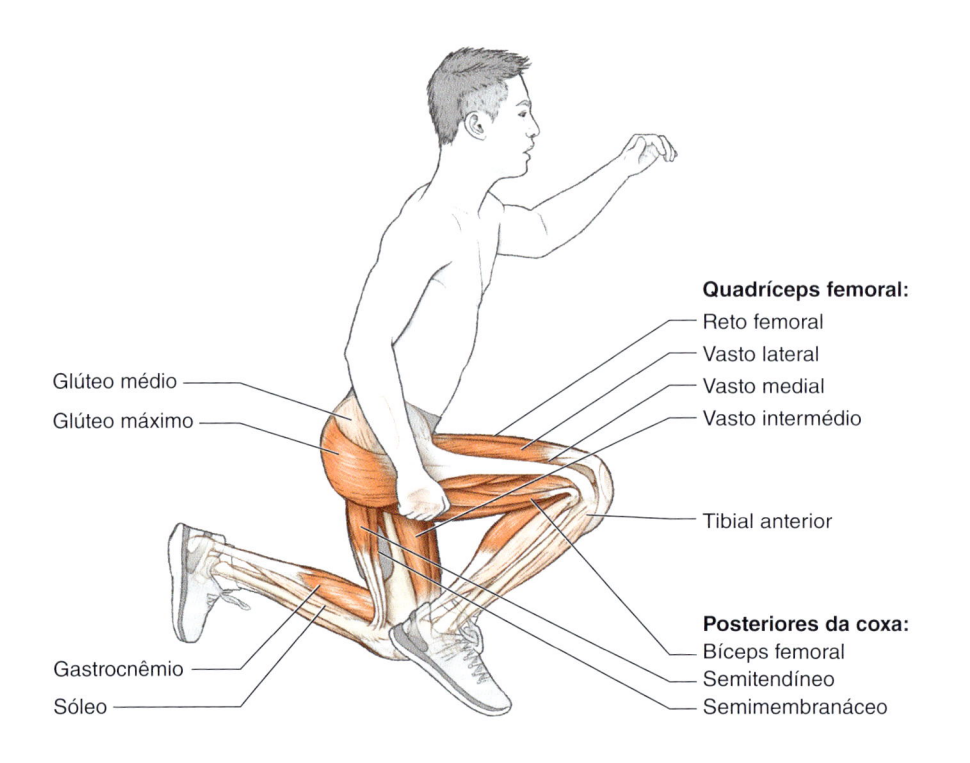

**Quadríceps femoral:**
Reto femoral
Vasto lateral
Vasto medial
Vasto intermédio

Glúteo médio
Glúteo máximo

Tibial anterior

**Posteriores da coxa:**
Bíceps femoral
Semitendíneo
Semimembranáceo

Gastrocnêmio
Sóleo

## Execução

1. Fique em posição vertical com os pés afastados na largura dos quadris. Para iniciar o primeiro salto unipedal, impulsione com vigor o joelho oposto para a frente. O joelho chega ao nível do quadril para que possa obter máxima altura e distância em cada salto.
2. Depois de sair do solo, o joelho do membro que executa o ciclo de saltos avança a fim de se preparar para o próximo salto.
3. Prepare-se para aterrissar com o mesmo membro e posicione o pé em flexão dorsal em seu trajeto descendente, a fim de adicionar pré-tensão aos músculos da perna e do pé.
4. Ao aterrissar, procure usar o mediopé para entrar em contato com o solo a fim de proporcionar estabilidade e rigidez.

5. Execute saltos contínuos potentes com o mesmo membro por 10 a 20 metros. Movimente os membros superiores no sentido contrário ao dos inferiores para contrabalançar a ação dos membros inferiores. Alterne a posição dos membros inferiores.

## Músculos envolvidos

**Primários:** glúteo máximo, quadríceps femoral (reto femoral, vasto lateral, vasto intermédio, vasto medial), gastrocnêmio, posteriores da coxa (bíceps femoral, semitendíneo, semimembranáceo).
**Secundários:** glúteo médio, sóleo, tibial anterior.

## Considerações sobre o exercício

Você pode introduzir saltos unipedais de maior distância para desenvolver força e potência em todos os músculos dos membros inferiores. A ênfase na geração de força vertical melhora a distância e a altura dos saltos unipedais. Os saltos unipedais com potência envolvem maior recrutamento dos músculos quadríceps femoral, posteriores da coxa e glúteos, sobretudo quando você ganha velocidade e distância ao longo da execução do exercício.

### VARIAÇÃO

### Saltos unipedais com velocidade

Ao transferir a ênfase da distância de cada salto para a velocidade do movimento, você pode desenvolver maior capacidade de velocidade e potência em um único membro inferior pelo uso de saltos em velocidade. A altura desses saltos será bem menor do que a alcançada nos saltos unipedais com potência, com uma trajetória mais plana para cada salto. Aumente a frequência dos saltos e concentre-se em acelerar a cada salto sucessivo.

EXERCÍCIOS UNILATERAIS COM OS MEMBROS INFERIORES

137

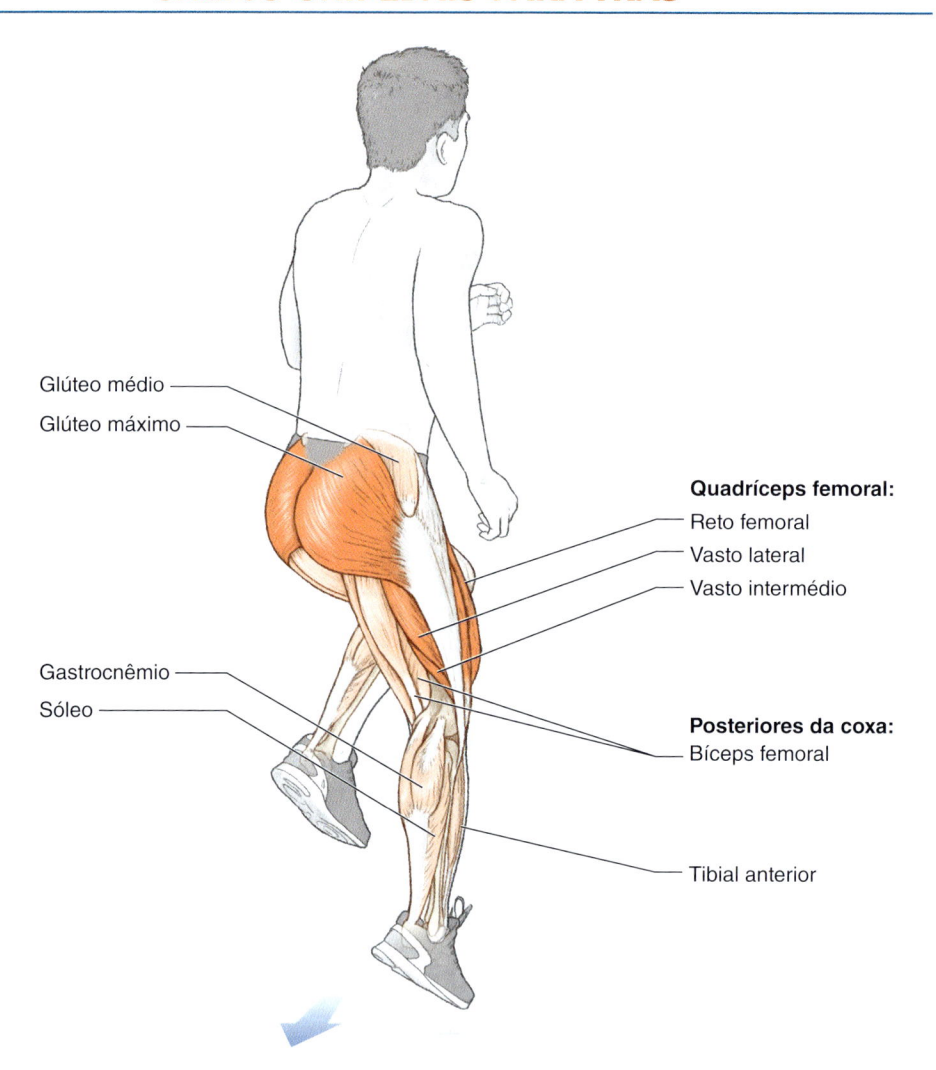

Glúteo médio

Glúteo máximo

**Quadríceps femoral:**
Reto femoral
Vasto lateral
Vasto intermédio

Gastrocnêmio

Sóleo

**Posteriores da coxa:**
Bíceps femoral

Tibial anterior

## Execução

1. Fique em posição vertical com os pés afastados na largura dos quadris e o dorso voltado para o sentido do percurso.
2. Para iniciar o primeiro salto unipedal, faça força contra o solo com o membro inferior que o impulsionará para trás. O membro livre balança para trás e para a frente no sentido contrário ao do membro de impulsão.
3. Após o impulso inicial, o membro que salta aterrissará atrás sobre o antepé, pronto para o segundo salto.
4. Os contatos com o solo devem ser rápidos e suaves para evitar perdas de impulso.
5. Execute saltos contínuos para trás com o mesmo membro por 10 a 20 metros. Movimente os membros superiores no sentido contrário ao dos inferiores para contrabalançar a ação dos membros inferiores. Alterne a posição dos membros inferiores.

## Músculos envolvidos

**Primários:** quadríceps femoral (reto femoral, vasto lateral, vasto intermédio, vasto medial), gastrocnêmio, glúteo máximo.

**Secundários:** glúteo médio, sóleo, tibial anterior, posteriores da coxa (bíceps femoral, semi-tendíneo, semimembranáceo).

## Considerações sobre o exercício

Saltar para trás com um só membro inferior pode desenvolver a força do músculo quadríceps femoral, além de ajudar nas capacidades de movimentos multidirecionais. Muitos esportes exigem algum grau de recuo, sobretudo em uma situação defensiva. Saltos unipedais para trás podem fortalecer os músculos necessários para todos os tipos de movimentos de recuo. Pode-se implementar séries de saltos unipedais para trás por 10 a 20 metros, de acordo com sua força, capacidade e experiência.

# SALTOS UNIPEDAIS LATERAIS EM ABDUÇÃO

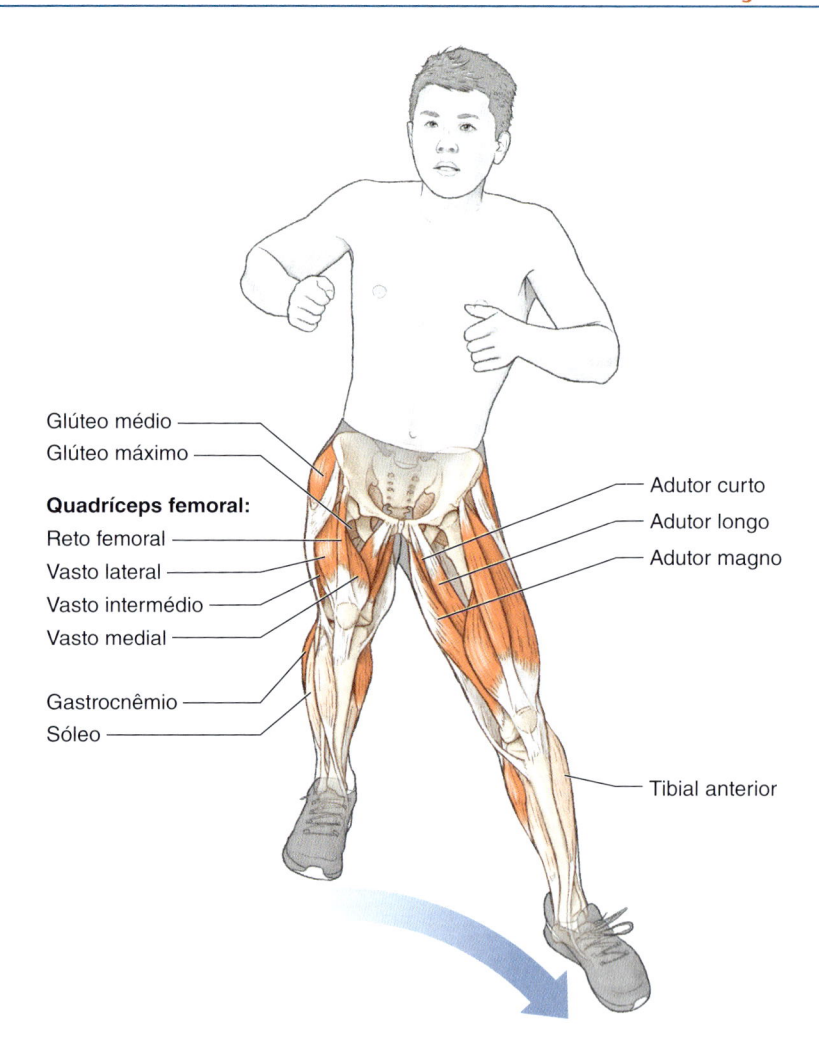

Glúteo médio

Glúteo máximo

**Quadríceps femoral:**

Reto femoral

Vasto lateral

Vasto intermédio

Vasto medial

Gastrocnêmio

Sóleo

Adutor curto

Adutor longo

Adutor magno

Tibial anterior

## Execução

1. Fique em posição vertical com os pés afastados na largura dos quadris e de lado para o sentido do deslocamento.
2. Para iniciar o primeiro salto lateral, faça força contra o solo no sentido lateral (abdução) com o membro inferior mais afastado do início do percurso que o impulsionará para o lado. O membro de balanço livre abduz no outro lado do corpo para contrabalançar a ação do membro de impulsão.
3. Após o impulso inicial para o lado, o membro de impulsão aterrissa depois de cruzar pela frente do corpo e está pronto para o segundo salto. O contato com o solo ocorre pelo mediopé.
4. Os contatos com o solo devem ser rápidos e suaves para evitar perdas de impulso, minimizando qualquer esforço de alcance ou impulsão excessivos.
5. Execute saltos laterais contínuos com o mesmo membro por 5 a 10 metros. Alterne a posição dos membros inferiores.

# Músculos envolvidos

**Primários:** quadríceps femoral (reto femoral, vasto lateral, vasto intermédio, vasto medial), gastrocnêmio, glúteo médio, adutores (longo, magno, curto).
**Secundários:** glúteo máximo, sóleo, tibial anterior.

# Considerações sobre o exercício

Saltar lateralmente utilizando apenas um membro inferior pode fortalecer os membros inferiores para movimentos de corte e mudança de direção, necessários em vários esportes. Saltos laterais não só fortalecem os músculos ao redor dos tornozelos, joelhos e quadris – a fim de melhorar o desempenho e prevenir lesões –, como também ajudam a desenvolver habilidades motoras finas para padrões de movimento específicos exigidos no esporte. Você precisa percorrer apenas curtas distâncias em exercícios de saltos laterais (não mais que 5-10 metros).

## VARIAÇÃO

### Saltos unipedais laterais em adução

Execute saltos unipedais laterais com movimentos de abdução e adução, igualmente, para equilibrar a contribuição dos músculos em ambos os lados das articulações do quadril, joelho e tornozelo. O movimento de adução é realizado pelo membro inferior mais próximo do sentido do deslocamento. O impulso através do corpo deve ser rápido para permitir que o membro inferior retorne a uma posição de aterrissagem segura para saltos sucessivos.

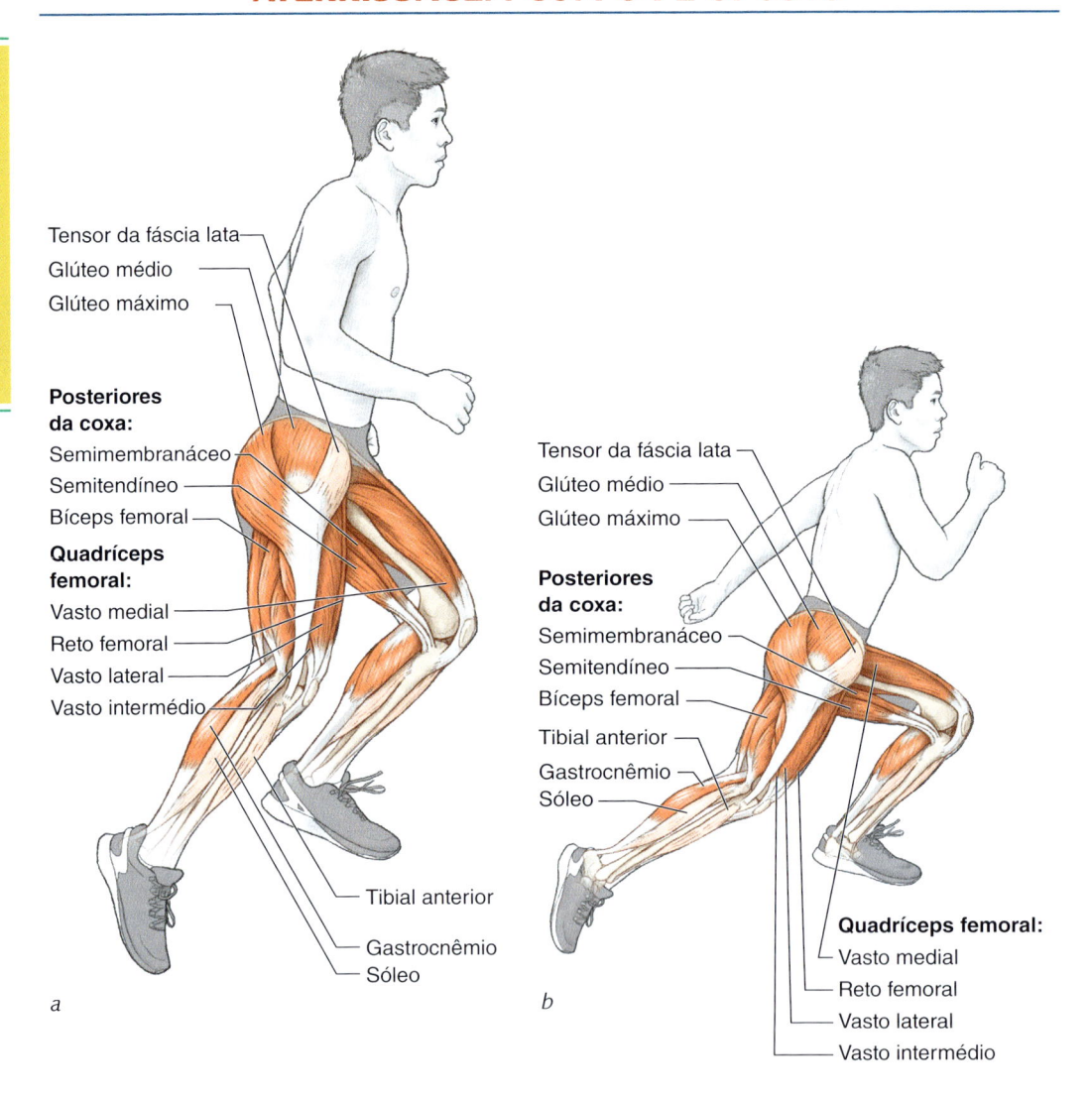

Tensor da fáscia lata
Glúteo médio
Glúteo máximo

**Posteriores da coxa:**
Semimembranáceo
Semitendíneo
Bíceps femoral

**Quadríceps femoral:**
Vasto medial
Reto femoral
Vasto lateral
Vasto intermédio

Tibial anterior
Gastrocnêmio
Sóleo

*a*

Tensor da fáscia lata
Glúteo médio
Glúteo máximo

**Posteriores da coxa:**
Semimembranáceo
Semitendíneo
Bíceps femoral
Tibial anterior
Gastrocnêmio
Sóleo

**Quadríceps femoral:**
Vasto medial
Reto femoral
Vasto lateral
Vasto intermédio

*b*

## Execução

1. Fique em posição vertical com os pés afastados na largura dos quadris. Ao iniciar o primeiro salto unipedal, impulsione o joelho oposto para a frente. O joelho atinge uma altura moderada, pois a intenção é gerar saltos unipedais de distância horizontal moderada para combinar com os saltos de aterrissagem com o outro pé.

2. Após dois saltos unipedais sucessivos, execute um salto de aterrissagem com o membro oposto. Posicione o pé em flexão dorsal ao preparar-se para aterrissar dos saltos unipedais e do salto de aterrissagem com o membro oposto. Inicie mais dois saltos unipedais com o membro de aterrissagem.

3. Aterrisse de cada salto unipedal e do salto de aterrissagem com o membro oposto com o mínimo de flexão do joelho, tentando fazer contato do mediopé com o solo e manter a postura ereta ao aterrissar.
4. Execute o ciclo contínuo de dois saltos unipedais e um salto de aterrissagem com o membro oposto por 15 a 30 metros. Movimente os membros superiores no sentido contrário para contrabalançar a ação dos membros inferiores. Alterne a posição dos membros inferiores.

## Músculos envolvidos

**Primários:** glúteo máximo, glúteo médio, gastrocnêmio, quadríceps femoral (reto femoral, vasto lateral, vasto intermédio, vasto medial), posteriores da coxa (bíceps femoral, semitendíneo, semimembranáceo).
**Secundários:** sóleo, tensor da fáscia lata, tibial anterior.

## Considerações sobre o exercício

Um dos exercícios combinados mais fundamentais é aquele em que se executam dois saltos unipedais e um salto de aterrissagem com o membro oposto alternadamente. Um único salto de aterrissagem com o membro oposto é a transição para dois saltos unipedais em cada membro inferior. Dois saltos unipedais com o membro inferior direito alternam para um único salto com o membro inferior esquerdo de aterrissagem com a perna oposta, em que mais dois saltos unipedais são realizados. A troca ocorre durante toda a série e cada membro inferior estabelece a mesma quantidade de contatos com o solo. Ao implementar este exercício, identifique o número total de ciclos em cada padrão desejado. Saltos unipedais e saltos de aterrissagem com a perna oposta executados em uma distância específica podem produzir resultados diferentes em cada série; um membro inferior apresenta maior nível de esforço do que o outro ao longo de toda a sessão de treinamento.

### VARIAÇÃO

### Três saltos unipedais e três saltos de aterrissagem com o pé oposto

A adição de mais saltos unipedais e saltos de aterrissagem com o membro oposto impõe maior grau de complexidade a um exercício combinado; um número ímpar de saltos de aterrissagem com a perna oposta sempre lhe indica que os saltos unipedais são executados pelo outro membro. A inclusão de mais saltos de aterrissagem com a perna oposta também gera potencial para maiores velocidades horizontais no exercício. A transição de saltos de aterrissagem com o membro oposto para saltos unipedais desafia você a manter velocidades mais altas e, na maioria dos casos, maior produção de força no membro que salta. Ao aprender a lidar com altas velocidades horizontais nos saltos de aterrissagem com o membro oposto e saltos unipedais, você será capaz de gerar o suficiente para acelerações e desacelerações rápidas.

# SALTOS UNIPEDAIS MULTIDIRECIONAIS

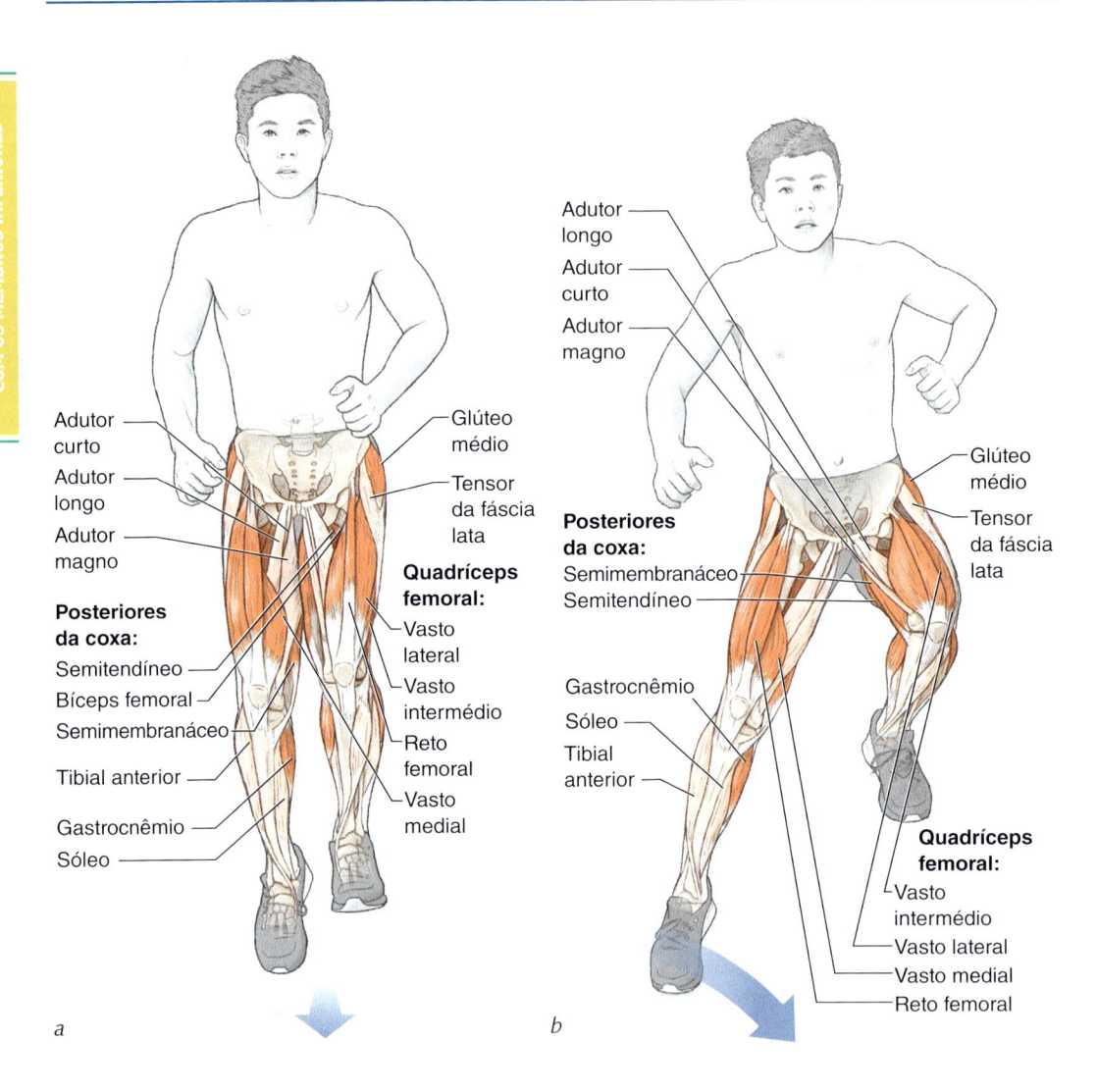

Adutor curto
Adutor longo
Adutor magno

**Posteriores da coxa:**
Semitendíneo
Bíceps femoral
Semimembranáceo

Tibial anterior

Gastrocnêmio
Sóleo

Glúteo médio
Tensor da fáscia lata

**Quadríceps femoral:**
Vasto lateral
Vasto intermédio
Reto femoral
Vasto medial

*a*

Adutor longo
Adutor curto
Adutor magno

**Posteriores da coxa:**
Semimembranáceo
Semitendíneo

Gastrocnêmio
Sóleo
Tibial anterior

Glúteo médio
Tensor da fáscia lata

**Quadríceps femoral:**
Vasto intermédio
Vasto lateral
Vasto medial
Reto femoral

*b*

## Execução

1. Fique em posição vertical com os pés afastados na largura dos quadris. Ao iniciar o primeiro salto unipedal, impulsione o joelho oposto para a frente. O joelho atinge uma altura moderada, pois a intenção é gerar saltos unipedais curtos a moderados para a frente e combiná-los com saltos unipedais laterais.
2. Posicione o pé em flexão dorsal ao preparar-se para aterrissar de todos os saltos unipedais, a fim de assegurar contatos com o solo rápidos e potentes.
3. Após dois saltos unipedais sucessivos para a frente, faça a transição para um salto unipedal lateral em abdução (impulsionando para fora) para mudar de direção.

4. Continue em frente com mais dois saltos unipedais e, em seguida, mude de direção com um salto lateral em adução.
5. Aterrisse de cada salto unipedal e realize um salto de aterrissagem com o outro membro com o mínimo de flexão do joelho, tentando fazer contato do mediopé com o solo e manter a postura ereta ao aterrissar.
6. Realize o ciclo contínuo de dois saltos unipedais para a frente e um salto lateral por 10 a 15 metros. Alterne os membros inferiores após cada série. Movimente os membros superiores no sentido contrário para contrabalançar a ação dos membros inferiores.

## Músculos envolvidos

**Primários:** glúteo máximo, glúteo médio, gastrocnêmio, quadríceps femoral (reto femoral, vasto lateral, vasto intermédio, vasto medial), posteriores da coxa (bíceps femoral, semitendíneo, semimembranáceo).

**Secundários:** sóleo, tensor da fáscia lata, tibial anterior, adutores (longo, magno, curto).

## Considerações sobre o exercício

Uma série mais complexa de exercícios de saltos unipedais que você pode introduzir como um atleta poliesportivo consiste em movimentos de saltos unipedais multidirecionais. Você pode realizar esses exercícios no lugar, ao longo de uma distância ou por uma série de marcações no piso de uma academia ou em um campo. O objetivo é incorporar às rotinas de treinamento uma combinação de saltos unipedais para a frente e para o lado que sejam rápidos e precisos. Em um piso ou campo, desenhe ou demarque com fita adesiva as linhas sobre as quais você pode pular para um lado e para o outro com a finalidade de treinar velocidade e agilidade com um membro inferior. Assegure-se de que diferentes movimentos (para a frente e para os lados) e ambos os membros inferiores sejam igualmente implementados para evitar o uso excessivo.

### VARIAÇÃO

### Combinações de saltos unipedais e saltos de aterrissagem com o pé oposto para a frente e para trás

Os exercícios direcionados à desaceleração e mudança de direção incluem movimentos de saltos unipedais para a frente e para trás. Um método comum é realizar dois ou três saltos unipedais para a frente seguidos de um salto unipedal para trás. Em seguida, você executa um salto de aterrissagem com o membro inferior oposto e repete o padrão de saltos unipedais. Esse padrão pode se alternar por cinco ou seis ciclos. Mantenha uma distância horizontal moderada nos saltos unipedais para a frente a fim de permitir uma adequada mudança de direção para trás. Se houver muito impulso para a frente com um salto unipedal, será praticamente impossível inverter o sentido do salto, qualquer que seja a sua força. Sendo assim, você pode modificar esses exercícios para incluir saltos unipedais e saltos de aterrissagem laterais com a perna oposta de modo a envolver todas as direções de movimento.

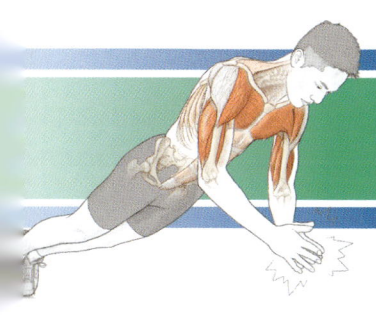

# CAPÍTULO 6

# EXERCÍCIOS PARA A PARTE SUPERIOR DO CORPO

Exercícios pliométricos direcionados à parte superior do corpo podem ser úteis no desenvolvimento global de força, potência e velocidade para todos os tipos de movimentos esportivos que envolvem os membros superiores. Habilidades dinâmicas, que implicam ações de empurrar e puxar com os membros superiores, beneficiam-se da ativação do ciclo alongamento-contração e das propriedades elásticas dos músculos e dos tecidos conjuntivos da parte superior do corpo. As atividades de treinamento explosivo e reativo da parte superior do corpo melhoram não apenas as capacidades aláticas, mas também a economia de atividades aeróbicas de longa duração realizadas pelos membros superiores. Os benefícios abrangentes de um programa pliométrico eficaz para a parte superior do corpo se estendem muito além do contexto das capacidades explosivas.

Os exercícios pliométricos para a parte superior do corpo devem seguir uma progressão gradual de trabalho com o intuito de manter as capacidades de saúde e desempenho dos membros superiores. Em virtude da anatomia complexa do ombro, você deve planejar com cuidado o processo de sobrecarga da parte superior do corpo com habilidades dinâmicas, enfatizando a execução de cada exercício com biomecânica ideal. A escolha dos exercícios deve ser apropriada para o esporte em questão, mas também garantir saúde e segurança. Assim como ocorre em qualquer exercício explosivo ou de alta velocidade, esforce-se para integrar os requisitos de habilidades e as exigências fisiológicas da pliometria da parte superior do corpo antes de assumir cargas pesadas de treinamento.

A Figura 6.1 detalha os músculos da parte superior do corpo envolvidos em movimentos esportivos. Movimentos pliométricos explosivos de empurrar recebem contribuições significativas dos músculos peitoral maior, deltoide (parte clavicular) e tríceps braquial. Em um programa pliométrico, movimentos potentes de tração são amplamente promovidos pelo bíceps braquial, trapézio e latíssimo do dorso. Vários outros músculos da parte superior do corpo desempenham função auxiliar ao propiciar estabilidade estrutural e precisão de movimento para as habilidades esportivas. Os movimentos dos músculos são detalhados e acompanhados de ilustrações em cada exercício pliométrico prescrito para a parte superior do corpo.

A maioria dos exercícios pliométricos deste capítulo envolve uma contribuição significativa dos membros inferiores e do *core*. O Capítulo 7 descreve exercícios pliométricos dedicados aos músculos do *core*. No entanto, a soma das forças produzidas a partir do solo em muitos desses movimentos é, em última análise, distribuída pelos membros superiores. A sincronia e a transferência eficaz de força por todo o corpo são fundamentais e exigem um acompanhamento rigoroso de todas as interações musculares e articulares durante as sessões de treinamento.

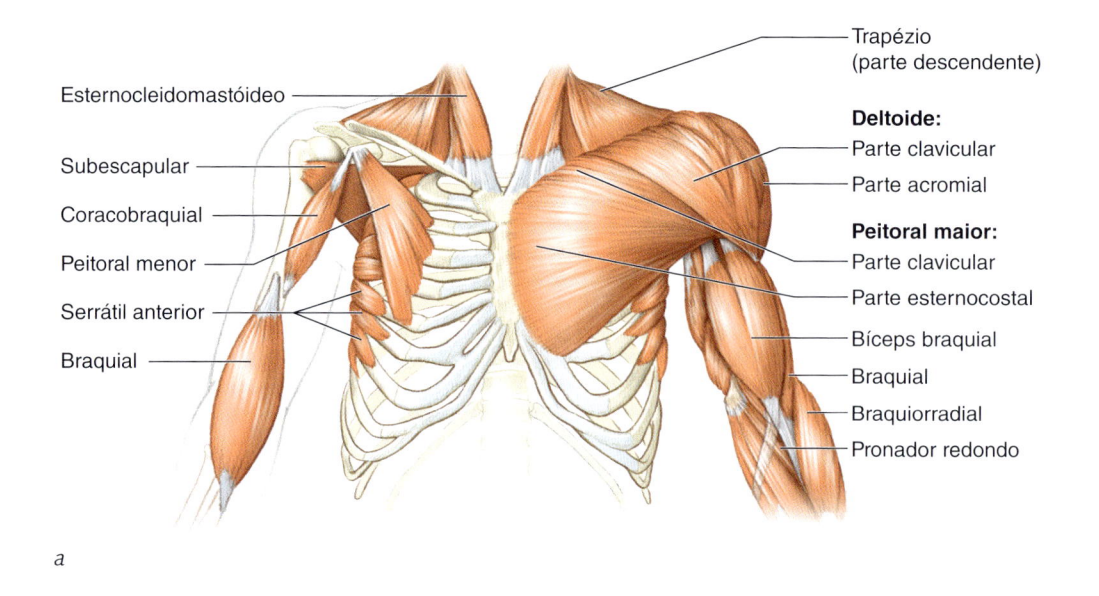

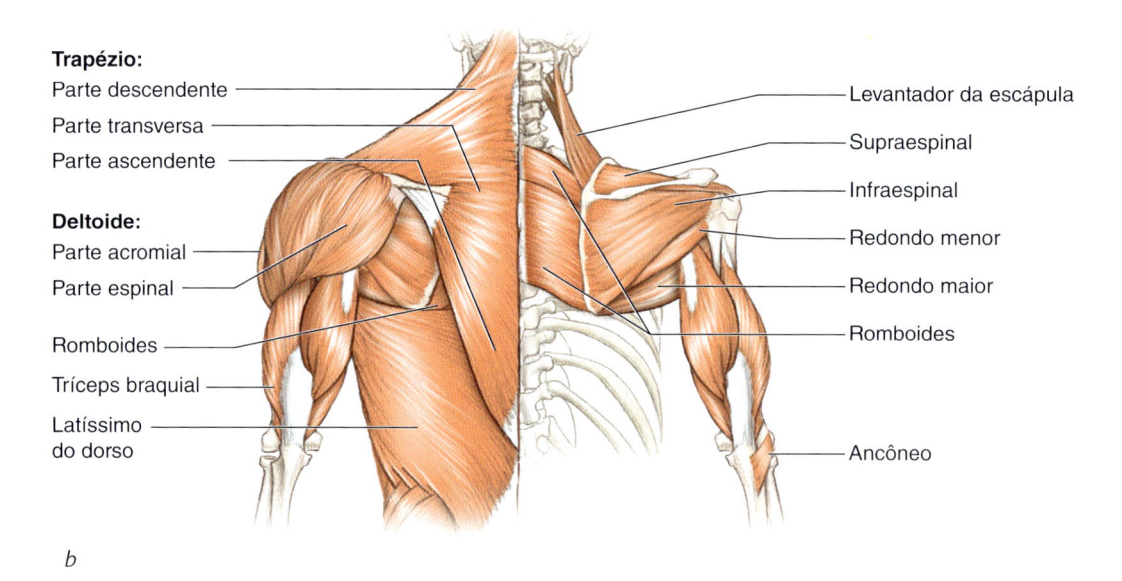

**Figura 6.1**    Parte superior do tronco: *(a)* vista anterior; *(b)* vista posterior.

Os efeitos positivos de um programa pliométrico para a parte superior do corpo abrangem uma série de esportes e padrões específicos de movimento. As principais habilidades esportivas melhoradas por esse treinamento são: arremessar, bater ou golpear uma bola ou um adversário, propulsionar na água, agarrar e enfrentar.

Esportes que envolvem arremesso de bola ou outro implemento requerem a soma vigorosa e eficaz de forças desenvolvidas a partir dos membros inferiores que se distribuem pelo *core* para os membros superiores. Exercícios pliométricos que utilizam *medicine balls* ou outros objetos pesados aumentam o desempenho em todos os esportes de arremesso, seja de um objeto relativamente leve (como no beisebol, softbol ou futebol americano), ou de um objeto mais pesado (como no arremesso de peso ou lançamento de dardo e de disco). O arremesso de *medicine ball* estabelece uma sequência específica de movimentos muito semelhante à exigida em todos esses esportes, mas também proporciona sobrecarga adicional segura para o desenvolvimento de adaptações de força e potência.

Enquanto alguns esportes envolvem arremesso de bola, outros implicam bater em uma bola com a mão (voleibol) ou um equipamento (raquete, taco de golfe, taco de beisebol). De modo semelhante ao arremesso, os membros superiores e, em última análise, as mãos produzem o impacto, mas contribuições consideráveis dos membros inferiores são importantes para o desempenho. Coordenar a propulsão dos membros inferiores com a transferência vigorosa de força através do *core* e do tronco ajuda a garantir o sucesso de um movimento explosivo com as mãos. Realizar movimentos pliométricos com uma *medicine ball* ou implemento similar reforça a sequência de contrações musculares sob cargas mais pesadas com a finalidade de melhorar o desempenho de movimentos específicos do esporte.

Em esportes de contato ou combate, a capacidade de desferir um soco ou golpe potente com as mãos é extremamente importante. Movimentos explosivos, que envolvem a ação dinâmica de empurrar, melhoram a capacidade de golpear, sobretudo quando combinados com a contribuição potente dos membros inferiores. Arremessos de *medicine ball* ou flexões reativas no solo são comumente usados para melhorar o golpeamento com a parte superior do corpo.

Nadadores dependem dos membros superiores para grande parte de sua capacidade de propulsão na água. Gerar grandes quantidades de força na água requer força e potência significativas e um período de longas sessões de treinamento em dias consecutivos. Embora capacidades específicas de resistência muscular sejam importantes para o sucesso na natação e atividades relacionadas, a potência da parte superior do corpo é fundamental para manter a técnica ideal na água.

Esportes de combate, como luta livre, judô e artes marciais mistas, exigem força e potência consideráveis para lutar com os adversários em longas sessões de treinamento e partidas intensas. Jogadores de rúgbi e futebol americano precisam da mesma força nos membros superiores para enfrentar adversários de forma consistente em condições de alta velocidade. Atividades explosivas que envolvem movimentos de tração aumentam o desempenho ao enfrentar ou marcar um adversário, pela melhora da eficiência geral no recrutamento muscular e na força global.

# Exercícios de flexão dinâmica de antebraço/braço

Flexões representam um exercício tradicional com peso corporal cuja finalidade é desenvolver força e potência gerais para movimentos de empurrar, destinados aos músculos do tórax (peitoral maior), ombros (parte clavicular do deltoide) e braços (tríceps braquial). A inclusão de aceleração e desaceleração rápidas por meio de habilidades dinâmicas pode aumentar significativamente a carga nesses músculos, assim como prepará-los para as demandas explosivas do esporte. Exercícios de flexão dinâmica podem desenvolver a capacidade concêntrica para movimentos de empurrar, ações de força excêntrica para resistir ao movimento e qualidades pliométricas para capacidade reativa. Pela possibilidade de os exercícios de flexão dinâmica imporem muito estresse nas articulações dos ombros, você deve seguir uma progressão gradual de trabalho para minimizar o risco de lesões.

# Passes e arremessos de *medicine ball*

Use *medicine balls* em uma variedade de passes e arremessos para desenvolver força, potência e elasticidade da parte superior do corpo. Arremessar uma *medicine ball* para um parceiro e recepcioná-la em seguida é uma atividade produtiva e divertida. Na ausência de um parceiro, arremesse a *medicine ball* contra uma parede sólida a fim de desenvolver as habilidades esportivas da parte superior do corpo. A decisão de usar arremessos com parceiro em vez de arremessos contra uma parede depende da disponibilidade de equipamentos e instalações, assim como dos objetivos da sessão de treinamento. Nos casos em que se deseja um retorno mais rápido e previsível da *medicine ball* para repetições individuais de arremessos, pode ser mais conveniente usar uma parede para esses exercícios. Na medida em que a interação com outro atleta cria trajetórias de voo menos previsíveis para a recepção da *medicine ball* – simulando situações reais do esporte –, os arremessos com parceiro podem ser mais desejáveis.

Escolher uma *medicine ball* apropriada para as atividades consideradas é um passo importante no processo. A bola deve ser fabricada com um material que permita segurá-la com facilidade e que também ofereça algum grau de amortecimento. Uma bola muito dura, além de ser mais difícil de segurar, também cansa muito as mãos em caso de várias repetições. Por outro lado, uma bola muito macia pode não rebater o suficiente em caso de arremessos contra a parede. Pode ser difícil segurar *medicine balls* menores, porém, pode haver mais dificuldade para arremessar bolas maiores. Por fim, o peso da *medicine ball* deve ser adequado a você e ao exercício escolhido. Em caso de dúvida, opte sempre por uma bola um pouco mais leve, como medida de segurança e para a preservação da qualidade do movimento.

## Exercícios para a parte superior do corpo com outros equipamentos

Você pode usar vários outros tipos de equipamentos com o intuito de criar adaptações ideais de treinamento para habilidades dinâmicas da parte superior do corpo. Uma variedade de equipamentos de treinamento permite elaborar novas adaptações específicas para o esporte, além de proporcionar um ambiente de treinamento mais estimulante para atletas que podem facilmente se entediar com a repetição excessiva. Pode-se utilizar *kettlebells* para criar habilidades dinâmicas de balanço que desenvolvem potência e força nos músculos posteriores da parte superior do corpo. Um saco pesado suspenso usado por pugilistas pode ser utilizado para movimentos explosivos de empurrar, de modo a maximizar a segurança com cargas mais pesadas.

# FLEXÃO REATIVA CONTRA A PAREDE

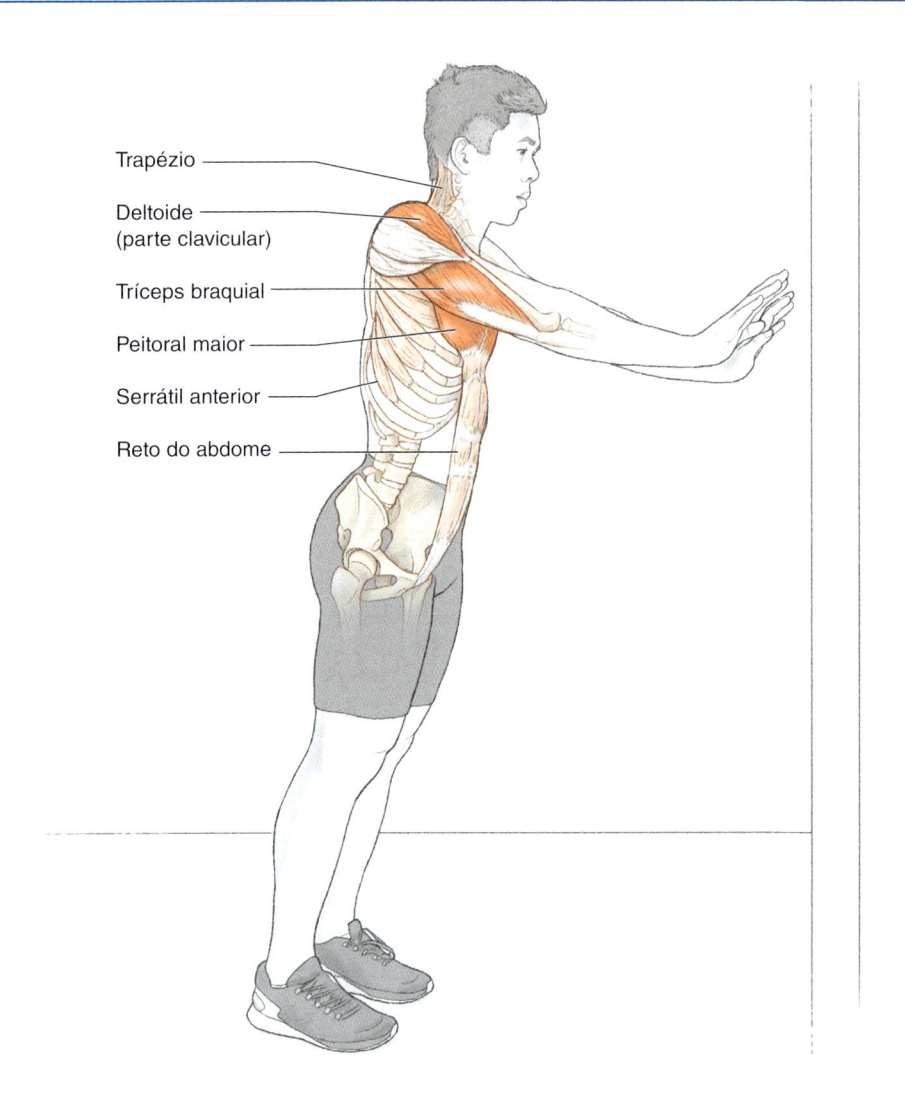

Trapézio

Deltoide
(parte clavicular)

Tríceps braquial

Peitoral maior

Serrátil anterior

Reto do abdome

## Execução

1. Fique em pé, a cerca de 60 a 100 cm de uma parede sólida, com os pés afastados na largura dos quadris e diretamente de frente para a parede. Levante as mãos e mantenha-as na altura do peito e preparadas para entrar em contato com a parede.
2. Caia para a frente em direção à parede, mantendo a postura ereta. Toque a parede com as mãos, com os cotovelos ao lado do corpo. Desacelere o movimento anterior do corpo por uma curta amplitude de movimento.
3. Inverta o sentido do deslocamento do corpo com um forte empurrão com as duas mãos. Estenda os cotovelos explosivamente para retornar à posição vertical absoluta. Repita.

# Músculos envolvidos

**Primários:** peitoral maior, tríceps braquial, deltoide (parte clavicular).
**Secundários:** serrátil anterior, trapézio, reto do abdome.

# Considerações sobre o exercício

Flexões reativas contra a parede representam um movimento pliométrico eficaz para a parte superior do corpo, voltado para atletas iniciantes e intermediários que desejam desenvolver força dinâmica com segurança. Este exercício desenvolve força, potência e capacidade elástica no tórax, nos ombros e músculos tríceps braquiais com cargas menores do que aquelas aplicadas na flexão dinâmica convencional realizada no solo. A carga total suportada durante a flexão contra a parede pode ser ajustada pelo ângulo de alinhamento do corpo. Uma postura mais paralela à parede produzirá forças gerais mais baixas do que uma postura corporal mais inclinada. É aconselhável começar com uma postura mais verticalizada, se você não for um praticante tão avançado, e, em seguida, aumentar a inclinação do corpo para a frente quando a força e a potência melhorarem.

## VARIAÇÃO

### Flexão reativa com plataforma

Para posicionar o corpo de modo que forme um ângulo menor com o solo, execute flexões reativas em um banco de musculação ou plataforma. Em vez de cair em direção à plataforma a partir da posição vertical, comece com os cotovelos estendidos e as mãos apoiadas na plataforma para executar a flexão. Flexione os cotovelos e permita que o corpo acelere para baixo em direção ao topo da plataforma. Inverta o sentido do movimento com um potente empurrão. Execute cada repetição com uma pausa ou como um aproveitamento contínuo da energia elástica.

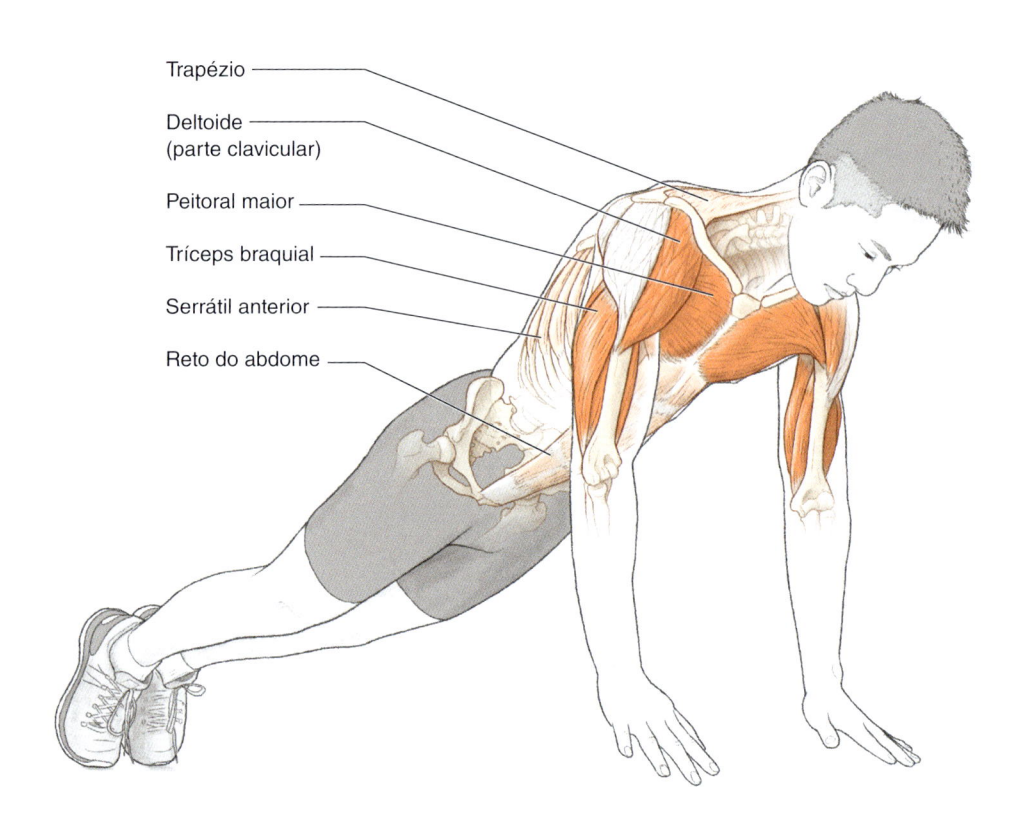

Trapézio

Deltoide
(parte clavicular)

Peitoral maior

Tríceps braquial

Serrátil anterior

Reto do abdome

## Execução

1. Comece deitado no solo, na parte inferior do movimento de flexão, com os membros superiores um pouco mais afastados que a largura dos ombros e os pés juntos.
2. Empurre o solo com vigor para levantar o corpo por toda a amplitude do movimento, na ação de flexão.
3. Quando o corpo atingir a parte superior do movimento e começar a descer, prepare as mãos para contatar o solo e desacelerar o corpo de maneira controlada até o solo.

## Músculos envolvidos

**Primários:** peitoral maior, tríceps braquial, deltoide (parte clavicular).
**Secundários:** serrátil anterior, trapézio, reto do abdome.

## Considerações sobre o exercício

Flexões explosivas envolvem a aceleração do corpo para cima com um forte movimento de empurrar dos membros superiores. A intenção é criar força suficiente para estender completa e rapidamente os cotovelos e criar algum grau de separação das mãos do solo. O movimento completo inclui uma potente fase concêntrica e uma forte fase excêntrica de aterrissagem para desacelerar o corpo. Não execute mais do que seis repetições deste exercício para reter força máxima no decorrer da série. É fundamental concentrar-se na boa execução técnica para manter a mecânica eficiente e minimizar o risco de lesão.

## VARIAÇÃO

### Flexão explosiva com plataformas

A flexão explosiva com plataformas pode ser considerada o equivalente do salto na plataforma para a parte superior do corpo. O impulso explosivo para cima lança o corpo a plataformas elevadas ou plataformas baixas. O uso desse equipamento estipula uma meta de desempenho para cada repetição e reduz os impactos da aterrissagem ao término de cada movimento explosivo. As plataformas devem ser baixas o suficiente e apropriadamente estáveis a fim de permitir uma aterrissagem segura. O ideal é posicionar as plataformas ao lado de cada mão para permitir uma transição suave da posição inicial. Comece em decúbito ventral no solo com as mãos ao lado do tronco. Empurre o solo de modo explosivo e aterrisse com cada mão em uma plataforma. Reposicione as mãos no solo com cuidado e redefina a posição inicial entre cada repetição com o corpo paralelo ao solo.

# FLEXÃO COM QUEDA E DESACELERAÇÃO

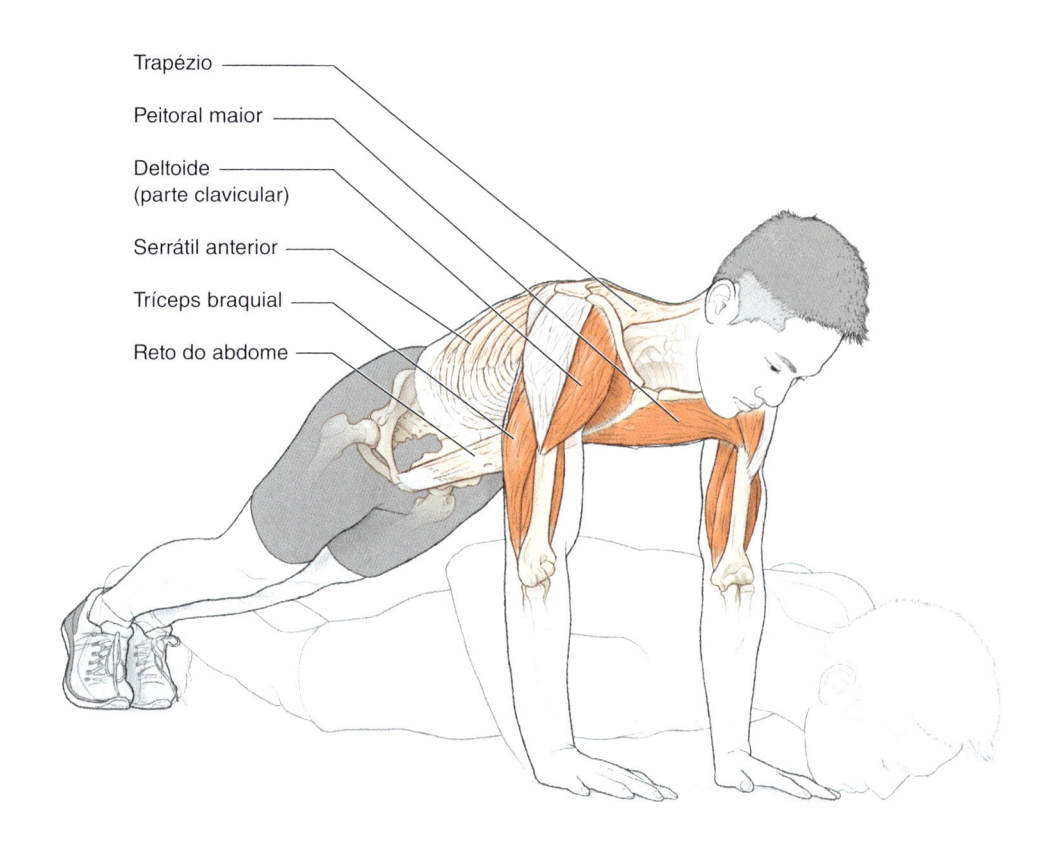

Trapézio

Peitoral maior

Deltoide
(parte clavicular)

Serrátil anterior

Tríceps braquial

Reto do abdome

## Execução

1. Semelhante à posição de prancha, comece na parte superior do movimento de flexão, com os membros superiores ligeiramente mais afastados que a largura dos ombros e os pés juntos.
2. A fim de permitir que o corpo caia em direção ao solo, afaste rapidamente as mãos para os lados e permita a flexão dos cotovelos durante o movimento descendente.
3. Refreie o corpo a poucos centímetros do solo com as mãos firmemente plantadas ao lado do tronco. Realize um movimento lento de flexão para que o corpo retorne à posição inicial e repita o exercício.

## Músculos envolvidos

**Primários:** peitoral maior, tríceps braquial, deltoide (parte clavicular).
**Secundários:** serrátil anterior, trapézio, reto do abdome.

# Considerações sobre o exercício

A flexão com queda e desaceleração para a parte superior do corpo é semelhante a um salto em profundidade de uma plataforma para os membros inferiores. A intenção é explorar a capacidade máxima de recrutamento dos músculos dos membros superiores (incluindo os ombros) e tórax por meio de uma forte contração excêntrica. Mantenha um pequeno número de repetições (3-6), sobretudo se o exercício for novidade. Além disso, você pode executar a queda com várias amplitudes de movimento, dependendo das exigências específicas do seu esporte. Por exemplo, a finalidade de um jogador da linha ofensiva no futebol americano pode ser o desenvolvimento de força de resistência para uma amplitude de movimento específica na frente do corpo, de modo que seus membros superiores não colapsem para trás ao entrar em contato com um adversário da linha defensiva. Você pode personalizar essa flexão para atender às demandas de um jogador específico e aos objetivos estabelecidos pelo treinador.

## VARIAÇÃO

### Flexão com queda e desaceleração a partir de uma plataforma

Iniciar uma flexão com queda e desaceleração a partir de uma posição mais alta gera forças excêntricas maiores. Apoie cada mão em uma plataforma baixa a fim de servir como posição inicial para o exercício. Mova rapidamente as mãos no sentido medial e permita que o corpo acelere em direção ao solo. A aterrissagem será mais vigorosa do que aquela que ocorre na flexão com queda e desaceleração padrão. Tome cuidado especial para desacelerar o corpo com segurança até o solo.

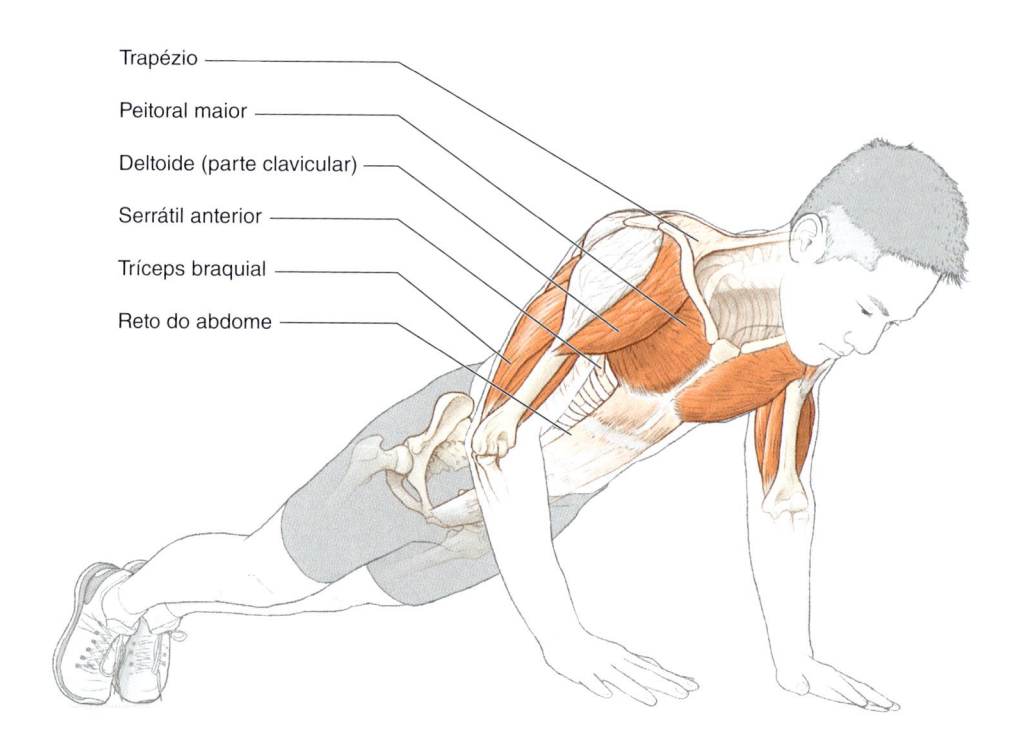

Trapézio

Peitoral maior

Deltoide (parte clavicular)

Serrátil anterior

Tríceps braquial

Reto do abdome

## Execução

1. Comece no solo com as mãos ao lado do corpo, aproximadamente na largura dos ombros.
2. Empurre o solo com força para elevar o corpo. Ao final do movimento certifique-se de que os cotovelos estejam em extensão completa. Dependendo da quantidade de força aplicada durante o empurrão, as mãos podem deixar o solo, mas não necessariamente ficam suspensas.
3. Desça ao solo com as mãos preparadas para contatá-lo e para uma fase de desaceleração suave. À medida que aumenta a tensão muscular nos membros superiores, ombros e tórax, inverta rapidamente o sentido do movimento de baixo para cima, empurrando o solo para que o corpo volte à sua posição mais elevada.
4. As repetições dinâmicas ocorrem por efeito rebote com velocidade e altura constantes.

## Músculos envolvidos

**Primários:** peitoral maior, tríceps braquial, deltoide (parte clavicular).
**Secundários:** serrátil anterior, trapézio, reto do abdome.

## Considerações sobre o exercício

Flexões reativas no solo podem ser consideradas o equivalente dos agachamentos com saltos repetitivos para a parte superior do corpo. O objetivo é lançar vigorosamente o tronco para cima por várias repetições, aproveitando as propriedades elásticas dos músculos dos ombros, do tórax e tríceps braquiais. Você pode cair para uma posição logo acima do solo ou inverter o sentido do movimento a partir de uma posição mais alta, dependendo da amplitude de movimento desejada. Em virtude da natureza potente das flexões reativas no solo, limite a seis o número total de repetições por série. Monitore a postura corporal e o tempo decorrido no solo para identificar a fadiga e determinar o volume ideal de trabalho.

## VARIAÇÃO

### Flexão reativa com as mãos aproximadas

A execução de flexões reativas no solo com as mãos posicionadas mais medialmente requer maior contribuição dos músculos tríceps braquiais. Comece mudando a posição das mãos de modo que fiquem afastadas um pouco menos que a largura dos ombros. Evite aproximar muito uma mão da outra, o que pode causar estresse excessivo nos cotovelos e afetar a estabilidade geral das aterrissagens. Ao realizar a transição para uma posição com as mãos aproximadas, execute um número menor de repetições até desenvolver mais confiança e força.

# FLEXÃO DE ANTEBRAÇO/BRAÇO COM PALMAS

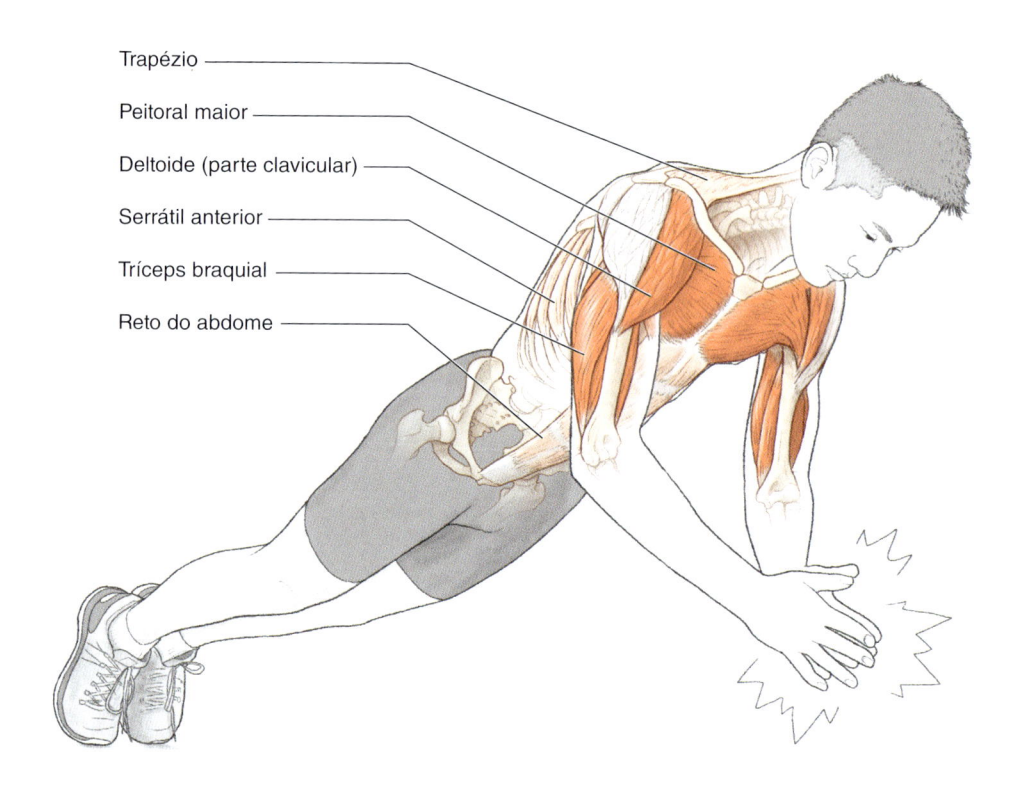

Trapézio

Peitoral maior

Deltoide (parte clavicular)

Serrátil anterior

Tríceps braquial

Reto do abdome

## Execução

1. Comece na parte superior do movimento de flexão, com os membros superiores ligeiramente mais afastados que a largura dos ombros e os pés juntos.
2. Abaixe o corpo rapidamente de maneira controlada. Inverta o sentido do movimento com um vigoroso empurrão, enquanto mantém os pés no solo.
3. Com o tronco suspenso no ar, bata palmas rapidamente e, em seguida, segure o corpo na posição de flexão padrão. Faça uma pausa antes de repetir ou de executar todas as repetições com movimento de efeito rebote.

## Músculos envolvidos

**Primários:** peitoral maior, tríceps braquial, deltoide (parte clavicular).
**Secundários:** serrátil anterior, trapézio, reto do abdome.

# Considerações sobre o exercício

Flexões com palmas representam um exercício pliométrico avançado para a parte superior do corpo que impõe cargas significativas sobre os membros superiores (incluindo os ombros) e o tórax. Um movimento potente de empurrar deve proporcionar uma elevação adequada do solo a fim de permitir que você bata palmas na frente do tórax. A natureza dinâmica deste exercício intenso desenvolve potência elástica e força geral nos membros superiores e tórax. Execute menos repetições – 4 a 6 por série – a fim de garantir que a qualidade do movimento e o esforço máximo sejam mantidos.

## VARIAÇÃO

### Flexão com palmas e joelhos apoiados

Se for muito difícil bater palmas com os pés apoiados no solo, altere a base de apoio do exercício para os joelhos. Essa modificação impõe um estresse muito menor sobre os membros superiores e o tórax. Ainda é possível executar flexões explosivas com palmas e joelhos apoiados antes de passar para o exercício completo.

# PASSE COM UM MEMBRO SUPERIOR

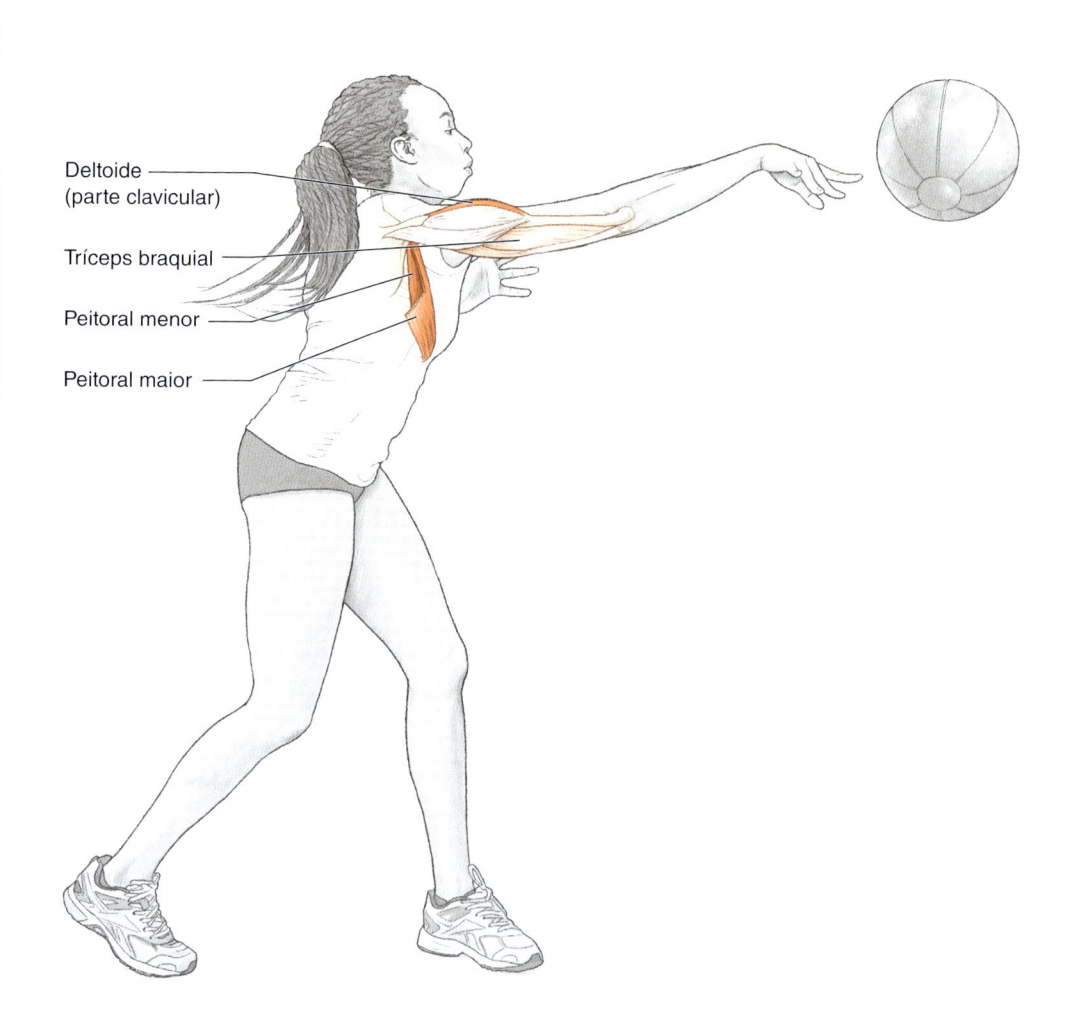

Deltoide (parte clavicular)

Tríceps braquial

Peitoral menor

Peitoral maior

## Execução

1. Fique em posição vertical, com os pés afastados na largura dos quadris, e aproxime a *medicine ball* de um ombro. Escolha uma distância entre você e a parede (ou parceiro) que permita impulsionar a bola com potência a fim de atingir o alvo desejado.
2. Impulsione a bola com vigor para a frente e estenda completamente o cotovelo ao liberar a bola.
3. Se estiver arremessando a bola contra uma parede, fique perto dela o suficiente para garantir que retorne à região do ombro. Arremessos para um parceiro devem ser direcionados ao ombro dele.
4. Repita o arremesso com o mesmo membro superior ou alterne com o membro oposto durante a série.

## Músculos envolvidos

**Primários:** peitoral maior, peitoral menor, deltoide (parte clavicular).
**Secundários:** tríceps braquial.

## Considerações sobre o exercício

O passe com um membro superior é um exercício concêntrico de empurrar que desenvolve força e potência unilaterais básicas nos membros superiores. Esse movimento é valioso para esportes como o boxe e o basquete, nos quais se deseja um rápido golpe direto ou passe de bola sem demorar com a tomada de impulso ou contramovimento. Realize um movimento rápido e pulsante para gerar a maior velocidade possível no arremesso. É fundamental escolher uma bola de peso adequado para manter a velocidade; para começar, recomenda-se uma bola mais leve. Adote volumes maiores de 10 a 12 repetições por membro superior para esses passes potentes e pulsantes.

## VARIAÇÃO

### Passe com um membro superior e rotação

Para imprimir mais força no passe com um membro superior, rode os ombros e tome impulso em cada arremesso. Você também pode usar os membros inferiores para desenvolver força a partir do solo. A força é transmitida através do *core* e chega ao ombro. O impulso da *medicine ball* proveniente do arremesso de um parceiro ou de uma rebatida na parede sobrecarrega os músculos e tendões do tórax e do ombro para gerar maior força local e induzir a rotação do tronco e maior contribuição dos membros inferiores para arremessos sucessivos. Esses arremessos são úteis, sobretudo, para atletas que executam um movimento preparatório antes de lançar a bola, como no tênis e em outros esportes de raquete.

# PASSE DE PEITO COM APOIO UNIPEDAL

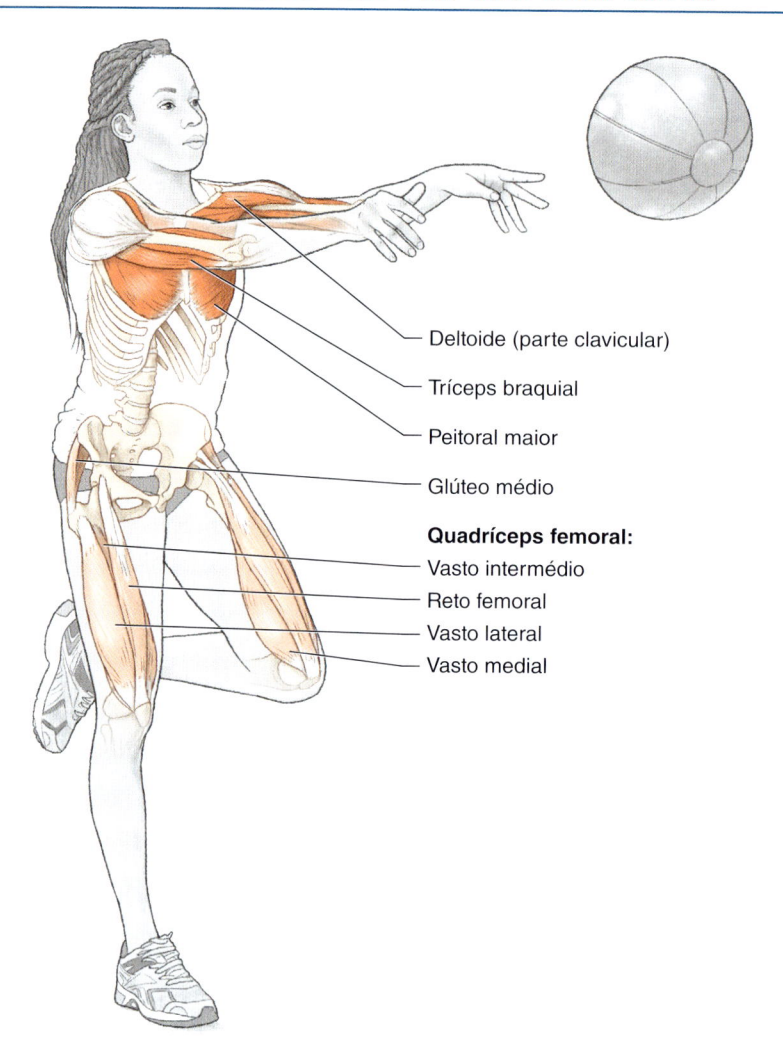

Deltoide (parte clavicular)

Tríceps braquial

Peitoral maior

Glúteo médio

**Quadríceps femoral:**
Vasto intermédio
Reto femoral
Vasto lateral
Vasto medial

## Execução

1. Fique em posição vertical, com apoio unipedal, de frente para um parceiro ou uma parede. Comece com a *medicine ball* na altura do tórax e os cotovelos ao lado da plataforma torácica.
2. Empurre a *medicine ball* com força para longe do corpo e mantenha o equilíbrio na postura unipedal. Ao arremessar para um parceiro, mantenha um ritmo regular de arremessos com velocidade moderada a alta a fim de que retornem à região do tórax. No caso de arremessos contra uma parede, aproxime-se dela o suficiente para assegurar que os arremessos potentes retornem à altura do tórax.

3. Ao receber a *medicine ball*, desacelere-a com as mãos à medida que se aproxima do corpo. Mantenha o equilíbrio e o controle do corpo sobre o membro inferior de apoio. Complete o número prescrito de repetições apoiado em um membro inferior e depois mude para o outro membro.

## Músculos envolvidos

**Primários:** peitoral maior, deltoide (parte clavicular), tríceps braquial.
**Secundários:** glúteo médio, quadríceps femoral (reto femoral, vasto lateral, vasto intermédio, vasto medial).

## Considerações sobre o exercício

O passe de peito com apoio unipedal trabalha a parte superior do corpo e, ao mesmo tempo, requer que você mantenha a estabilidade e a propriocepção dos membros inferiores. Quanto mais intenso for o arremesso, maiores serão os esforços nos membros inferiores para proporcionar uma base estável. Ao trocar arremessos de *medicine ball* com um parceiro, direcione-os para os dois lados da linha mediana do corpo a fim de exigir maior esforço do membro de apoio. Em virtude de esses arremessos não serem tão potentes como aqueles executados com apoio bilateral, você pode realizar mais repetições (10-15 arremessos) para desenvolver uma resistência muscular específica no membro de apoio.

## VARIAÇÃO

### Passe de peito explosivo com apoio unipedal

Você pode executar passes explosivos em postura unipedal e gerar uma quantidade significativa de força a partir dos membros inferiores, culminando com um arremesso potente da *medicine ball* com as duas mãos. Comece agachado e apoiado sobre um membro inferior, e segure a bola na frente do corpo, na altura do tórax. Comece o movimento com uma extensão potente do quadril, joelho e dorso até a extensão total antes de arremessar a bola para a frente com as mãos. O passe de peito explosivo com apoio unipedal pode terminar com uma aterrissagem bipedal.

# AGACHAMENTO COM ARREMESSO EXPLOSIVO

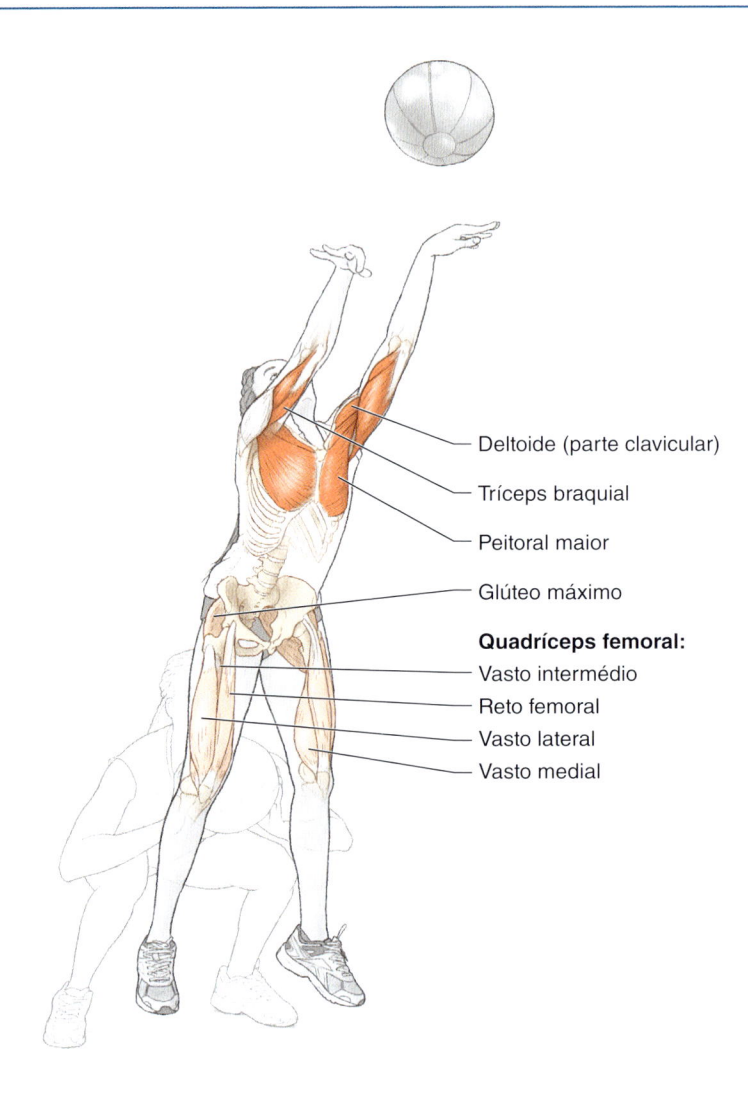

Deltoide (parte clavicular)

Tríceps braquial

Peitoral maior

Glúteo máximo

**Quadríceps femoral:**
Vasto intermédio
Reto femoral
Vasto lateral
Vasto medial

## Execução

1. Comece o exercício em posição vertical. Afaste os pés na largura dos ombros. Segure a *medicine ball* na frente do corpo contra o tórax.
2. Execute um contramovimento para descer até a posição de semiagachamento com os joelhos flexionados em 90 graus, em uma tentativa de gerar força adicional com os membros inferiores. Mantenha o tronco relativamente ereto.
3. Estenda-se verticalmente com os joelhos e quadris, acelerando o corpo para cima, semelhante a um agachamento com salto. É comum os pés deixarem o solo quando o arremesso é suficientemente potente.
4. Na parte superior do agachamento, empurre a *medicine ball* com força acima da cabeça a fim de que atinja a altura máxima. Deixe a bola cair no solo e repita.

# Músculos envolvidos

**Primários:** peitoral maior, deltoide (parte clavicular), tríceps braquial.
**Secundários:** glúteo máximo, quadríceps femoral (reto femoral, vasto lateral, vasto intermédio, vasto medial).

# Considerações sobre o exercício

Agachamentos com arremessos explosivos atuam na produção de força vertical pela parte superior do corpo e pelos membros inferiores. O movimento começa com uma contribuição potente dos membros inferiores e continua com um arremesso vertical explosivo com a parte superior do corpo. Este exercício é útil para desenvolver capacidade explosiva vertical geral e movimentos específicos nos esportes. Os jogadores de basquete que sobem com uma bola até o aro serão beneficiados com este exercício. Jogadores de voleibol que trabalham as habilidades de bloqueio também podem desenvolver maior potência e extensão global acima da rede.

## VARIAÇÃO

### Agachamento com salto seguido de agachamento com arremesso

Execute um ou dois agachamentos com saltos explosivos antes de um agachamento com arremesso explosivo. A combinação de saltos e arremessos reforça a semelhança na execução de cada exercício; os saltos te preparam para um potente agachamento com arremesso. Os agachamentos com saltos iniciais podem ser máximos ou submáximos, dependendo do número total de repetições em uma série. A intenção é criar uma situação em que o desempenho no agachamento com arremesso seja maximizado para cada repetição.

# AGACHAMENTO COM ARREMESSO VERTICAL E MÃOS POR BAIXO DA BOLA

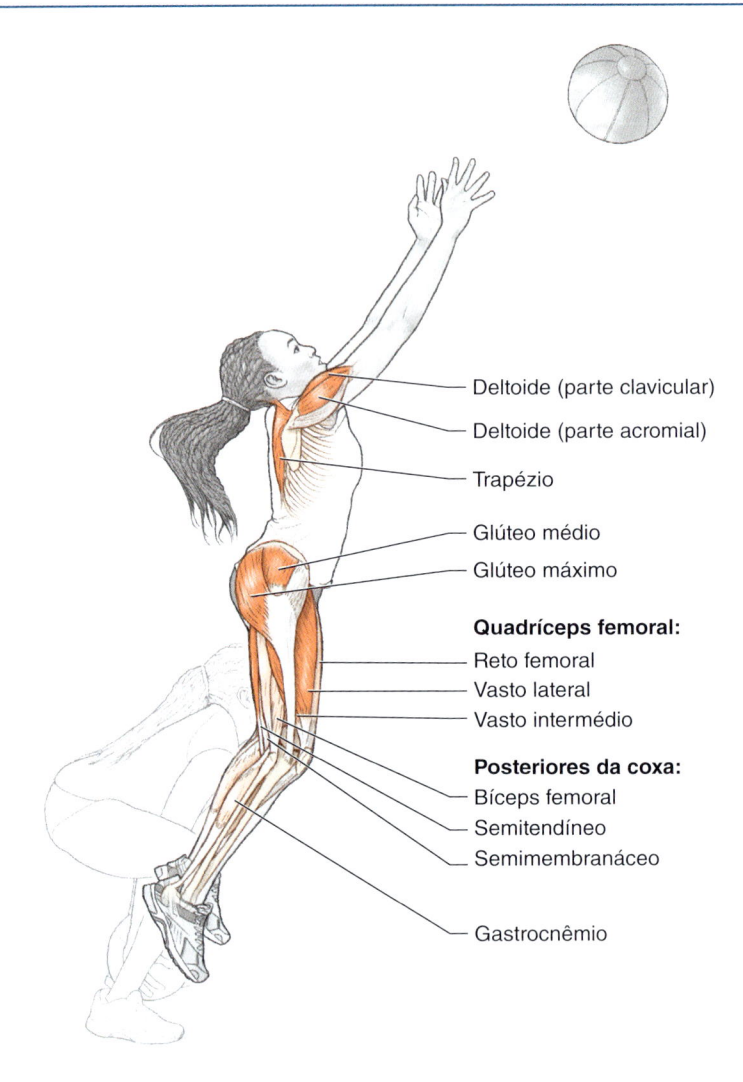

Deltoide (parte clavicular)
Deltoide (parte acromial)
Trapézio
Glúteo médio
Glúteo máximo

**Quadríceps femoral:**
Reto femoral
Vasto lateral
Vasto intermédio

**Posteriores da coxa:**
Bíceps femoral
Semitendíneo
Semimembranáceo

Gastrocnêmio

## Execução

1. Fique em posição vertical. Segure a *medicine ball* na frente do corpo na altura da cintura.
2. Execute um agachamento profundo, mantendo o tronco ereto, os membros superiores estendidos e a bola na frente do corpo para gerar força extra a partir dos membros inferiores.
3. Estenda-se verticalmente a partir dos joelhos e quadris, acelerando o corpo para cima, semelhante a um movimento de agachamento com salto. Se for gerada força suficiente durante o arremesso, é comum que os pés saiam do solo. Mantenha os membros superiores estendidos durante o salto.

4. Na parte superior do agachamento, puxe vigorosamente a *medicine ball* para cima junto ao corpo para obter altura máxima no arremesso. A trajetória do arremesso pode ser vertical ou ligeiramente anterior, sobretudo se for arremessar para um parceiro.
5. O corpo pode sair do solo no final do arremesso, principalmente se for potente. Certifique-se de não ser atingido pela bola quando ela cair.

## Músculos envolvidos

**Primários:** trapézio, deltoide (parte acromial), deltoide (parte clavicular), glúteo máximo, glúteo médio, semitendíneo, vasto lateral, vasto medial, vasto intermédio.
**Secundários:** gastrocnêmio, bíceps femoral, semimembranáceo, reto femoral.

## Considerações sobre o exercício

O agachamento com arremesso vertical e mãos por baixo da bola pode ser um exercício explosivo de intensidade máxima ou uma atividade de força geral realizada com intensidade submáxima. O esforço máximo para levantar a bola e lançá-la desenvolve potência de tração na parte superior do corpo, benéfica para esportes como remo e luta livre. As contribuições dos membros inferiores podem ser úteis para a força global inicial e a capacidade de saltar vertical-mente. Tal como acontece com muitos arremessos, a combinação de potência dos membros inferiores no início do movimento e a velocidade da parte superior do corpo até o final do arre-messo produz um movimento de alta velocidade que arremessa a bola à máxima distância. Arremesse a bola verticalmente ao longo da superfície anterior do corpo. Para o máximo de esforço, execute 6 a 8 repetições por série. Para arremessos submáximos, realize 8-15 repetições em cada série. Se você não consegue executar movimentos de levantamento de peso olímpico, o levantamento de bola com arremesso máximo para altura representa um substituto viável para desenvolver potência vertical.

### VARIAÇÃO

### Agachamento com arremesso vertical e mãos por baixo da bola com saltos

Execute vários agachamentos com salto antes de passar ao agachamento com arremesso vertical e mãos por baixo da bola para incorporar movimentos intensos. Em alguns casos, um ou dois saltos submáximos antes de um arremesso máximo preparam os músculos para um esforço excepcional no arremesso. Segure a *medicine ball* diretamente acima da cabeça para os saltos preparatórios e, em seguida, desça a bola até abaixo do nível da cintura para realizar o arremesso final. Execute 4-5 arremessos por série para desenvolver força vertical.

# ARREMESSO ROTACIONAL COM MEMBROS INFERIORES AFASTADOS NO SENTIDO ANTEROPOSTERIOR

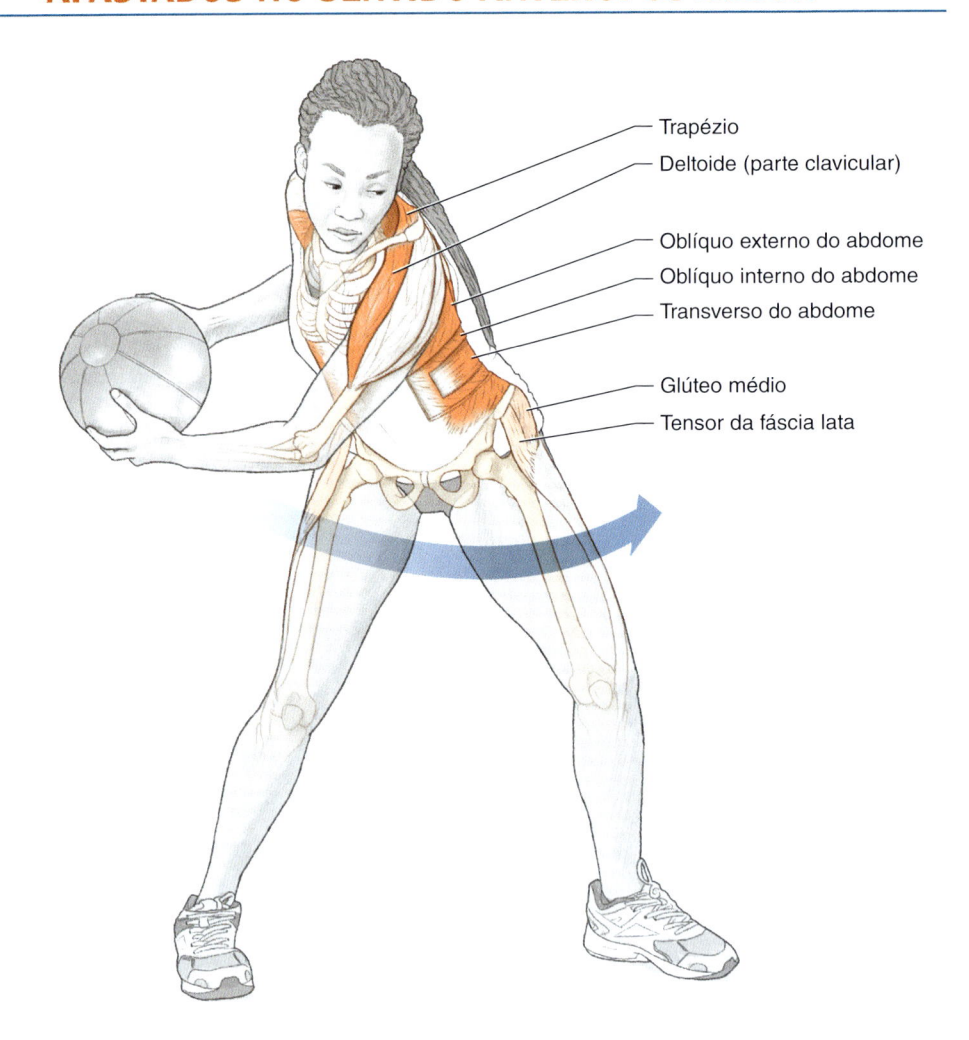

Trapézio

Deltoide (parte clavicular)

Oblíquo externo do abdome

Oblíquo interno do abdome

Transverso do abdome

Glúteo médio

Tensor da fáscia lata

## Execução

1. Comece com os membros inferiores afastados no sentido anteroposterior de forma moderada, com cerca de 30 a 40 cm entre o calcanhar de um pé e os dedos do outro. A largura entre os pés pode ser semelhante à dos ombros. Mantenha uma postura ereta, segurando a *medicine ball* em um lado do corpo com os membros superiores estendidos.
2. Conduza a *medicine ball* para trás do quadril e, em seguida, jogue a bola com um potente arremesso de baixo para cima lateral para um parceiro ou contra uma parede sólida. O parceiro devolve a bola no nível do plano mediano. No caso de arremessos contra uma parede, aproxime--se dela o suficiente para assegurar que os arremessos potentes retornem à altura da cintura.
3. Repita o arremesso para o mesmo lado de maneira rítmica e, na próxima série, mude para o outro lado.

## Músculos envolvidos

**Primários:** trapézio, deltoide (parte clavicular), transverso do abdome, oblíquo interno do abdome, oblíquo externo do abdome, multífido.

**Secundários:** glúteo médio, eretor da espinha (iliocostal, longuíssimo, espinal), tensor da fáscia lata.

## Considerações sobre o exercício

Este arremesso com as mãos por baixo da bola é um bom exercício para melhorar a potência rotacional a partir de uma postura com os membros inferiores afastados no sentido anteropos-terior. A força e a estabilidade nos membros inferiores são combinadas com potência dinâmica e mobilidade através do *core* e parte superior do corpo. Você pode realizar este exercício como uma série rítmica de passes em circuito para força e condicionamento geral ou como um arremesso mais explosivo para desenvolver potência rotacional. Estabeleça uma boa base de apoio com os membros inferiores afastados no sentido anteroposterior.

## VARIAÇÃO

### Descida com os membros inferiores afastados no sentido anteroposterior para arremesso rotacional

Fique em pé, ereto, e desça com os membros inferiores afastados no sentido anteroposterior, com a coxa dianteira paralela ao solo, antes do arremesso rotacional para uma versão mais dinâmica deste exercício. A descida com os membros inferiores afastados no sentido anteropos-terior exerce carga sobre os membros inferiores e usa as propriedades de força elástica antes de um arremesso rotacional potente. Certifique-se de não assumir uma postura de tesoura tão profunda que o joelho do membro inferior traseiro entre em contato com o solo. Esses tipos de habilidades dinâmicas nos arremessos são úteis para esportes que exigem trabalho de pés reativo com o intuito de obter uma posição melhor para receber uma bola, como no voleibol, tênis, *squash* e *badminton*.

# PASSE LATERAL COM UM MEMBRO SUPERIOR

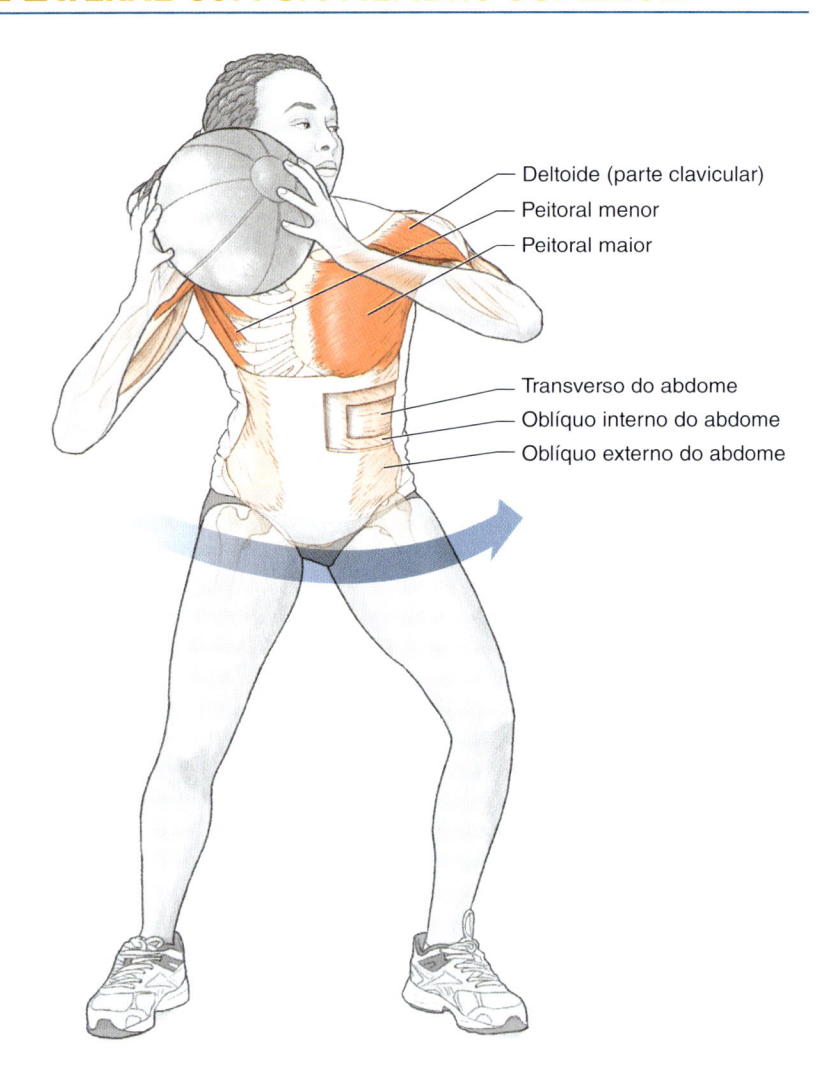

Deltoide (parte clavicular)
Peitoral menor
Peitoral maior

Transverso do abdome
Oblíquo interno do abdome
Oblíquo externo do abdome

## Execução

1. Fique de lado para o sentido do arremesso com os pés afastados na largura dos ombros, joelhos levemente flexionados e o tronco ereto. Segure a *medicine ball* na altura do ombro em um lado do corpo.
2. Gire vigorosamente o ombro para trás com a *medicine ball* a fim de pré-alongar os músculos da parte superior do corpo e do *core*.
3. Inicie o movimento de arremesso a partir dos membros inferiores, aplicando força no solo com os pés. À medida que o movimento é transferido para cima através do corpo, gire vigorosamente o ombro do membro de arremesso para a frente e estenda o cotovelo com força para arremessar a *medicine ball* para o outro lado. O parceiro devolve a bola na altura do ombro. No caso de arremessos contra uma parede, aproxime-se dela o suficiente para assegurar que os arremessos potentes retornem à altura do ombro.

4. Múltiplas repetições podem começar com uma recepção na altura do ombro, seguida por uma rotação para trás antes do arremesso. Estabeleça um padrão rítmico para arremessar a um parceiro ou contra a parede. Alterne os lados após cada série.

## Músculos envolvidos

**Primários:** peitoral maior, peitoral menor, deltoide (parte clavicular).
**Secundários:** transverso do abdome, oblíquo interno do abdome, oblíquo externo do abdome, multífido, tríceps braquial.

## Considerações sobre o exercício

O posicionamento lateral neste arremesso permite um forte movimento rotacional com o corpo. Embora pareça um movimento de socar, ele não é um jabe ou golpe direto para a frente, mas é similar a um golpe cruzado. A rotação do tronco e dos ombros alonga os músculos do *core* e permite maior produção de força. Para obter melhores resultados, desenvolva toda a amplitude de movimento a fim de aproveitar melhor a contribuição de todas as estruturas anatômicas de cima a baixo. As repetições devem ser fluidas e rápidas, com um movimento abrupto no final do arremesso. O padrão de recrutamento muscular é similar àquele usado no futebol americano por um jogador da linha ofensiva ao tentar passar por um adversário que o bloqueia, ou um jogador de basquete que usa os braços para esquivar-se da marcação.

### VARIAÇÃO

#### Passe lateral a partir da posição de afundo

Os passes laterais a partir da posição de afundo exigem maior esforço do *core* e da parte superior do corpo. Efetue o passe sobre a coxa, pela parte interna ou externa; execute séries em ambas as posições. Assuma a postura de afundo, com cerca de 30-50 cm entre o calcanhar de um pé e os dedos do outro, e afastados na largura dos ombros. Arremessos e passes devem ser potentes e rápidos. Mantenha a estabilidade vertical durante todo o exercício.

# PASSE LATERAL COM AS MÃOS POR BAIXO DA BOLA EM POSIÇÃO AJOELHADA

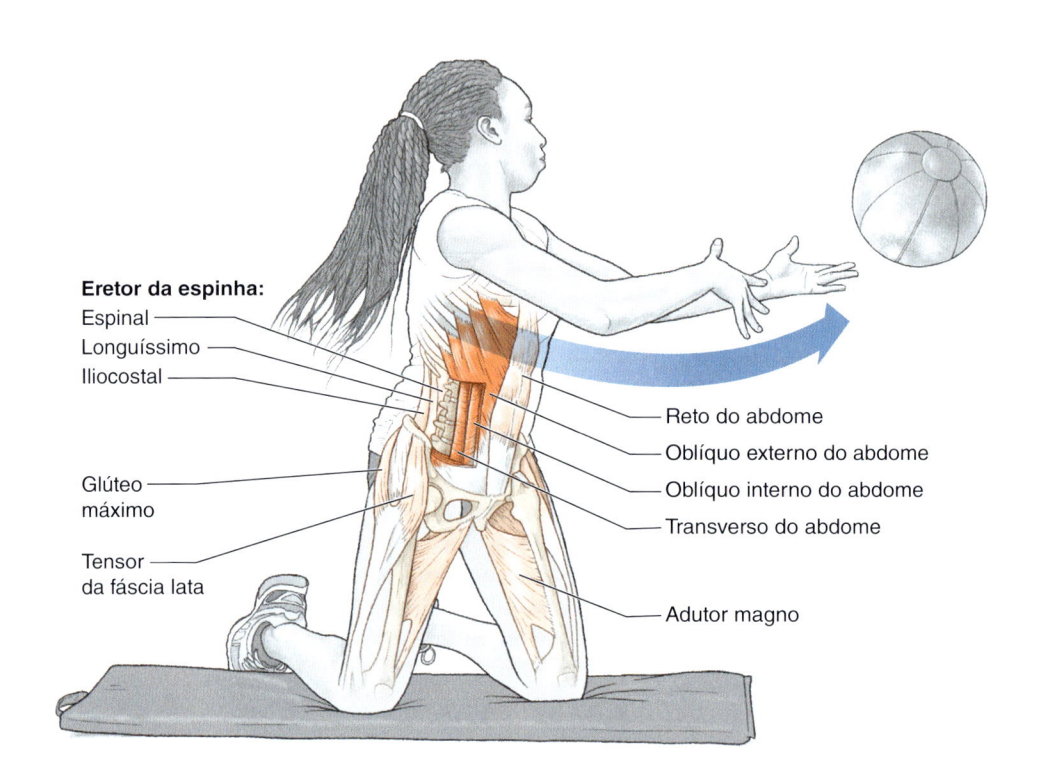

**Eretor da espinha:**
Espinal
Longuíssimo
Iliocostal

Glúteo máximo

Tensor da fáscia lata

Reto do abdome

Oblíquo externo do abdome

Oblíquo interno do abdome

Transverso do abdome

Adutor magno

## Execução

1. Fique ajoelhado em posição perpendicular ao sentido do arremesso. Segure a *medicine ball* na frente do corpo, na altura da cintura. O arremesso pode ser executado para um parceiro ou contra uma parede sólida. Ajoelhe-se sobre uma superfície macia ou coloque uma almofada apropriada ou colchonete para exercícios sob os joelhos.
2. Afaste a bola do sentido do arremesso, girando os ombros em relação aos quadris a fim de pré-alongar os músculos do *core*.
3. Arremesse vigorosamente a *medicine ball* para o outro lado passando junto ao abdome. Continue o movimento com os membros superiores (incluindo os ombros) ao liberar a bola.
4. Ao receber a bola de um parceiro ou um rebote da parede, avance para pegá-la e rode o corpo de volta para o lado mais distante, a fim de se preparar para o próximo arremesso.
5. Execute o arremesso para um lado do corpo em uma série e mude para o outro lado na próxima série.

# Músculos envolvidos

**Primários:** transverso do abdome, oblíquo interno do abdome, oblíquo externo do abdome, multífido.

**Secundários:** reto do abdome, eretor da espinha (iliocostal, longuíssimo, espinal), tensor da fáscia lata, adutor magno, glúteo máximo.

# Considerações sobre o exercício

Um passe lateral em posição ajoelhada requer maior rotação e mobilidade do *core* para alcançar uma amplitude de movimento apropriada nas fases de recebimento e de arremesso do que um passe lateral em pé. A tração da *medicine ball* para o lado deve ser potente, aproveitando a capacidade de geração de força da parte superior do corpo e do *core*. Execute passes rápidos e vigorosos junto a uma parede ou parceiro ou realize o passe de forma vigorosa com a maior distância possível em cada arremesso.

## VARIAÇÃO

### Passe rotacional para trás em posição ajoelhada

Uma amplitude de movimento ainda maior é necessária para girar os ombros a fim de permitir um passe rotacional para trás do corpo em posição ajoelhada. Em posição para receber o passe, o parceiro fica em pé atrás de você e ligeiramente para o lado. O passe devolvido pelo parceiro fornece um impulso adicional para o contramovimento ao lado oposto do corpo, gerando maior força para cada passe. Os passes rotacionais não precisam ser máximos, pois a intenção principal é alcançar maior amplitude de movimento pelos arremessos repetitivos de uma maneira forte e rítmica.

# PASSE DE *MEDICINE BALL* POR CIMA DA CABEÇA EM POSIÇÃO AJOELHADA

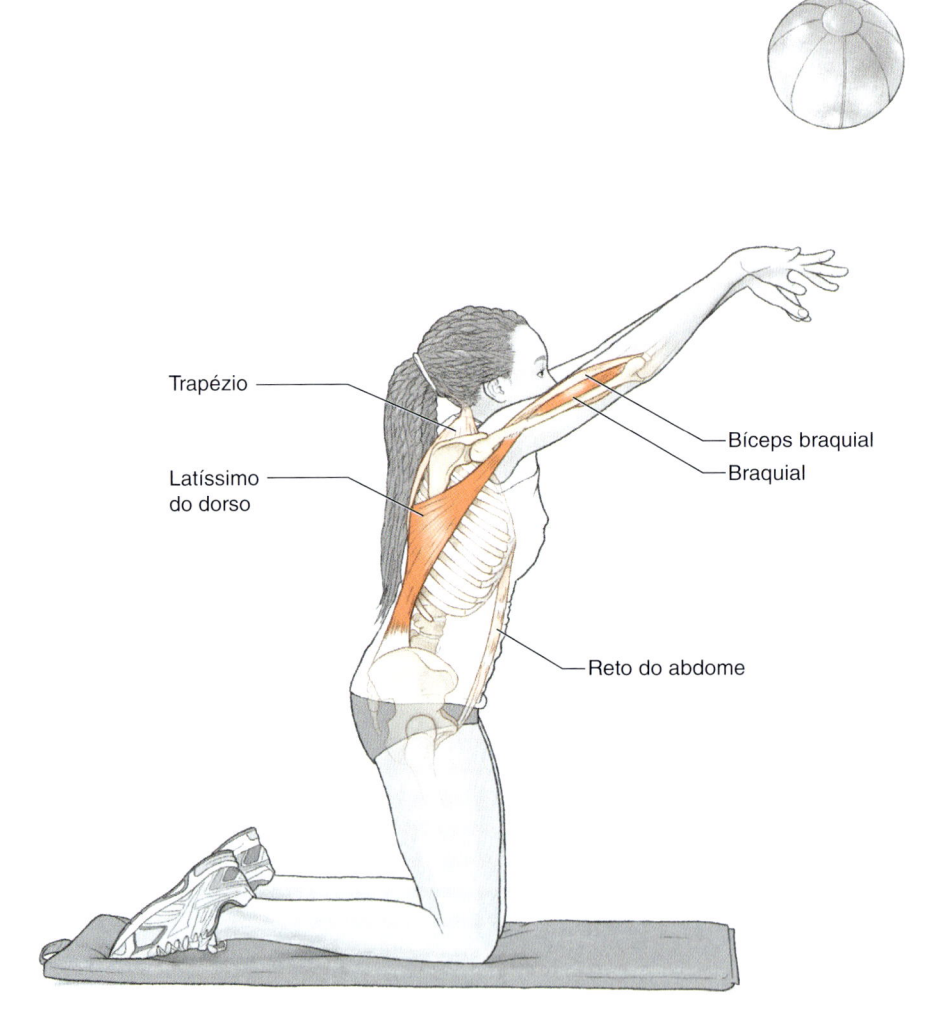

Trapézio

Latíssimo do dorso

Bíceps braquial

Braquial

Reto do abdome

## Execução

1. Comece o exercício a partir de uma posição ajoelhada bilateral sobre uma superfície macia.
2. Segure a *medicine ball* atrás da cabeça e em seguida arremesse-a com vigor para um parceiro ou contra uma parede firme.
3. Use uma *medicine ball* mais leve e uma distância menor entre você e seu parceiro ou a parede para passes mais fáceis a partir da posição ajoelhada, pois o arremesso nessa posição impõe maior estresse sobre os membros superiores e os ombros.
4. Receba a bola do arremesso de um parceiro ou rebote de uma parede no local inicial onde foi liberada. Ao recepcionar a bola acima da cabeça, conduza-a para trás da cabeça a fim de carregar os músculos primários e alongá-los em preparação para o próximo arremesso.
5. Mantenha-se firme durante todo o exercício com postura forte e estável em posição ajoelhada.

## Músculos envolvidos

**Primários:** latíssimo do dorso, braquial.
**Secundários:** reto do abdome, trapézio, bíceps braquial.

## Considerações sobre o exercício

O passe de *medicine ball* por cima da cabeça em posição ajoelhada impõe uma carga maior na parte superior do corpo e no *core* do que um passe em pé. Em posição ajoelhada, esperam-se passes mais curtos com velocidades mais baixas de arremesso do que na posição em pé, na qual uma quantidade maior de músculos e articulações está envolvida na soma de forças para a ação de arremesso.

### VARIAÇÃO

### Passe de *medicine ball* por cima da cabeça em posição ajoelhada com caída para a frente

Cair para a frente como parte do movimento de arremesso a partir da posição ajoelhada incorpora força e velocidade ao arremesso da *medicine ball*. Pratique sob condições submáximas para garantir que você possa completar o arremesso e desacelerar sua queda com segurança usando os membros superiores.

# PASSE ROTACIONAL LATERAL POR CIMA DA CABEÇA

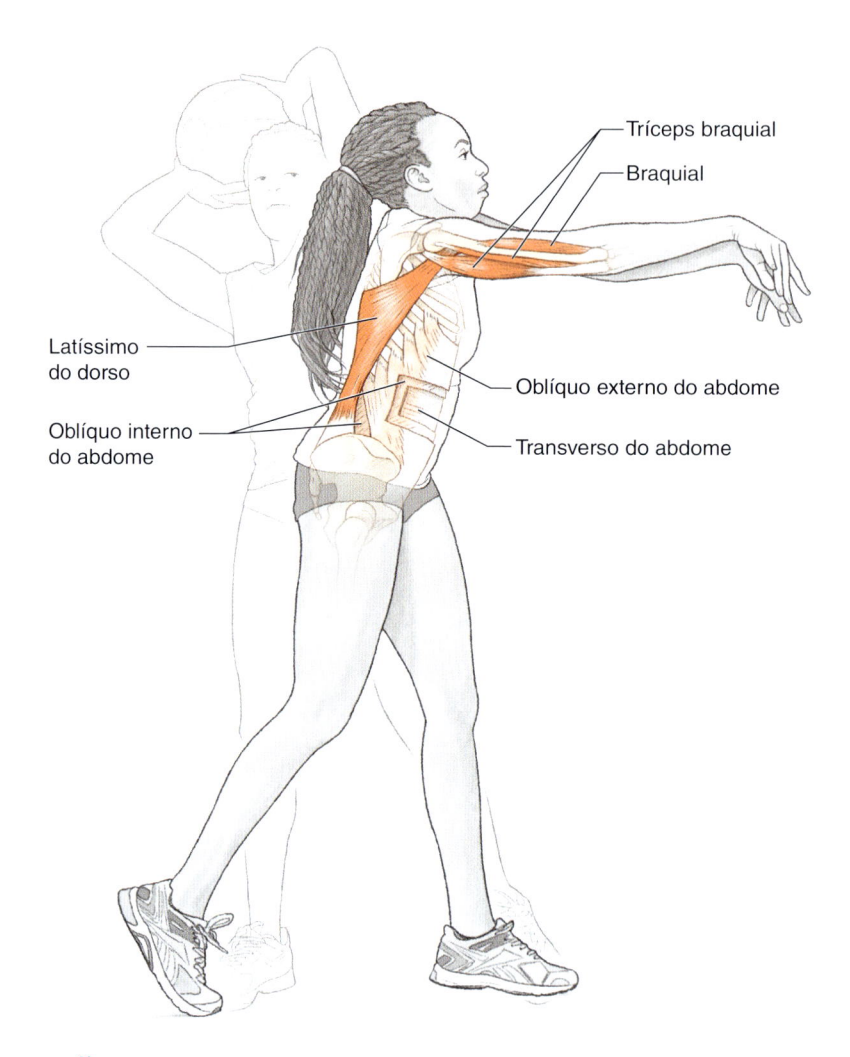

Tríceps braquial

Braquial

Latíssimo do dorso

Oblíquo externo do abdome

Oblíquo interno do abdome

Transverso do abdome

## Execução

1. Fique de lado para o sentido do arremesso com os pés afastados na largura dos ombros. Segure a *medicine ball* diretamente acima da cabeça.
2. Conduza a *medicine ball* até atrás da cabeça, flexionando os cotovelos e alongando os músculos tríceps braquiais.
3. Inicie o arremesso rodando o tronco para um lado e puxando a bola sobre a cabeça e para a frente.
4. Ao liberar a bola, o tronco pode inclinar-se para a frente e fornecer força posterior adicional para o arremesso.
5. Trabalhe um lado em uma série e alterne para o lado oposto na próxima série.

# Músculos envolvidos

**Primários:** latíssimo do dorso, braquial, tríceps braquial.

**Secundários:** transverso do abdome, oblíquo interno do abdome, oblíquo externo do abdome, multífido.

# Considerações sobre o exercício

O passe rotacional lateral por cima da cabeça combina a potência de rotação dos músculos do *core* com a força da parte superior do corpo (membros superiores, incluindo os ombros). O movimento de rotação e o arremesso são similares àqueles usados por um arremessador no beisebol ao carregar-se para arremessar em alta velocidade. Em ambos os casos, a potência de rotação e o uso de energia elástica armazenada contribuem para o desempenho do arremesso.

## VARIAÇÃO

### Passe rotacional lateral por cima da cabeça em posição ajoelhada

Realizar o mesmo passe por cima da cabeça a partir de uma posição ajoelhada enfatiza ainda mais a contribuição dos músculos do *core* e da parte superior do corpo para um arremesso forte. Você pode inclinar-se no cíngulo pélvico antes de liberar a bola para obter ainda mais força no arremesso. Certifique-se de escolher uma *medicine ball* com peso adequado, pois os arremessos a partir das posições ajoelhada e sentada exigem mais esforço dos ombros. Além disso, escolha um piso macio ou superfície de campo para evitar impactos nos joelhos. Em alguns casos, você pode precisar de colchonetes para exercícios a fim de lhe proporcionar uma superfície confortável para ajoelhar-se.

# PASSE LATERAL POR CIMA DA CABEÇA NO ESTILO DO BEISEBOL

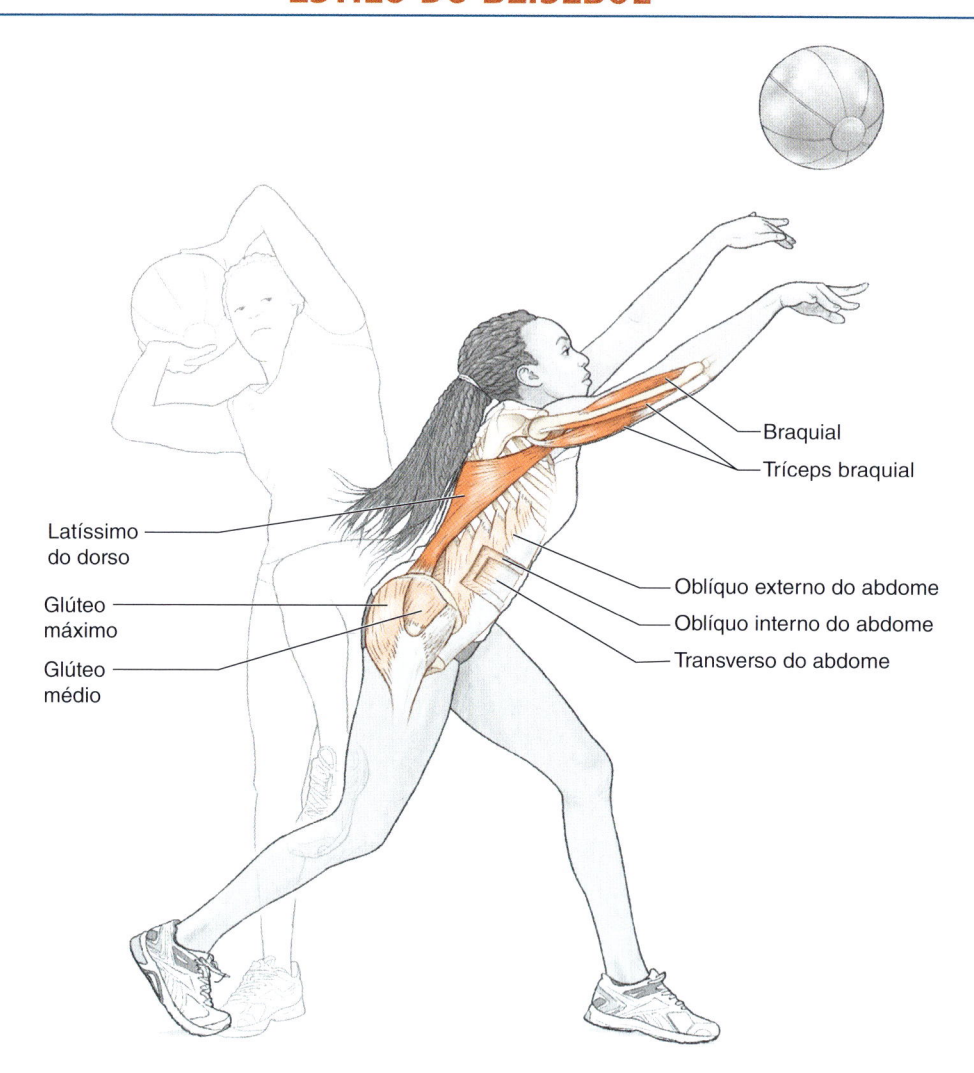

Braquial

Tríceps braquial

Latíssimo do dorso

Glúteo máximo

Glúteo médio

Oblíquo externo do abdome

Oblíquo interno do abdome

Transverso do abdome

## Execução

1. Fique de lado para o sentido do arremesso com os pés afastados na largura dos ombros. Segure a *medicine ball* perto do corpo na altura do tórax.
2. Leve a *medicine ball* até uma posição lateral ao ombro e mais afastada do sentido do arremesso. Ao mesmo tempo, levante o joelho mais próximo do alvo pretendido (parceiro ou parede) a fim de se preparar para um afundo dinâmico. Continue a girar a *medicine ball* atrás da cabeça.
3. À medida que a bola se aproxima da região atrás da cabeça, caia no sentido do arremesso pretendido e comece a puxar a bola para a frente sobre a cabeça.

4. Arremesse a bola dando um passo à frente com o membro inferior do afundo e puxe a bola vigorosamente para a frente com as duas mãos.
5. Termine o arremesso continuando o movimento com os membros superiores e aterrissando em afundo. É comum trabalhar igualmente os dois lados com esse arremesso para desenvolver equilíbrio global em força e mobilidade. Você pode realizar esse exercício com repetições alternadas ou trabalhar um lado por série de arremessos.

## Músculos envolvidos

**Primários:** latíssimo do dorso, braquial, tríceps braquial.
**Secundários:** transverso do abdome, oblíquo interno do abdome, oblíquo externo do abdome, multífido, glúteo máximo, glúteo médio.

## Considerações sobre o exercício

Você pode realizar um arremesso lateral por cima da cabeça mais dinâmico ao simular a mecânica de um arremesso no beisebol. O ato de conduzir a bola acima da cabeça em um movimento semicircular e cair em uma posição de afundo ao liberar a bola no arremesso aproveita melhor as propriedades elásticas da parte superior do corpo e o impulso do corpo. A sincronia dos componentes mecânicos desse arremesso o torna um movimento muito mais complexo para ser praticado por atletas avançados. Você pode executar arremessos para um lado do corpo por série ou de maneira alternada na mesma série.

## VARIAÇÃO

### Passe por cima da cabeça no estilo do beisebol a partir da posição de afundo

Como exercício preliminar, você pode executar um passe no estilo do beisebol a partir da posição de afundo, com um pé na frente do corpo e o outro joelho apoiado no chão. Essa posição de afundo estacionária representa apenas a posição final do movimento completo do passe lateral por cima da cabeça no estilo do beisebol, mas permite que você se concentre na parte superior do corpo para o arremesso. Menor quantidade de força é gerada a partir do afundo para o arremesso, e a principal contribuição do arremesso provém dos membros superiores.

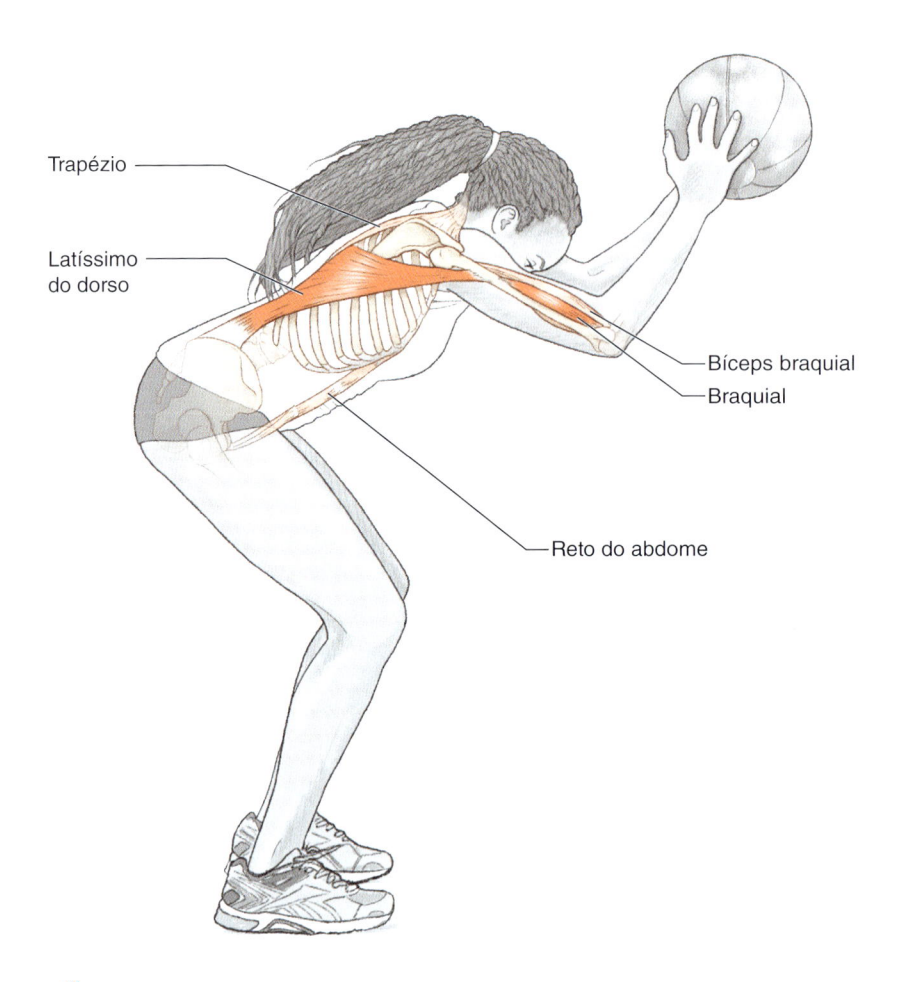

Trapézio

Latíssimo do dorso

Bíceps braquial

Braquial

Reto do abdome

## Execução

1. Fique em posição vertical com os pés afastados na largura dos quadris. Segure a *medicine ball* diretamente acima da cabeça, com os membros superiores estendidos por completo.
2. Inicie o movimento inclinando-se para a frente na cintura e soltando o tronco com força para desenvolver tensão nos membros superiores e ombros.
3. Com os membros superiores estendidos, arremesse a bola ao solo em um ponto situado a pelo menos 25 centímetros de distância dos pés para garantir que a bola não volte para o seu rosto.
4. Repita os arremessos de maneira metódica, sem pressa, de repetição a repetição.

## Músculos envolvidos

**Primários:** latíssimo do dorso, braquial.
**Secundários:** reto do abdome, iliopsoas, trapézio, bíceps braquial.

## Considerações sobre o exercício

O arremesso vigoroso ao solo de *medicine ball* é um exercício dinâmico que trabalha a musculatura anterior necessária para braçadas potentes da natação e outras atividades esportivas que envolvem arremesso ou agarramento. O movimento começa com a musculatura do *core* e prossegue pelos membros superiores. É possível que o movimento de arremesso seja muito estressante para os ombros, portanto, escolha uma *medicine ball* de peso adequado de modo que não te sobrecarregue. Além disso, nas sessões iniciais são aconselháveis poucas repetições para garantir que a técnica seja otimizada antes que volumes maiores de trabalho sejam incorporados.

## VARIAÇÃO

### Arremesso vigoroso ao solo com rotação

Você pode executar uma versão rotacional desse exercício de modo que a *medicine ball* seja arremessada para baixo com força para cada lado do corpo. O exercício é elaborado de forma semelhante ao arremesso vigoroso ao solo padrão, porém você começa a virar para um lado à medida que inicia o movimento descendente. Esta variação enfatiza ainda mais os músculos oblíquos do abdome no *core*.

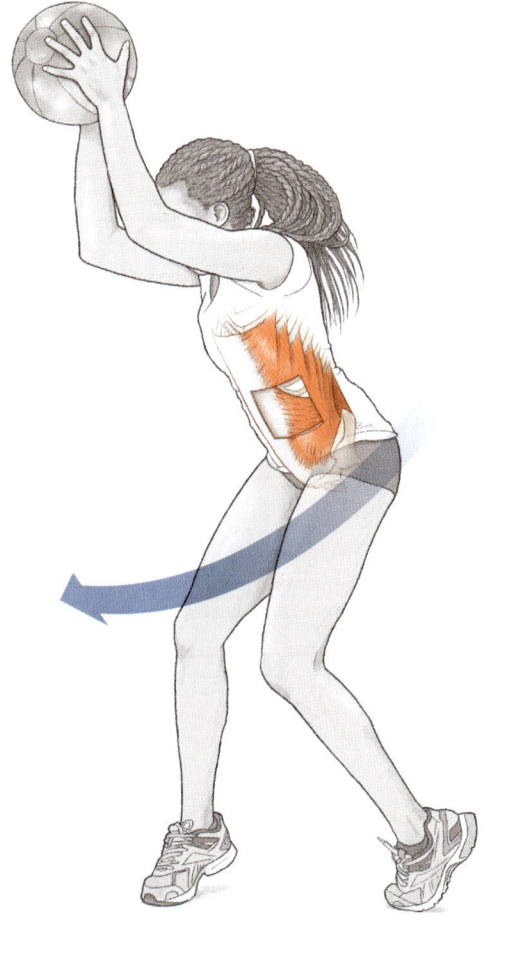

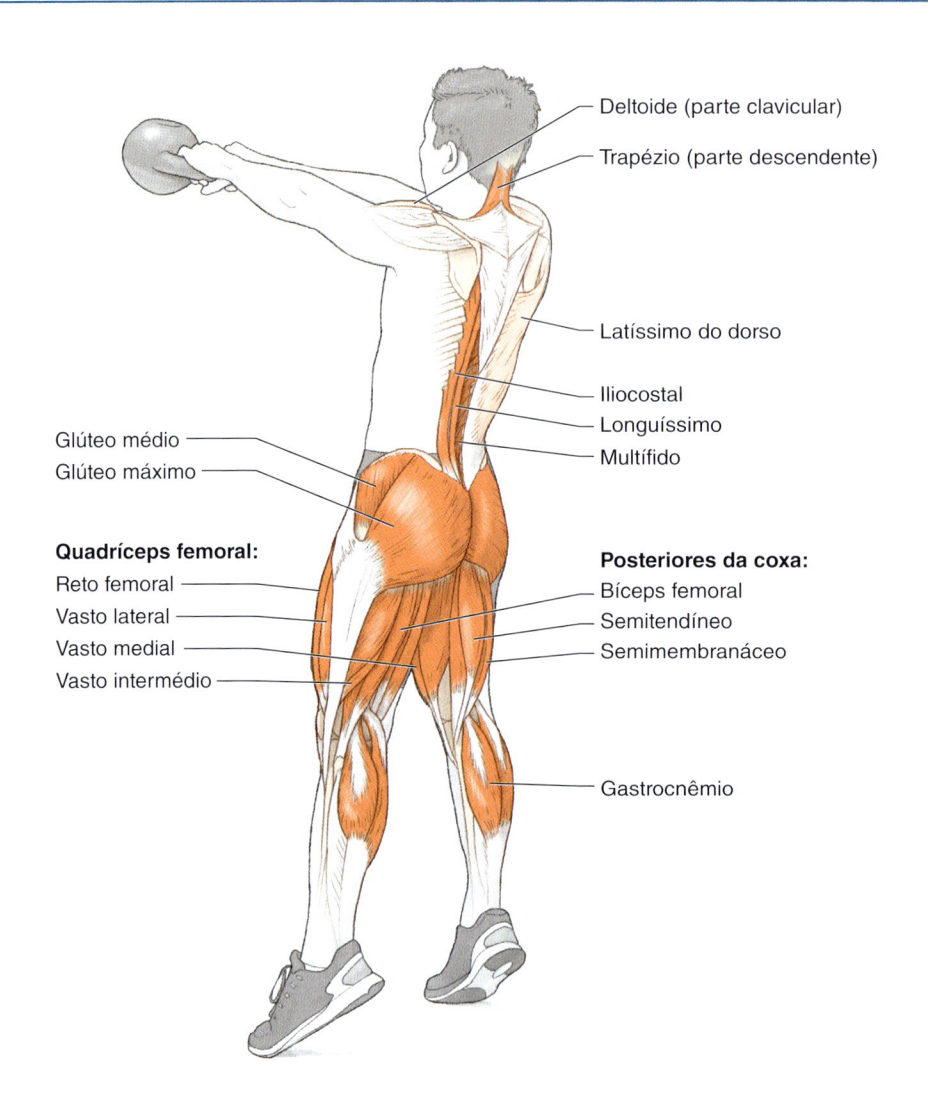

Deltoide (parte clavicular)

Trapézio (parte descendente)

Latíssimo do dorso

Iliocostal

Longuíssimo

Multífido

Glúteo médio

Glúteo máximo

**Quadríceps femoral:**

Reto femoral

Vasto lateral

Vasto medial

Vasto intermédio

**Posteriores da coxa:**

Bíceps femoral

Semitendíneo

Semimembranáceo

Gastrocnêmio

## Execução

1. Fique em pé. Segure um *kettlebell* com as duas mãos na frente do corpo, na altura do cíngulo pélvico. Posicione os pés mais afastados que a largura dos ombros, com os dedos voltados ligeiramente para a lateral.
2. Na fase de agachamento, mantenha o dorso reto e a cabeça e os olhos voltados para a frente. Durante a descida, empurre os quadris para trás à medida que o *kettlebell* desce e se aproxima do solo.
3. Para iniciar a fase de balanço, estenda o *kettlebell* entre os membros inferiores até os antebraços entrarem em contato com a virilha. Impulsione os quadris para a frente e para cima

enquanto retorna o dorso à posição vertical, permitindo que o *kettlebell* se mova para a frente e para cima em um arco.

4. Estenda os membros superiores para cima até o nível logo acima do tórax, continuando o impulso gerado a partir dos membros inferiores e do dorso, mas sem gerar força apenas com os membros superiores para obter mais altura.
5. No ápice do arco descrito pelo *kettlebell*, permita que o peso descreva a trajetória do arco original ao descer. Agache-se para absorver a velocidade e o peso do *kettlebell*, desacelerando o peso até a mesma posição inicial entre os membros inferiores.
6. Execute a quantidade estabelecida de repetições.

## Músculos envolvidos

**Primários:** glúteo máximo, glúteo médio, posteriores da coxa (semitendíneo, bíceps femoral, semimembranáceo), quadríceps femoral (reto femoral, vasto lateral, vasto medial, vasto intermédio), gastrocnêmio.

**Secundários:** deltoide (parte clavicular), multífido, longuíssimo do tórax, iliocostal, latíssimo do dorso, trapézio (parte descendente).

## Considerações sobre o exercício

O balanço de *kettlebell* é um bom exercício para introduzir um movimento potente de tração que envolve a impulsão dos quadris e a tripla extensão por meio dos tornozelos, joelhos e quadris. A transição da produção de força da parte inferior para a parte superior do corpo por meio do balanço do *kettlebell* reforça a contribuição de ambas as regiões do corpo no desenvolvimento de potência corporal global. O padrão de habilidade dinâmica desenvolvido pelo balanço do *kettlebell* oferece benefícios para atividades explosivas de corrida e salto exigidas na maioria dos esportes.

### VARIAÇÃO

### Balanço de *kettlebel* com um membro superior

Balanços de *kettlebell* com um membro superior distribuem a carga pelo membro utilizado para segurá-lo e o corpo realiza pequenos ajustes para contrabalançar a carga assimétrica. A mecânica do balanço com um membro superior é semelhante à de um balanço com os dois membros, exceto pela ligeira rotação do tronco na parte inferior do movimento. Selecione um *kettlebell* de peso adequado para minimizar a probabilidade de execução biomecânica inadequada.

# EMPURRÃO EM SACO DE PANCADAS

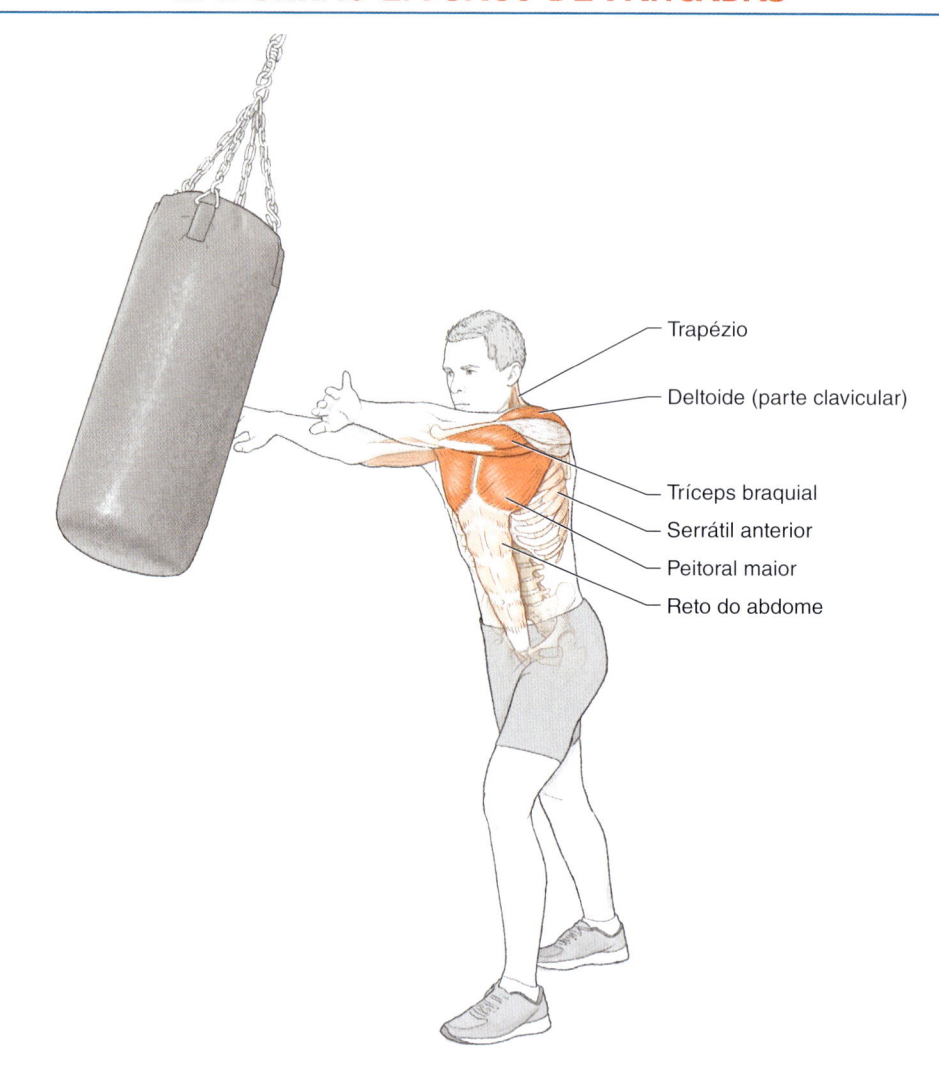

Trapézio

Deltoide (parte clavicular)

Tríceps braquial

Serrátil anterior

Peitoral maior

Reto do abdome

## Execução

1. Fique em pé na frente de um saco de pancadas suspenso, com os membros inferiores afastados no sentido anteroposterior, a fim de lhe proporcionar maior estabilidade durante o exercício. Posicione os pés de modo a deixar 10 a 20 cm entre o calcanhar de um pé aos dedos do outro e afaste-os na largura dos ombros.

2. Apoie as duas mãos no saco de pancadas com os cotovelos ao lado do tronco. Empurre o saco para a frente com a máxima força e estenda totalmente os cotovelos.

3. Permita que o saco de pancadas balance para a frente e para trás. Prepare-se para entrar em contato com ele utilizando as duas mãos. Desacelere-o ao se aproximar do tórax, tocando-o com as duas mãos e com a mesma pressão.

4. Inverta o sentido do balanço do saco de pancadas com um forte empurrão. Execute a quantidade estabelecida de repetições.

# Músculos envolvidos

**Primários:** peitoral maior, tríceps braquial, deltoide (parte clavicular).
**Secundários:** serrátil anterior, trapézio, reto do abdome.

# Considerações sobre o exercício

Usar um saco de pancada para treinamento explosivo da parte superior do corpo é um meio eficaz de se preparar para as exigências dos esportes de contato e combate. Antecipar o movimento de avanço do saco de pancadas e preparar as mãos e a parte superior do corpo para contato forçado envolve coordenação, força excêntrica e potência. O uso do reflexo de estiramento na recepção e propulsão do saco de pancadas condiciona a parte superior do corpo a atuar de maneira relativamente controlada e maximiza a saúde e a segurança.

## VARIAÇÃO

### Empurrão em saco de pancadas com um membro superior

O empurrão em saco de pancadas com um membro superior treina a potência rotacional necessária para movimentos de arremesso ou socos. O exercício combina a força dos membros inferiores e a potência da parte superior do corpo para desenvolver capacidade explosiva com um membro superior. Empurrões contínuos do saco de pancadas são úteis para treinar a potência elástica e as qualidades gerais de força. As séries de empurrão em saco de pancadas com um membro superior não devem incluir mais de seis repetições por braço em um treino explosivo. Fique em pé ao lado do saco de pancadas com os membros inferiores afastados no sentido anteroposterior.

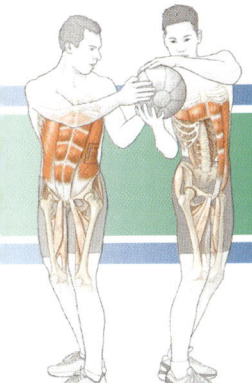

**N**enhum programa de exercícios seria completo sem abordar as contribuições específicas dos músculos do *core* e do dorso. Embora o objetivo de qualquer programa de exercícios seja trabalhar músculos específicos com movimentos individuais, pode-se dizer que todos os movimentos pliométricos dependem muito não apenas da capacidade de produção e transferência de força do *core*, mas também da capacidade de manter uma postura forte durante a execução de um exercício. Dessa forma, os músculos do abdome (Fig. 7.1) e do dorso muitas vezes desempenham um papel duplo: um envolvendo habilidade dinâmica e o outro exigindo contrações estáticas fortes e estáveis. Levando em conta o papel integral desses músculos no desempenho esportivo, você deve tomar cuidado ao selecionar exercícios específicos que recrutem a musculatura do *core* e do dorso, de maneira que simulem especificamente os movimentos do esporte.

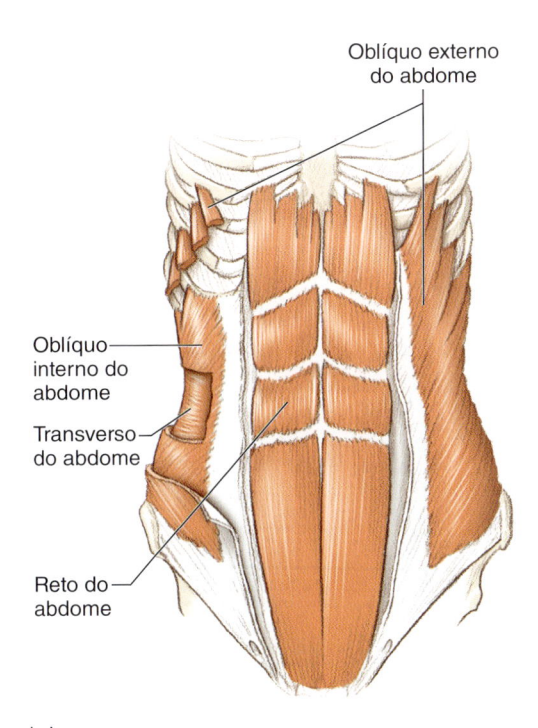

Oblíquo externo
do abdome

Oblíquo
interno do
abdome

Transverso
do abdome

Reto do
abdome

**Figura 7.1**   Músculos do abdome.

Os músculos que compõem o *core* são frequentemente classificados como músculos internos e externos. Essas classificações especificam a localização e função referentes aos músculos. Os músculos internos do *core* têm a responsabilidade principal de propiciar estabilidade à região mediana do corpo para uma postura ideal e manutenção da integridade corporal durante movimentos explosivos. Os músculos externos do *core* (Fig. 7.2) estão envolvidos na produção e assistência de habilidades dinâmicas, como corrida de velocidade, salto e arremesso. A extensão, flexão e rotação do tronco envolvem os músculos externos do *core* durante a produção de força externa e a resistência do movimento em vários planos. Em decorrência da complexidade dos movimentos do esporte, o envolvimento da musculatura interna e externa do *core* é importante a qualquer momento e ela deve estar preparada para isso.

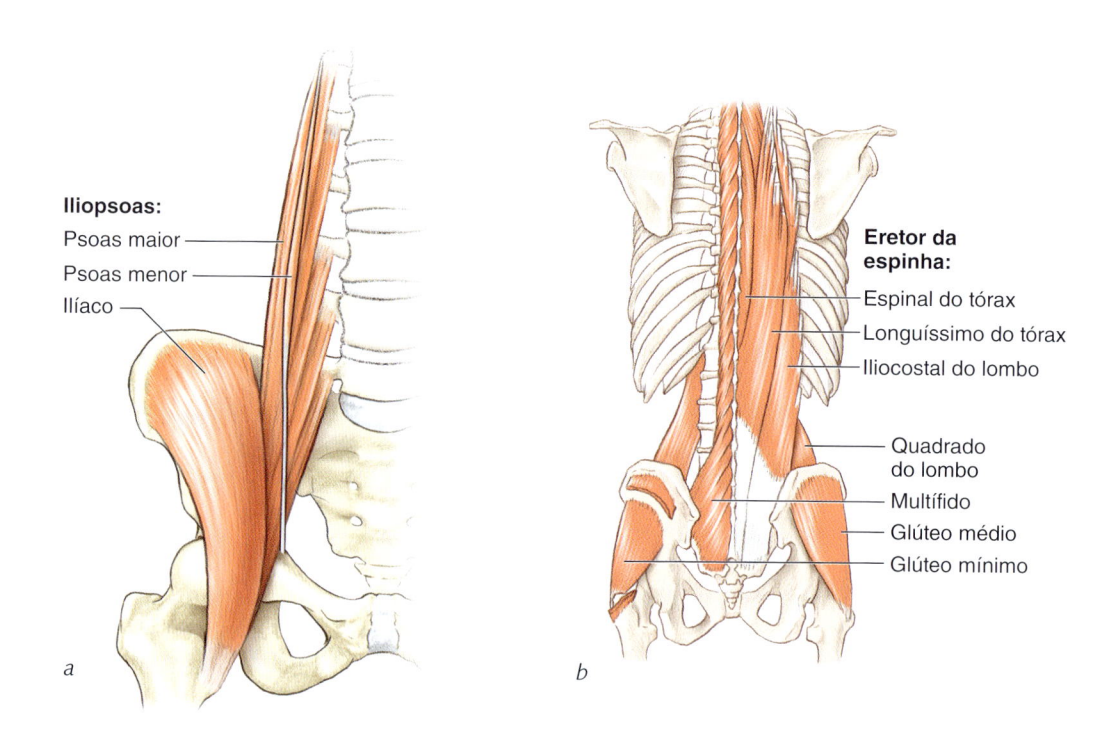

**Figura 7.2**   Músculos externos do *core*. *(a)* vista anterior; *(b)* vista posterior.

Os músculos internos do *core* incluem o transverso do abdome, multífido, diafragma e a musculatura do assoalho pélvico. Esses músculos se associam para proporcionar sustentação em torno da coluna de modo sinérgico, sobretudo durante movimentos pliométricos dinâmicos e explosivos, como saltos e arremessos. Os músculos externos do *core* abrangem o reto do abdome, o grupo eretor da espinha (iliocostal, longuíssimo e espinal) e os oblíquos interno e externo do abdome. Enquanto os músculos internos do *core* proporcionam estabilidade e sustentação da coluna vertebral, os músculos externos auxiliam na produção de força e potência durante movimentos esportivos. Todos esses músculos trabalham de maneira coordenada a fim de produzir flexão do tronco (reto do abdome e iliopsoas), extensão do tronco (eretor da espinha associado aos extensores do quadril, como os glúteos e posteriores da coxa), ou rotação do tronco e flexão lateral (oblíquos interno e externo do abdome). Todos esses músculos devem ser treinados de maneira equilibrada e coordenada, não apenas para melhorar o desempenho esportivo, mas também para minimizar a probabilidade de lesões.

Lembre-se de que quase todos os exercícios identificados neste livro envolvem uma contribuição significativa dos músculos do abdome e do dorso, associados à estabilização da coluna vertebral ou produção de movimento explosivo. A adição de exercícios específicos para um maior desenvolvimento da força do *core* deve ser incluída de modo eficaz no plano geral de treinamento, minimizando a possibilidade de lesões por uso excessivo.

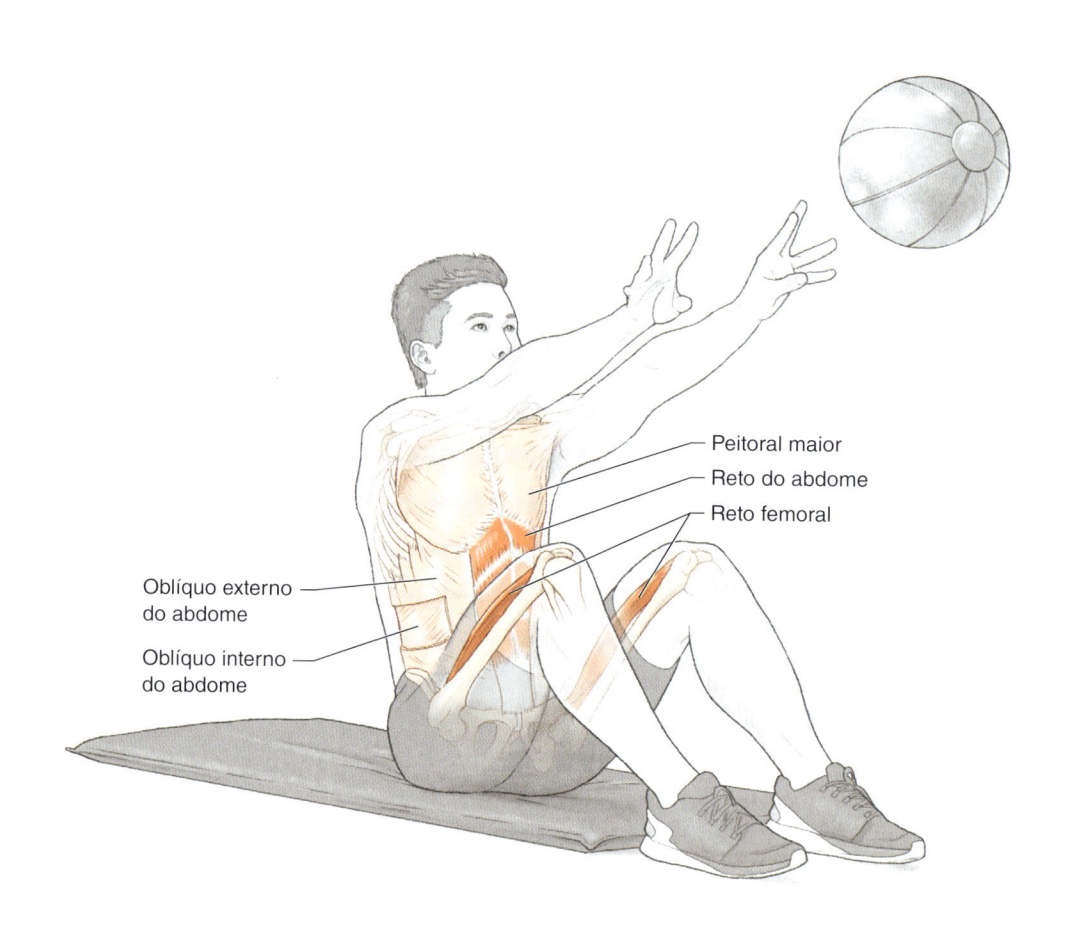

Peitoral maior

Reto do abdome

Reto femoral

Oblíquo externo do abdome

Oblíquo interno do abdome

## Execução

1. Sente-se no solo, segurando uma *medicine ball* na frente do corpo, na altura do tórax. Flexione os joelhos cerca de 90 graus.
2. Desça o tronco até o solo de maneira suave e controlada, mantendo a *medicine ball* na frente do corpo e próxima ao tórax.
3. Execute um forte abdominal com a bola na frente do corpo, à medida que acelera o tronco para cima e para a frente.

4. Na parte superior do abdominal, arremesse a *medicine ball* vigorosamente para um parceiro ou contra uma parede sólida. O parceiro devolverá a bola no nível do tórax para a próxima repetição. No caso de rebote na parede, aproxime-se dela o suficiente para assegurar que a bola retorne à altura do tórax.
5. No momento em que a *medicine ball* retornar, pegue-a na frente do corpo e aproxime-a novamente do tórax. Ao recebê-la, use o impulso da bola para retornar o tronco até o solo. Repita o movimento vigoroso de abdominal e o arremesso.

## Músculos envolvidos

**Primários:** reto do abdome, iliopsoas, reto femoral.
**Secundários:** oblíquo interno do abdome, oblíquo externo do abdome, peitoral maior.

## Considerações sobre o exercício

O abdominal e passe de peito com *medicine ball* fortalece os músculos externos do *core* envolvidos na flexão dinâmica do tronco e dos quadris e requer um forte arremesso com a parte superior do corpo na conclusão do movimento. Esse movimento repetitivo de passe com a *medicine ball* pode ser realizado com um parceiro ou contra uma parede. O movimento de empurrar (arremesso) na parte superior do abdominal deve ser firme e potente, aproveitando o impulso do abdominal com um passe de peito explosivo. Ao treinar potência abdominal, realize 6 a 8 repetições em alta velocidade. Para trabalho de resistência de força, execute 10 a 20 repetições. Para as sessões iniciais, escolha uma *medicine ball* de 3 a 4 kg a fim de desenvolver força geral e capacidade de trabalho. À medida que a força aumenta, você pode progredir para uma bola mais pesada.

### VARIAÇÃO

#### Abdominal e passe com *medicine ball* acima da cabeça

Combine o movimento de abdominal com um passe acima da cabeça para proporcionar um alongamento extra aos músculos externos do *core*, incluindo o reto do abdome e o psoas. Segure a *medicine ball* acima da cabeça, deixando o impulso dela conduzi-lo ao solo. Os membros permanecem estendidos segurando a bola acima da cabeça durante a primeira metade do abdominal. O movimento de passe ocorre no início da ação ascendente do abdominal com o tronco acompanhando o arremesso. Execute arremessos repetitivos para desenvolver potência ou resistência de força. Nas sessões iniciais, use uma *medicine ball* um pouco mais leve a fim de condicionar gradualmente o alongamento e a carga adicionais gerados pelo abdominal com passe acima da cabeça.

# PASSE DE *MEDICINE BALL* EM DECÚBITO DORSAL PARA O *CORE*

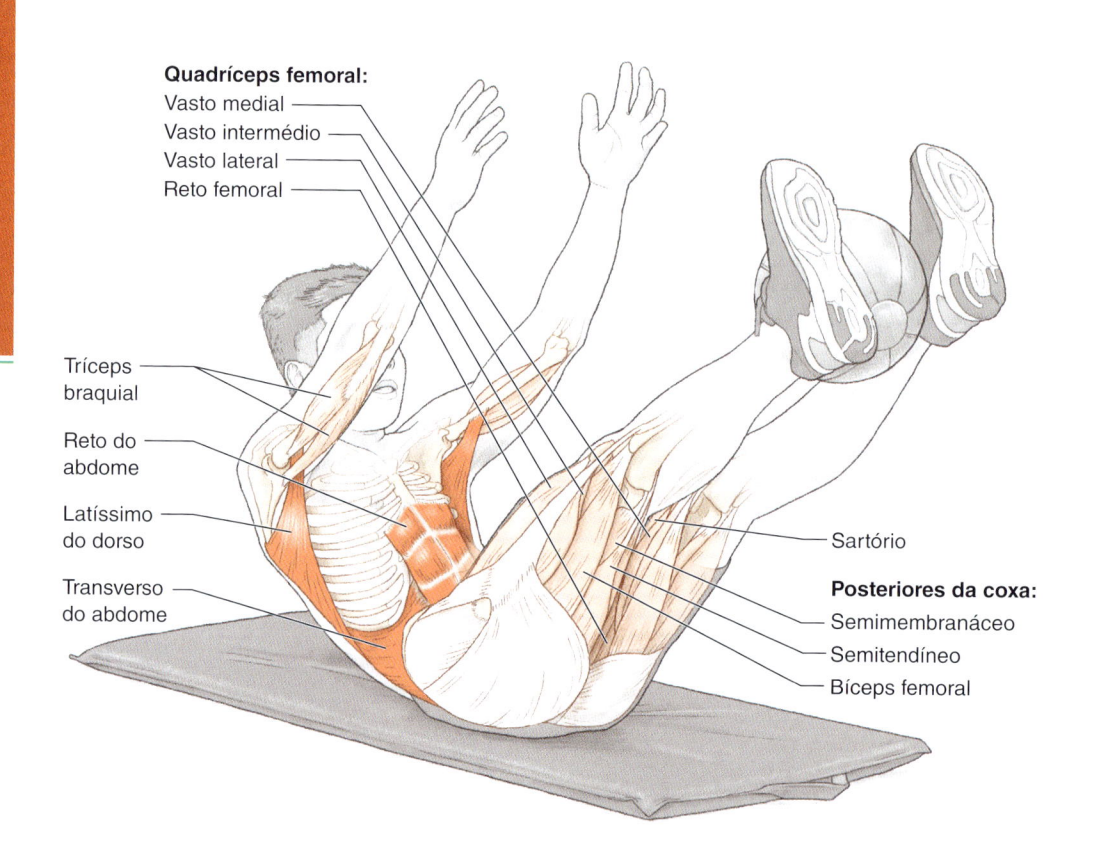

**Quadríceps femoral:**
Vasto medial
Vasto intermédio
Vasto lateral
Reto femoral

Tríceps braquial

Reto do abdome

Latíssimo do dorso

Transverso do abdome

Sartório

**Posteriores da coxa:**
Semimembranáceo
Semitendíneo
Bíceps femoral

## Execução

1. Posicione-se em decúbito dorsal com os membros inferiores estendidos e paralelos um ao outro, e os membros superiores estendidos acima da cabeça, segurando uma *medicine ball*.
2. Levante o tronco e os membros inferiores do solo, mantendo os membros superiores estendidos acima da cabeça, e passe a *medicine ball* das mãos para uma posição entre os pés.
3. Retorne à posição de decúbito dorsal, em extensão total, com a *medicine ball* imobilizada entre os pés.
4. Levante a bola com os membros inferiores à medida que o tronco se eleva. Passe a bola dos pés para as mãos e retorne lentamente à posição de decúbito dorsal inicial.
5. Execute o número estabelecido de repetições de maneira rítmica e controlada.

## Músculos envolvidos

**Primários:** reto do abdome, transverso do abdome, iliopsoas, latíssimo do dorso.

**Secundários:** sartório, quadríceps femoral (reto femoral, vasto lateral, vasto medial, vasto intermédio), tríceps braquial, posteriores da coxa (bíceps femoral, semitendíneo, semimembranáceo).

## Considerações sobre o exercício

O passe de *medicine ball* em decúbito dorsal é um ótimo exercício de força para desenvolver a musculatura do *core*, mas também requer uma parcela significativa de coordenação. O volume de controle e estabilidade do corpo necessário para passar a bola pesada das mãos para os pés e vice-versa é considerável e também envolve flexibilidade no dorso e nos músculos posteriores da coxa. Embora esse exercício não seja considerado um exercício dinâmico para o *core*, ele ajuda a desenvolver maior força e mobilidade gerais do *core*.

## VARIAÇÃO

### Passe de *medicine ball* com rotação em decúbito dorsal para o *core*

Modifique este exercício mediante a inclusão de uma simples rotação para qualquer lado depois que a bola passar dos pés para as mãos. Em vez de conduzir a bola até uma posição acima da cabeça, estenda os membros superiores para um lado a fim de alongar e recrutar dois músculos do *core*, os oblíquos interno e externo do abdome. Em seguida, conduza a bola de volta à região mediana do corpo para devolver o passe aos pés.

# TROCA DE *MEDICINE BALL* COM PARCEIRO E ABDOMINAL *CRUNCH*

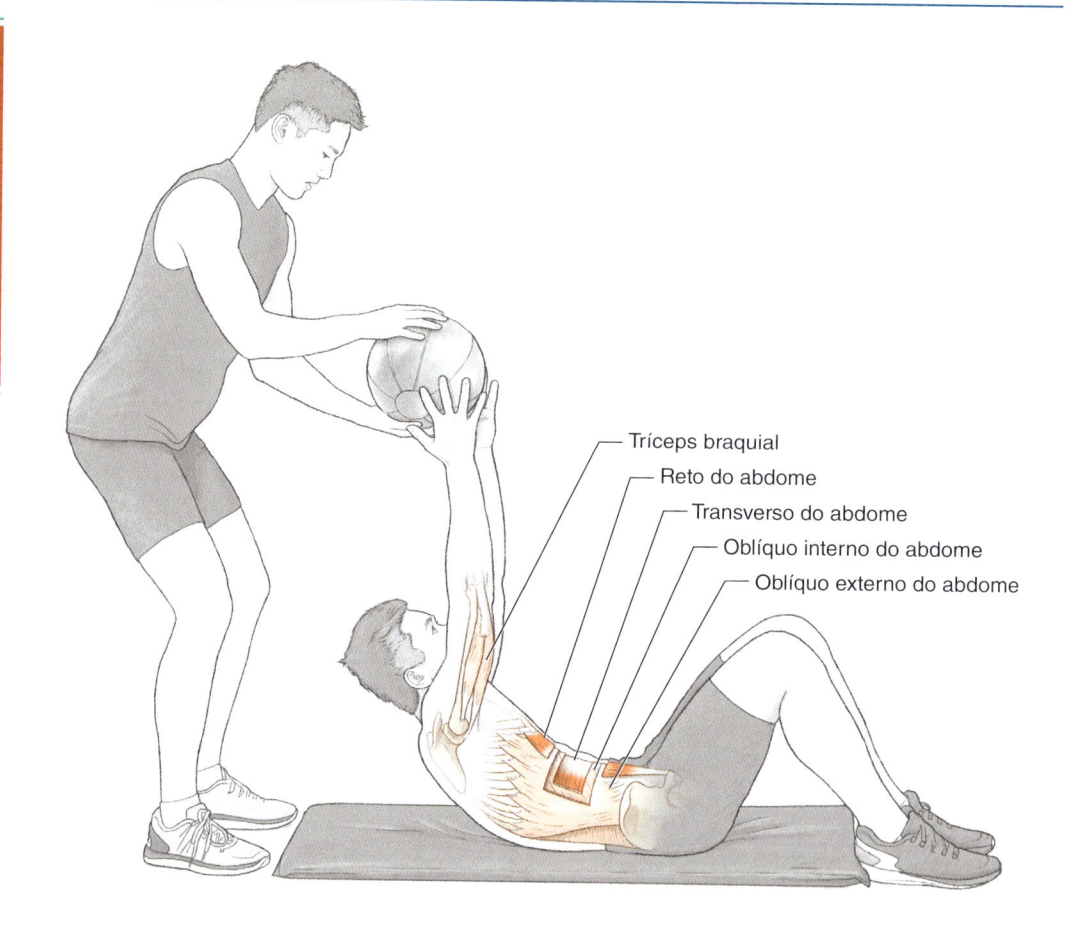

Tríceps braquial
Reto do abdome
Transverso do abdome
Oblíquo interno do abdome
Oblíquo externo do abdome

## Execução

1. Posicione-se em decúbito dorsal com os joelhos flexionados a 90 graus. Peça a um parceiro para posicionar-se em pé, segurando uma *medicine ball*, com os pés logo atrás da sua cabeça.

2. O parceiro segura a *medicine ball* a uma determinada altura, de modo que você tenha que levantar o tronco do solo para pegá-la.

3. Levante o tronco, pegue a bola e retorne com ela ao solo, mantendo os membros superiores estendidos.

4. Na próxima repetição, levante o tronco e devolva a bola às mãos do parceiro e, em seguida, retorne ao solo.

5. Execute o número estabelecido de repetições de maneira rítmica e controlada, pegando e devolvendo a bola alternadamente.

## Músculos envolvidos

**Primários:** reto do abdome, transverso do abdome, iliopsoas.
**Secundários:** oblíquo interno do abdome, oblíquo externo do abdome, tríceps braquial.

## Considerações sobre o exercício

A troca de *medicine ball* com parceiro e abdominal *crunch* é um exercício repetitivo de flexão do tronco que envolve a alternância entre pegar a *medicine ball* e devolvê-la às mãos de seu parceiro em cada repetição. O exercício desenvolve força abdominal geral e pode ser realizado com várias repetições para aumentar a resistência de força nos músculos anteriores do *core*. Você pode executar 10 a 50 repetições por série. Nas sessões iniciais, escolha uma *medicine ball* de 2 a 3 kg para desenvolver força geral e capacidade de trabalho. À medida que a força aumenta, progrida para o uso de uma bola mais pesada.

## VARIAÇÃO

### Troca de *medicine ball* com parceiro e abdominal *crunch* com um alvo em movimento

Em vez de estabelecer um local fixo para recepção e devolução da *medicine ball*, o parceiro pode movimentar a bola. Isso te obriga a reagir ao movimento da bola e também recruta outros músculos do *core* para permitir o movimento lateral e alguma rotação variável. Pode ser que você precise pegar a bola no alto, lateralmente a seu ombro direito, e depois devolvê-la lateralmente ao ombro esquerdo. Esses tipos de padrões variáveis simulam movimentos reais do tronco necessários em esportes como o boxe.

# PASSE LATERAL DE *MEDICINE BALL* EM POSIÇÃO SENTADA

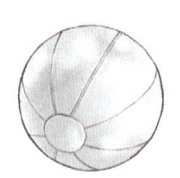

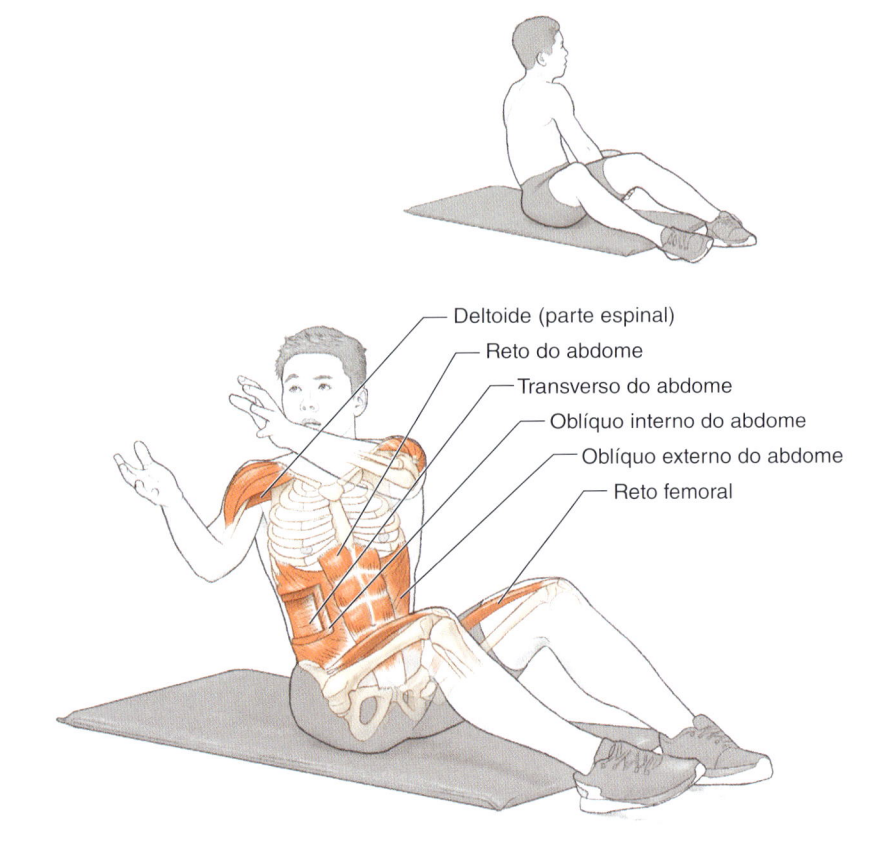

Deltoide (parte espinal)
Reto do abdome
Transverso do abdome
Oblíquo interno do abdome
Oblíquo externo do abdome
Reto femoral

## Execução

1. Sente-se no solo. Segure a *medicine ball* na frente do abdome. Flexione os joelhos cerca de 90 graus.
2. Leve a bola para o lado, no sentido oposto ao do passe, a fim de criar um contramovimento rotacional com os ombros.
3. Inicie o passe girando os ombros no sentido do arremesso e puxando a bola com força na frente do corpo para lançá-la ao parceiro ou contra uma parede sólida. O parceiro devolverá o passe na área da cintura para a próxima repetição. No caso de rebote na parede, aproxime--se dela o suficiente para assegurar que a bola retorne na altura da cintura.
4. Ao recepcionar a bola, permita que o peso dela gire seus ombros no sentido contrário ao do passe e inicie novamente a sequência de passes.

## Músculos envolvidos

**Primários:** reto do abdome, transverso do abdome, oblíquo interno do abdome, oblíquo externo do abdome.

**Secundários:** iliopsoas, deltoide (parte espinal), reto femoral.

## Considerações sobre o exercício

Passes laterais de *medicine ball* em posição sentada carregam os músculos do *core* com um padrão de movimento rotacional. Seu corpo deve exercer algum grau de estabilização para manter a postura sentada, além de permitir o movimento pelo *core* para o passe lateral. Dessa forma, o exercício recruta os músculos internos e externos do *core*. Realize passes rotacionais curtos e rápidos para simular movimentos rotacionais rápidos necessários para a corrida de velocidade ou execute passes rotacionais amplos e curvos para simular os movimentos rotacionais exigidos em esportes de arremessos.

### VARIAÇÃO

### Passe lateral sentado com os pés elevados

O simples ato de levantar os pés do solo durante o exercício aumenta significativamente a dificuldade do passe lateral de *medicine ball* em posição sentada. Levantar os pés do solo envolve diretamente os músculos iliopsoas e reto femoral, aumentando a responsabilidade dos músculos reto e oblíquos do abdome pelo movimento rotacional.

# PASSE DE *MEDICINE BALL* EM POSIÇÃO SENTADA PARA UM PARCEIRO EM DESLOCAMENTO SEMICIRCULAR

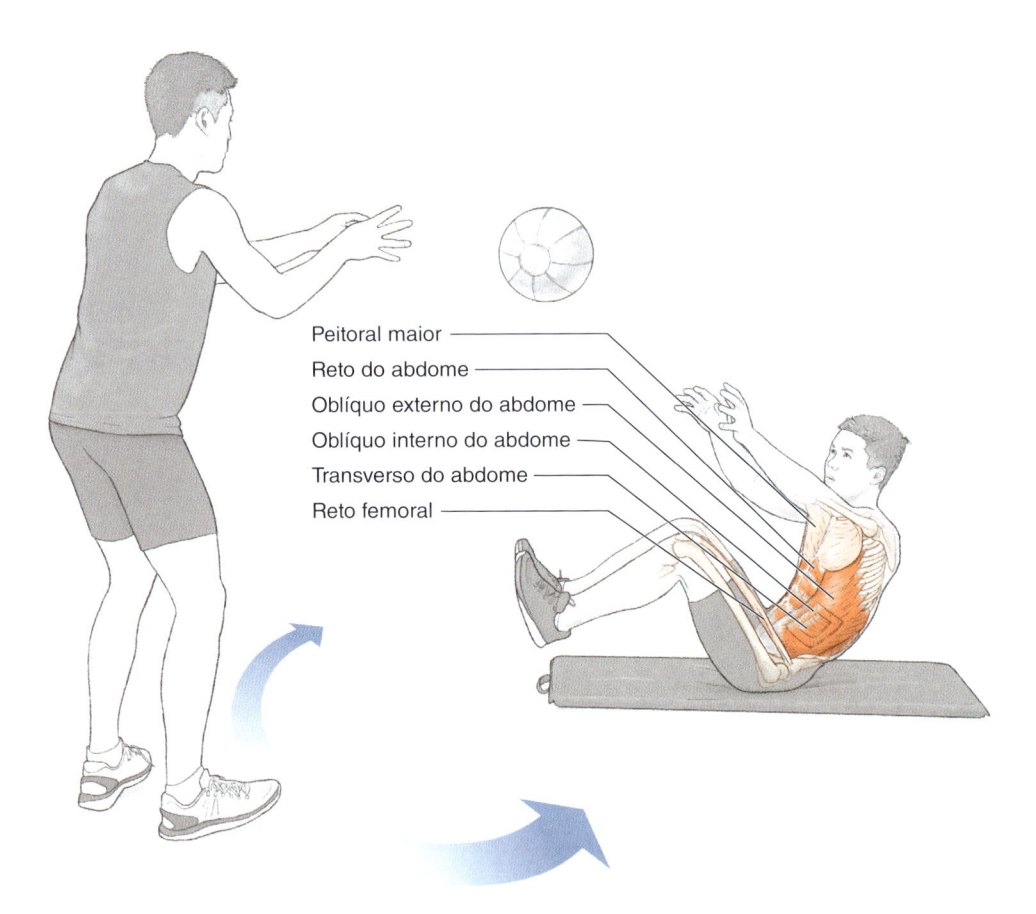

Peitoral maior
Reto do abdome
Oblíquo externo do abdome
Oblíquo interno do abdome
Transverso do abdome
Reto femoral

## Execução

1. Sente-se no solo. Segure a *medicine ball* na frente do abdome e mantenha os pés elevados a poucos centímetros do solo.
2. Execute um passe de peito rápido para um parceiro que esteja entre 90 cm e 1,20 m de distância. Mantenha os pés elevados durante o exercício.
3. O parceiro caminha lentamente em semicírculo para os lados. Continue os passes rápidos, executando uma leve rotação em cada passe sucessivo, para ajustar-se à nova posição do parceiro.
4. Execute de 12 a 30 passes à medida que seu parceiro caminha em semicírculo para um lado e para o outro.

## Músculos envolvidos

**Primários:** reto do abdome, transverso do abdome, oblíquo interno do abdome, oblíquo externo do abdome.
**Secundários:** iliopsoas, reto femoral, peitoral maior.

## Considerações sobre o exercício

O passe de *medicine ball* em posição sentada para um parceiro em deslocamento semicircular desenvolve qualidades gerais de força nos músculos anteriores do *core* necessárias para permanecer com os pés fora do solo, além de manter a postura adequada durante o passe e a recepção da *medicine ball*. Dependendo do número de repetições executadas por série, pode-se também desenvolver qualidades gerais de resistência de força por meio deste exercício. Você pode executar de 10 a 30 passes em cada série, com 3 a 5 séries por sessão. A bola não deve ter mais de 3 quilos nas sessões iniciais. Progrida para bolas mais pesadas ao longo de um programa de treinamento planejado. O padrão semicircular reproduzido pelo parceiro também te obriga a rodar o tronco e manter posições específicas durante todo o exercício.

### VARIAÇÃO

### Toques rotacionais com parceiro em posição sentada com os pés elevados

Neste exercício, você e seu parceiro sentam-se no solo, um de frente para o outro. Os dois mantêm os pés elevados durante o exercício. Comece com a *medicine ball*. Realize duas rotações, tocando a bola no solo a cada uma delas. Termine com um passe de peito para o seu parceiro. Ele realiza o mesmo número de toques rotacionais no solo antes de devolver-lhe a bola. Em seguida, cada um executa 4 toques, depois 6, 8, e por fim 10 toques, sempre com os pés elevados. Após realizar 10 repetições, o exercício continua com duas repetições a menos por ciclo até que você complete as duas últimas repetições. O padrão é 2, 4, 6, 8, 10, 8, 6, 4, 2 para os dois parceiros em uma série. Quando o padrão de repetição da pirâmide estiver completo, você poderá descansar os pés no solo.

# PASSE ROTACIONAL EM PÉ PARA UM PARCEIRO

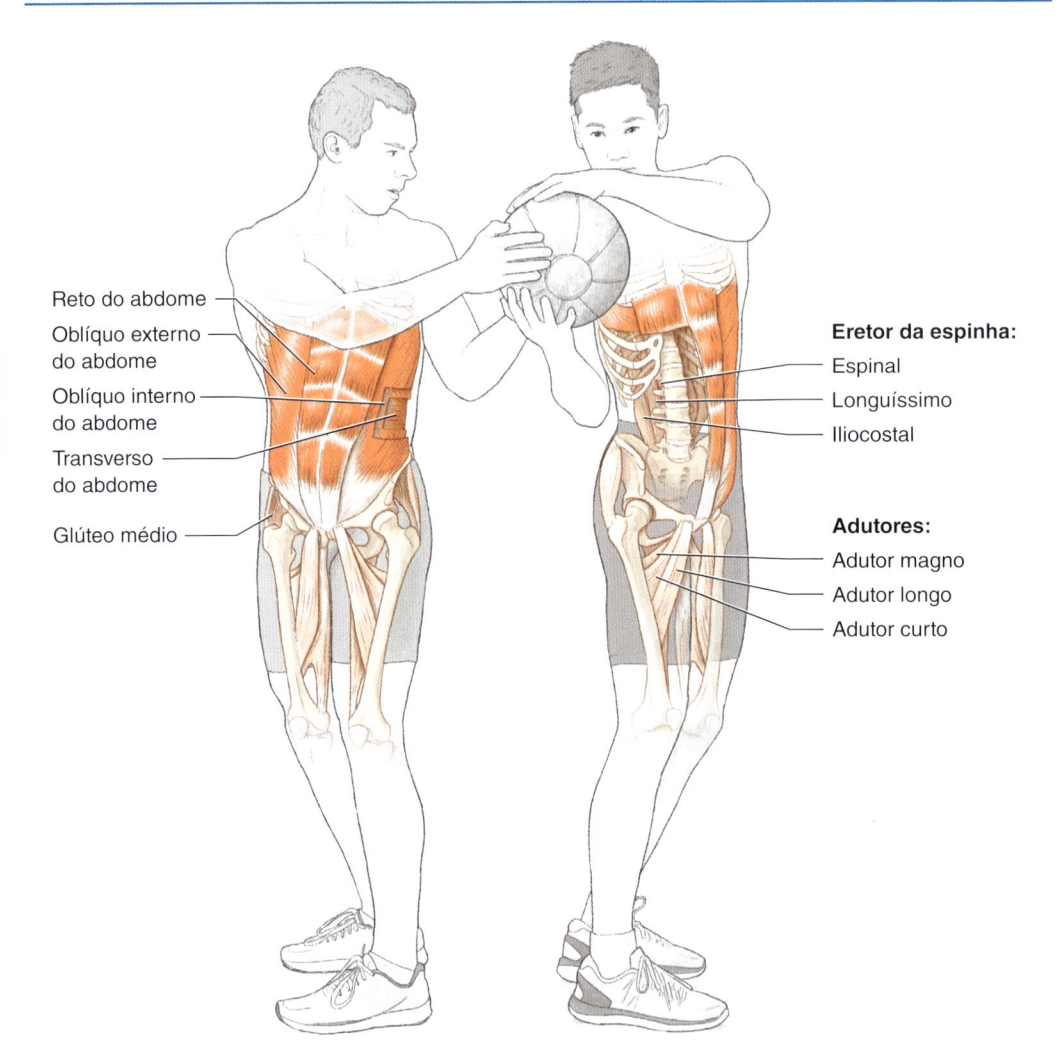

Reto do abdome

Oblíquo externo
do abdome

Oblíquo interno
do abdome

Transverso
do abdome

Glúteo médio

**Eretor da espinha:**

Espinal

Longuíssimo

Iliocostal

**Adutores:**

Adutor magno

Adutor longo

Adutor curto

## Execução

1. Fiquem de costas um para o outro, afastados cerca de 30 cm, para permitir uma rotação adequada dos ombros. Segure a *medicine ball* na altura da cintura ao preparar-se para os movimentos de passe.
2. Gire os ombros em um sentido para iniciar o passe ao seu parceiro. O parceiro gira para o mesmo lado a fim de receber a *medicine ball*. A troca ocorre como passe de mão em mão, não como arremesso.

3. Seu parceiro roda 180 graus e passa a bola no lado oposto para completar uma volta completa da bola.
4. Continue a fazer a bola rodar no mesmo sentido por um número determinado de repetições, mantendo a velocidade e o ritmo de rotação uniformes em toda a série.
5. Alterne o sentido na próxima série.

## Músculos envolvidos

**Primários:** reto do abdome, transverso do abdome, oblíquo interno do abdome, oblíquo externo do abdome.

**Secundários:** glúteo médio, iliopsoas, eretor da espinha (iliocostal, longuíssimo, espinal), adutores (magno, longo, curto).

## Considerações sobre o exercício

Passes rotacionais em pé para um parceiro representam um exercício tradicional para o *core* que pode ser realizado de maneira rítmica para desenvolver a força geral do *core* e a mobilidade rotacional. Esses tipos de movimentos rotacionais ajudam a desenvolver uma boa base de coordenação rotacional para agilidade e mudança de direção, já que a maioria desses movimentos é iniciada pela rotação do tronco. Os passes podem ser executados em velocidade constante e eficaz, sem acelerar o movimento. Complete 10 a 15 repetições em cada sentido por série.

### VARIAÇÃO

### Passe rotacional ajoelhado para um parceiro

O mesmo exercício em que você e um parceiro ficam de costas um para o outro pode ser realizado a partir da posição ajoelhada, em que maior ênfase é dada à rotação dos músculos do *core*, minimizando a contribuição dos membros inferiores. Nas variações em pé e ajoelhada, os parceiros podem se afastar ainda mais e, assim, modificar o exercício, de um passe curto para um arremesso rotacional, girando para o mesmo lado.

# ROTAÇÃO DE TRONCO COM MINA TERRESTRE

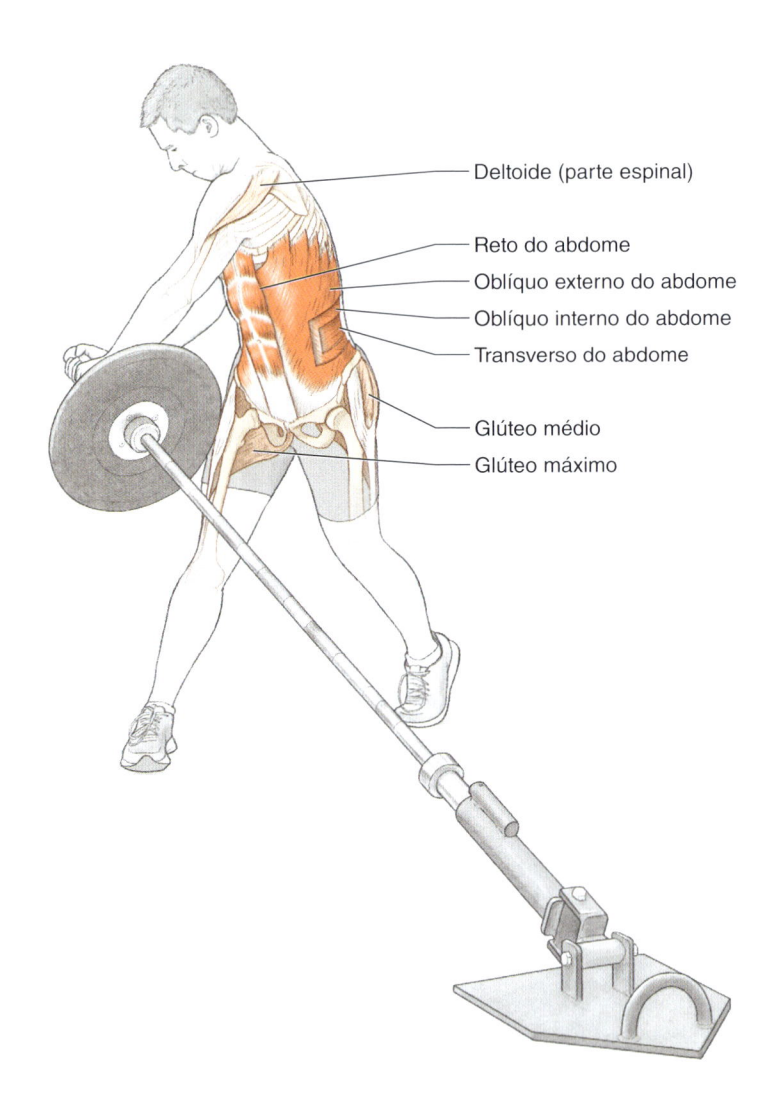

Deltoide (parte espinal)

Reto do abdome

Oblíquo externo do abdome

Oblíquo interno do abdome

Transverso do abdome

Glúteo médio

Glúteo máximo

## Execução

1. Carregue uma barra com peso leve a moderado na parte superior. Fixe a extremidade inferior sem carga da barra no solo em um canto da sala de musculação ou utilize um equipamento especificamente projetado para rotações de minas terrestres.
2. Fique em posição vertical com os pés mais afastados que a largura dos ombros, e os quadris e pés perpendiculares à barra.

3. Gire a barra para um lado e para o outro em movimento semicircular, rodando os ombros de um lado para o outro.
4. Quando a barra atingir a posição inferior, em um nível próximo ao do quadril, impulsione o peso no sentido oposto, estabelecendo um ritmo uniforme entre as repetições rotacionais.

## Músculos envolvidos

**Primários:** reto do abdome, transverso do abdome, oblíquo interno do abdome, oblíquo externo do abdome.

**Secundários:** glúteo médio, glúteo máximo, eretor da espinha (iliocostal, longuíssimo, espinal), deltoide (parte espinal).

## Considerações sobre o exercício

A rotação de tronco com mina terrestre é um exercício global e dinâmico para o corpo que enfoca o movimento rotacional. Ocorre um movimento de torção do *core* entre o cíngulo do membro superior que roda e o quadril fixo. O movimento deve ser controlado, mas também relativamente vigoroso para utilizar a força elástica da musculatura do *core*. A melhoria da força e potência rotacionais por meio deste exercício ajuda em esportes de contato e combate no momento em que adversários precisam ser atacados ou derrubados ao solo. Além disso, pode ajudar em esportes de arremesso em que a potência rotacional é fundamental.

## VARIAÇÃO

### Rotação de tronco com mina terrestre em posição ajoelhada

Para limitar ou descartar o envolvimento dos membros inferiores durante a rotação da barra, ajoelhe-se em uma superfície macia e realize o exercício com mina terrestre. A postura mais baixa altera a trajetória semicircular da barra até certo grau e incorpora uma variante ao exercício padrão com mina terrestre.

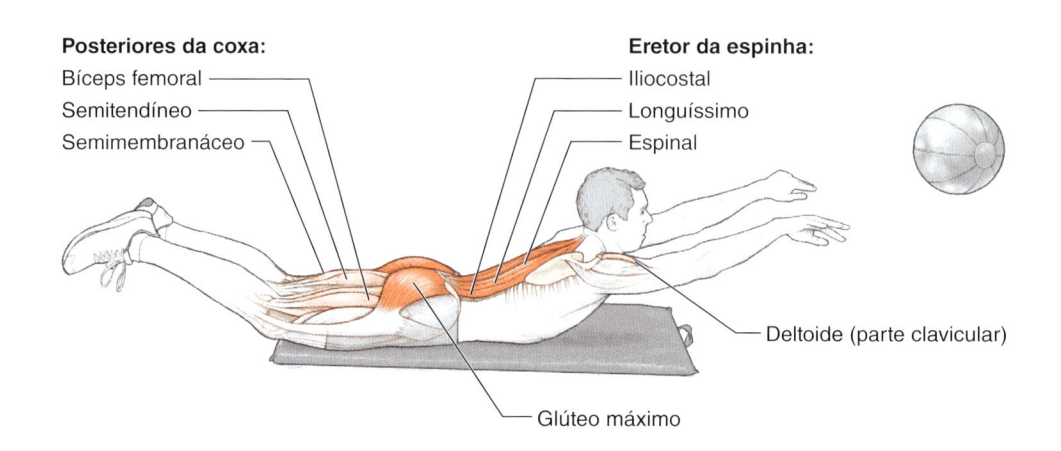

**Posteriores da coxa:**
Bíceps femoral
Semitendíneo
Semimembranáceo

**Eretor da espinha:**
Iliocostal
Longuíssimo
Espinal

Deltoide (parte clavicular)

Glúteo máximo

## Execução

1. Posicione-se no solo em decúbito ventral, segurando a bola com os membros superiores estendidos à frente da cabeça e os inferiores estendidos e ligeiramente afastados.
2. Levante o tronco e os membros inferiores do solo ao mesmo tempo, à medida que hiperestende os quadris e o dorso.
3. No ponto de máxima hiperextensão, arremesse (empurre) a *medicine ball* para um parceiro, tentando obter a maior altura e distância possíveis no arremesso.
4. Após a liberação da bola, abaixe o corpo até a posição inicial. Peça ao parceiro que gentilmente devolva a bola, sem arremessá-la, e prepare-se para o próximo arremesso.

## Músculos envolvidos

**Primários:** eretor da espinha (espinal, longuíssimo, iliocostal), glúteo máximo.
**Secundários:** posteriores da coxa (bíceps femoral, semitendíneo, semimembranáceo), deltoide (parte clavicular).

## Considerações sobre o exercício

Passes em decúbito ventral representam um exercício valioso para desenvolver força na musculatura posterior do *core*. Para contrabalançar as forças geradas pela hiperextensão do dorso é necessário um recrutamento significativo dos músculos glúteos e posteriores da coxa, o que resulta no levantamento dos membros inferiores do solo. O arremesso (empurrão) da *medicine ball* deve ser programado de modo adequado para garantir que ocorra no ponto mais alto da extensão do dorso, a fim de que se obtenha altura e distância máximas no arremesso. Não execute mais do que 8 repetições, sobretudo se o movimento for novidade para você.

## VARIAÇÃO

### Elevação com *medicine ball* em posição de super-homem

Se o passe em decúbito ventral for muito difícil, você pode realizar um movimento menos dinâmico e ainda fortalecer a cadeia posterior. Execute extensões de dorso a partir da posição de decúbito ventral enquanto segura a *medicine ball* à frente da cabeça. Isso serve como um exercício introdutório para fortalecimento do *core* e do dorso. Realize séries de 6 a 10 repetições a fim de preparar-se para as demandas do passe em decúbito ventral, mais dinâmico. Se possível, mantenha-se em posição de hiperextensão por alguns segundos a fim de aumentar a força geral e a resistência de força.

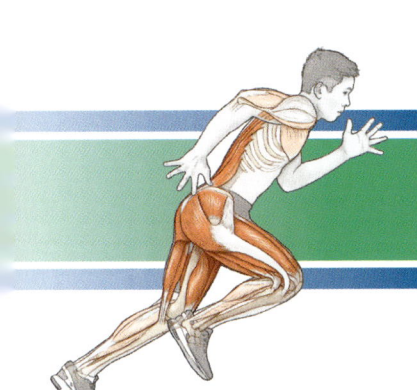

**E**mbora seja habitual que treinadores e atletas elaborem treinos e exercícios individuais para atingir suas metas de desempenho e anatomia para um objetivo específico, também é importante combinar movimentos a fim de preparar melhor os atletas para as necessidades de seus esportes. Raramente um único salto, arremesso ou outro movimento explosivo define um desempenho esportivo, com exceção de algumas provas de atletismo e posições específicas em um esporte coletivo, como um arremessador de beisebol. Um atleta típico pode correr, mudar de direção, saltar e, em seguida, arremessar uma bola em questão de segundos. A velocidade e a complexidade dos movimentos combinados em um cenário esportivo podem ocorrer tão rapidamente que, muitas vezes, é difícil de acompanhar em tempo real. Embora não seja necessário simular precisamente esses movimentos específicos do esporte, uma combinação de exercícios pliométricos pode incluir elementos explosivos e elásticos encontrados em vários esportes. Quando combinadas de maneira habilidosa e com alguma criatividade, essas rotinas de exercícios não apenas geram resultados significativos, mas também tornam a sessão de treinamento mais agradável.

Um dos elementos fundamentais de alguns exercícios combinados descritos neste capítulo é o uso da corrida de velocidade. A corrida – sobretudo a de alta velocidade – pode ser considerada uma das mais puras formas de exercício pliométrico. Os curtos períodos de contato com o solo combinados com a alta produção de força – horizontal e vertical – encontrados na corrida de velocidade podem representar um benefício significativo para a maioria dos atletas, se não para todos. Embora esse tipo de corrida seja uma atividade útil para aumentar a potência e a elasticidade dos membros inferiores, quando combinada com outras atividades, pode representar um meio muito eficaz de melhorar o desempenho geral.

As combinações pliométricas se enquadram em várias categorias. Saltos, arremessos e corridas de velocidade (*sprints*) podem ser integrados a fim de criar adaptações positivas para os esportes, melhorando a capacidade atlética geral.

## Saltos variados

A combinação de uma variedade de saltos, seja em distância, nas plataformas ou sobre barreiras, é uma maneira eficaz de melhorar a força elástica dos membros inferiores, sobretudo em situações multidirecionais. Combinações de saltos variados são descritas e ilustradas no Capítulo 4 com utilização de obstáculos e plataformas, mas também incorporam saltos bilaterais e unilaterais na forma de circuitos com saltos unipedais e salto de aterrissagem com o outro pé. Ao elaborar um circuito multissaltos, certifique-se de que o número de saltos não seja excessivo, a fim de manter a qualidade dos contatos de cada pé para cada série. Inclua tempos adequados de recuperação entre as séries.

## Salto e arremesso

Adicionar um ou vários saltos antes de um arremesso explosivo com uma *medicine ball* pode ser útil para desenvolver potência e elasticidade dos membros inferiores, além de reforçar a contribuição dos membros inferiores para os esforços de arremesso. Os saltos podem ser lineares ou multidirecionais e terminam, em última instância, com um esforço máximo de arremesso. Em muitos casos, os saltos desenvolvem velocidade, aceleram o corpo e culminam em um arremesso máximo, o qual pode ser representado por um movimento de empurrar ou puxar, dependendo da ênfase do exercício. Como ocorre em todos os exercícios combinados, a integração de vários movimentos deve resultar em uma coleção de esforços compatíveis que fluem facilmente em outro movimento.

## Arremesso e corrida de velocidade (*sprint*)

A realização de um arremesso explosivo de *medicine ball* antes de uma corrida de velocidade pode aumentar a força de saída. Embora seja importante escolher uma *medicine ball* pesada o suficiente para gerar um movimento de arremesso potente, também é fundamental garantir que a bola não seja tão pesada a ponto de diminuir significativamente o esforço de saída e afetar negativamente a mecânica do movimento. Um arremesso pode ser executado no sentido do movimento, como aquele executado no sentido de uma corrida de velocidade linear. No entanto, a *medicine ball* também pode ser arremessada no sentido oposto ao da corrida de velocidade, a fim de trabalhar a mecânica da mudança de direção. Quando combinados, arremessos e corridas de velocidade são exercícios mutuamente benéficos que podem melhorar a capacidade geral de aceleração.

Um arremesso explosivo antes de uma corrida de velocidade é uma maneira eficaz de sobrecarregar o primeiro movimento da corrida. A força de saída pode ser aumentada ao se utilizar combinações arremesso-corrida de velocidade. Em todos os casos, o foco inicial deve ser um esforço tecnicamente proficiente e potente em cada arremesso, seguido por uma corrida de velocidade de alta intensidade. A combinação dos dois exercícios é um meio eficaz de melhorar a força e aceleração geral de saída.

## Arremessos e corridas de velocidade variados

Todos os tipos de combinação de arremesso de *medicine ball*-corrida de velocidade podem ser realizados em distâncias maiores usando múltiplos arremessos e intervalos de corridas. Em um campo, execute um arremesso potente e corra em alta velocidade para pegar a *medicine ball* e, em seguida, arremesse-a novamente por várias séries. Vigorosos arremessos com empurrão, arremessos com as mãos por baixo, arremessos para trás acima da cabeça ou arremessos rotacionais podem ser usados. Em alguns casos, vários tipos de arremessos podem ser combinados, interconectados por corridas de velocidade. Um arremesso (empurrão) pode iniciar a sequência, seguido por uma corrida de velocidade. O próximo arremesso imediato pode ser um arremesso com rotação para um lado seguido de outra corrida de velocidade. De certa forma, pode-se dizer que esses exercícios combinados simulam o que pode realmente acontecer em um campo de jogo, com movimentos explosivos seguidos por arrancadas de alta velocidade e depois repetidos.

No que diz respeito ao desenvolvimento de potência pliométrica, deve-se implementar 6 a 10 segundos de arremessos e corridas de velocidade variados com recuperação total entre as séries. Maiores períodos de trabalho combinado começam a desenvolver qualidades de resistência e força, que se tornam menos elásticas e mais musculares por natureza.

# Salto e corrida de velocidade

Combinar saltos e corridas de velocidade como parte de uma rotina de exercícios é muito comum e pode simular as exigências de movimento de muitos esportes. A boa arrancada em corridas de alta velocidade tende a estabelecer tempos de contato mais curtos com o solo do que saltos múltiplos. No entanto, saltos no início de um exercício combinado podem simular as forças e os tempos de contato com o solo encontrados na fase inicial de aceleração da corrida de velocidade, na qual se requer mais potência. Desse modo, a implementação de múltiplos saltos que fazem a transição para a fase de aceleração da corrida contribui para uma boa rotina quando se tenta melhorar a transmissão geral de potência no contato com o solo para melhorar a capacidade de arrancada. Os saltos também podem simular as forças encontradas em movimentos multidirecionais antes de uma corrida de velocidade linear.

Saltos antes de uma corrida de velocidade representam uma forma habitual de promover um movimento explosivo dos membros inferiores como parte de um movimento de saída ou de enfatizar contatos elásticos rápidos com o solo. Saltos em corridas de velocidade podem simular movimentos reais específicos do esporte ou podem enfatizar qualidades que contribuem para uma corrida mais rápida ou um movimento mais eficaz.

Obstáculos moderadamente baixos podem ser organizados de modo a estimular uma transição suave da corrida com saltos rápidos para a corrida de velocidade. Os obstáculos iniciais podem ser maiores e mais afastados um do outro; os seguintes são sucessivamente mais baixos e mais próximos um do outro com o propósito de simular as mudanças no comprimento e na frequência das passadas necessárias a uma transição eficaz para uma corrida de alta velocidade.

# Salto e arremesso combinados

Quando agrupadas em um exercício, várias combinações de salto e arremesso normalmente envolvem grupos musculares semelhantes. Os movimentos de salto utilizam os músculos glúteo máximo, quadríceps femoral, posteriores da coxa e da panturrilha; enquanto os movimentos de arremesso também envolvem os músculos do dorso, deltoide, peitorais, tríceps braquial e bíceps braquial. A soma de forças pela contribuição de todos esses grupos musculares pode ocasionar desempenhos excepcionais.

# AGACHAMENTO COM SALTO E ARREMESSO DE *MEDICINE BALL*

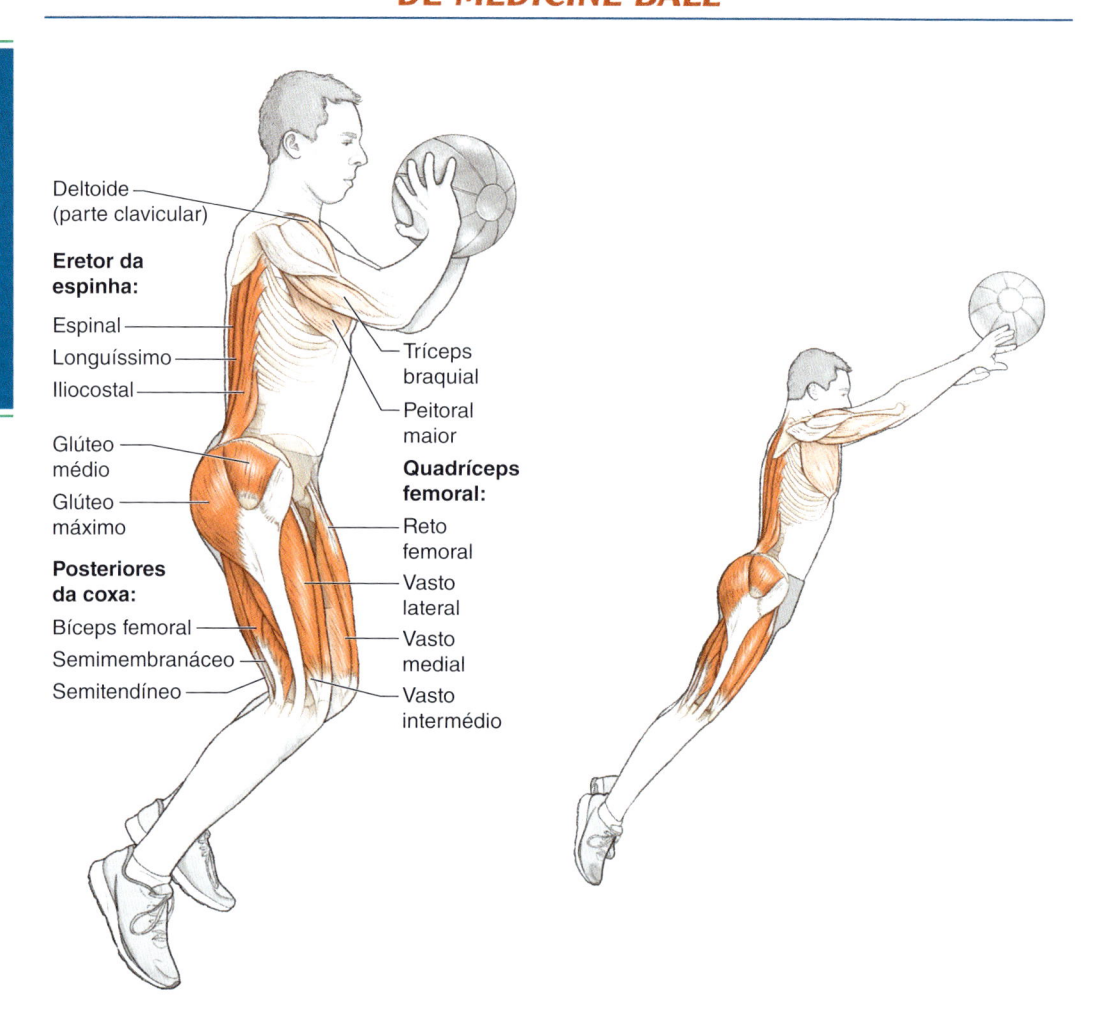

Deltoide (parte clavicular)

**Eretor da espinha:**

Espinal

Longuíssimo

Iliocostal

Glúteo médio

Glúteo máximo

**Posteriores da coxa:**

Bíceps femoral

Semimembranáceo

Semitendíneo

Tríceps braquial

Peitoral maior

**Quadríceps femoral:**

Reto femoral

Vasto lateral

Vasto medial

Vasto intermédio

## Execução

1. Fique em posição vertical com os pés afastados na largura dos ombros. Segure a *medicine ball* na altura do tórax com as duas mãos ao preparar-se para um arremesso explosivo.
2. Execute um contramovimento para carregar os membros inferiores a fim de se preparar para um salto potente. Inicie o salto com uma postura relativamente ereta e a intenção de encontrar um equilíbrio entre altura e distância durante o voo.

3. Aterrisse com firmeza, tocando o solo simultaneamente com os dois mediopés. Prepare-se para projetar o corpo para a frente a fim de arremessar a *medicine ball*.
4. Com a *medicine ball* junto ao corpo, no nível do tórax, execute um arremesso máximo a partir de uma impulsão potente com os membros inferiores.
5. Por fim, utilize os membros superiores para um arremesso (empurrão) de alta velocidade a fim de garantir que a *medicine ball* alcance a distância máxima.

## Músculos envolvidos

**Primários:** glúteo máximo, glúteo médio, quadríceps femoral (reto femoral, vasto lateral, vasto intermédio, vasto medial), posteriores da coxa (bíceps femoral, semitendíneo, semimembranáceo), eretor da espinha (espinal, longuíssimo, iliocostal).
**Secundários:** peitoral maior, tríceps braquial, deltoide (parte clavicular).

## Considerações sobre o exercício

O agachamento com salto antes de um arremesso de *medicine ball* é um bom exercício para desenvolver potência dos membros inferiores, sobretudo ao se preparar para um movimento explosivo da parte superior do corpo, como um arremesso. O salto deve ser bem equilibrado no que se refere à relação distância–altura a fim de garantir que o arremesso seja amparado pela aceleração global do corpo e ativação do ciclo alongamento-contração nos membros inferiores. Ao aterrissar, a reação do solo que antecede o arremesso é relativamente rápida e converte o momento horizontal do salto em arremesso.

## VARIAÇÃO

### Múltiplos agachamentos com salto seguidos de arremesso de *medicine ball*

Pode-se combinar dois a quatro agachamentos com salto por certa distância antes de um arremesso explosivo de *medicine ball*. O objetivo é promover aceleração em uma série de saltos múltiplos, utilizando potência e elasticidade dos membros inferiores na tentativa de obter um arremesso vigoroso. No decorrer dos saltos múltiplos, mantenha a bola na altura do tórax e a postura relativamente ereta, estabelecendo uma posição preparatória ideal para o arremesso.

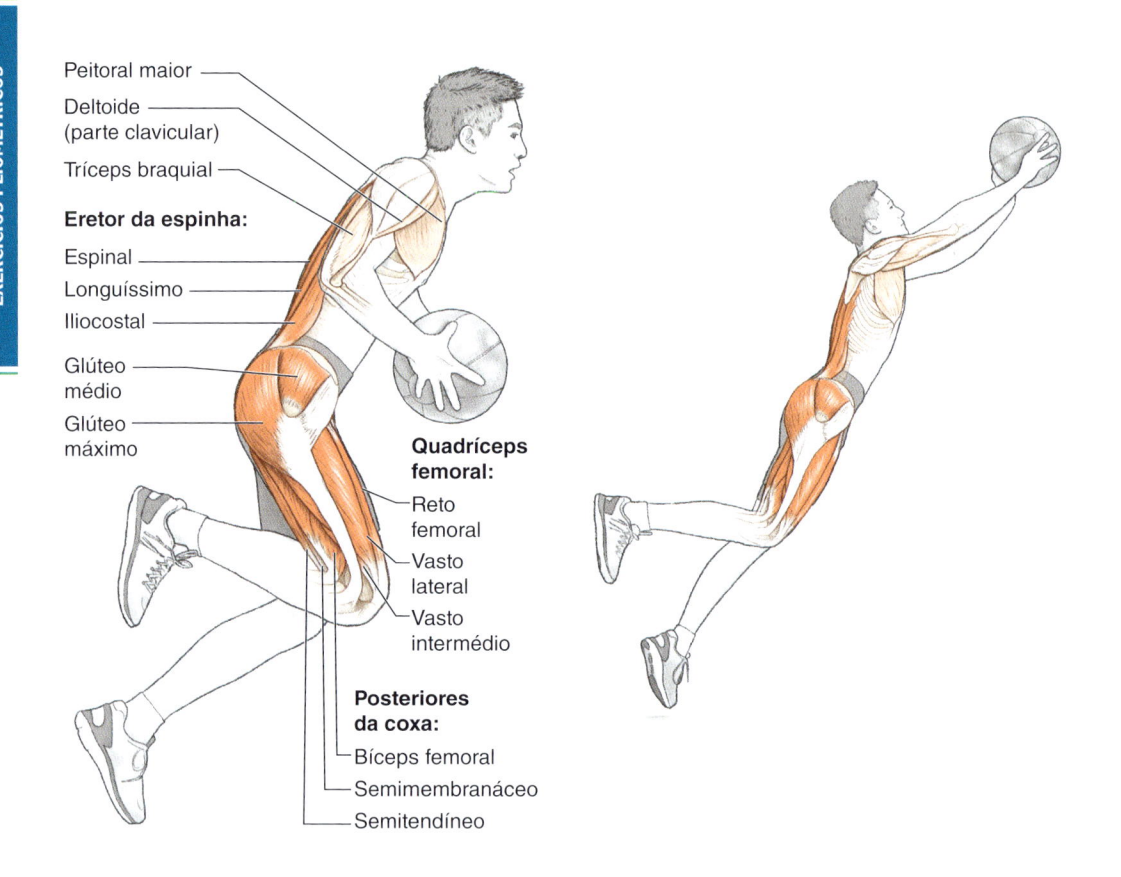

Peitoral maior

Deltoide (parte clavicular)

Tríceps braquial

**Eretor da espinha:**

Espinal

Longuíssimo

Iliocostal

Glúteo médio

Glúteo máximo

**Quadríceps femoral:**

Reto femoral

Vasto lateral

Vasto intermédio

**Posteriores da coxa:**

Bíceps femoral

Semimembranáceo

Semitendíneo

## Execução

1. Apoiado sobre um pé, segure a *medicine ball* na altura do tórax com as duas mãos ao preparar-se para um arremesso (empurrão) explosivo.
2. Inicie um salto unipedal de distância moderada para garantir que você obtenha estabilidade e controle adequados antes de um arremesso explosivo.
3. Aterrisse com o mediopé em uma perna. Mantenha uma postura relativamente ereta ao aterrissar.

4. Arremesse a *medicine ball* a partir de uma posição mais ereta do que aquela adotada para um arremesso bilateral em virtude da menor produção de força por um único membro.
5. Complete o arremesso por meio de um empurrão forte com os membros superiores, esforçando--se para obter o máximo em distância. Depois de completar o arremesso, aterrisse com os dois pés para maximizar a estabilidade na conclusão da repetição.
6. Realize todas as repetições com um membro inferior para depois repetir com o outro ou alterne os membros a cada arremesso.

## Músculos envolvidos

**Primários:** glúteo máximo, glúteo médio, quadríceps femoral (reto femoral, vasto lateral, vasto intermédio, vasto medial), posteriores da coxa (bíceps femoral, semitendíneo, semimembranáceo), eretor da espinha (espinal, longuíssimo, iliocostal).
**Secundários:** peitoral maior, tríceps braquial, deltoide (parte clavicular).

## Considerações sobre o exercício

O salto unipedal em arremesso de *medicine ball* concentra-se no desenvolvimento de potência e elasticidade de um membro inferior. Pelo fato de apenas um membro inferior transmitir potência dos membros inferiores, o corpo deve estar mais ereto no momento em que a bola é liberada durante o arremesso. Após o arremesso unipedal dinâmico, recomenda-se aterrissar com os dois pés.

## VARIAÇÃO

### Múltiplos saltos unipedais seguidos de arremesso de *medicine ball*

Realizar uma série de saltos unipedais antes de arremessar a *medicine ball* permite acumular maior velocidade antes de um arremesso explosivo. Você pode executar dois a cinco saltitos unipedais antes de um arremesso. O uso dos saltos unipedais fortalece e aumenta a estabilidade de cada membro inferior ao preparar-se para habilidades dinâmicas.

# SALTOS SOBRE OBSTÁCULOS E
# ARREMESSO DE *MEDICINE BALL*

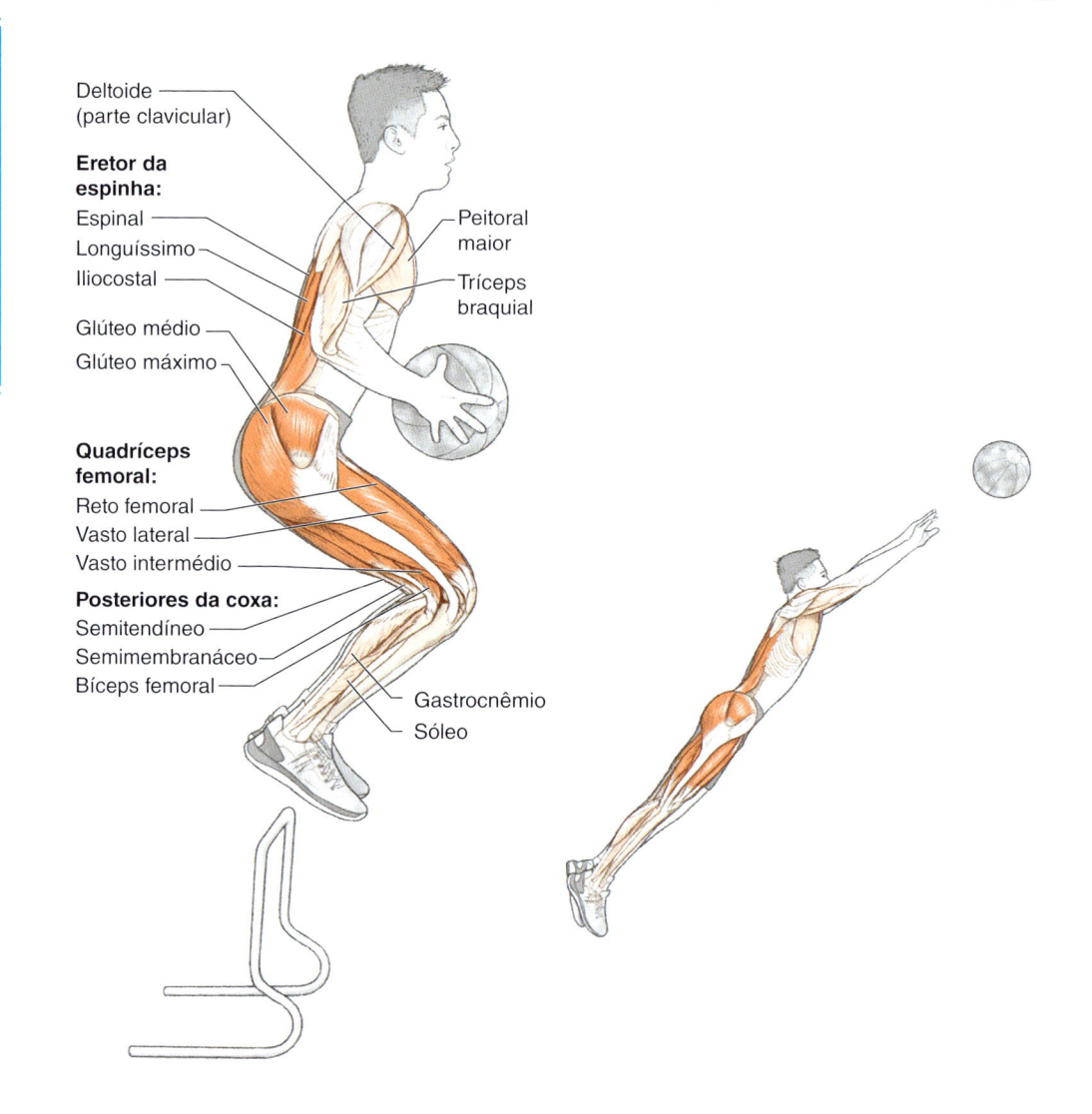

Deltoide
(parte clavicular)

**Eretor da espinha:**
Espinal
Longuíssimo
Iliocostal

Glúteo médio
Glúteo máximo

Peitoral maior

Tríceps braquial

**Quadríceps femoral:**
Reto femoral
Vasto lateral
Vasto intermédio

**Posteriores da coxa:**
Semitendíneo
Semimembranáceo
Bíceps femoral

Gastrocnêmio
Sóleo

## Execução

1. Disponha um a cinco obstáculos enfileirados e adequadamente espaçados de modo a permitir saltos com os dois pés.
2. Segure a *medicine ball* junto ao corpo, na altura do tórax. Salte sobre os obstáculos.
3. Assegure-se de que os contatos com o solo entre os obstáculos sejam de curta duração e de natureza elástica.

4. Após a aterrissagem do salto sobre o último obstáculo, tome impulso com uma flexão de joelho ligeiramente mais profunda do que nos saltos anteriores a fim de produzir um arremesso mais potente.
5. Complete o arremesso empurrando vigorosamente a bola com os membros superiores, esforçando-se para obter o máximo em distância.

## Músculos envolvidos

**Primários:** glúteo máximo, glúteo médio, quadríceps femoral (reto femoral, vasto lateral, vasto intermédio, vasto medial), posteriores da coxa (bíceps femoral, semitendíneo, semimembranáceo), eretor da espinha (espinal, longuíssimo, iliocostal).

**Secundários:** peitoral maior, tríceps braquial, deltoide (parte clavicular), sóleo, gastrocnêmio.

## Considerações sobre o exercício

Realizar saltos rápidos e elásticos sobre obstáculos antes de um arremesso explosivo de *medicine ball* garante saltos de altura e distância uniformes neste exercício. Para as sessões iniciais, os obstáculos podem ser relativamente baixos (15-20 cm). Os obstáculos mais baixos garantem contatos mais rápidos com o solo e maior aceleração horizontal ao transpô-los antes do arremesso. Obstáculos mais altos (45-75 cm) podem gerar saltos sucessivos mais potentes antes de um arremesso explosivo de *medicine ball*.

### VARIAÇÃO

#### Saltos multidirecionais sobre obstáculos seguidos de arremesso de *medicine ball*

Você pode combinar saltos lineares e laterais sobre obstáculos como avanço antes de um arremesso explosivo de *medicine ball*. Os saltos multidirecionais sobre obstáculos podem simular as forças encontradas durante mudanças de direção de alta intensidade, culminando em um movimento de arremesso potente. Você pode usar obstáculos mais baixos nas sessões iniciais e progredir para obstáculos mais altos ao longo do tempo.

# AGACHAMENTO COM SALTO E ARREMESSO DE *MEDICINE BALL* PARA TRÁS ACIMA DA CABEÇA

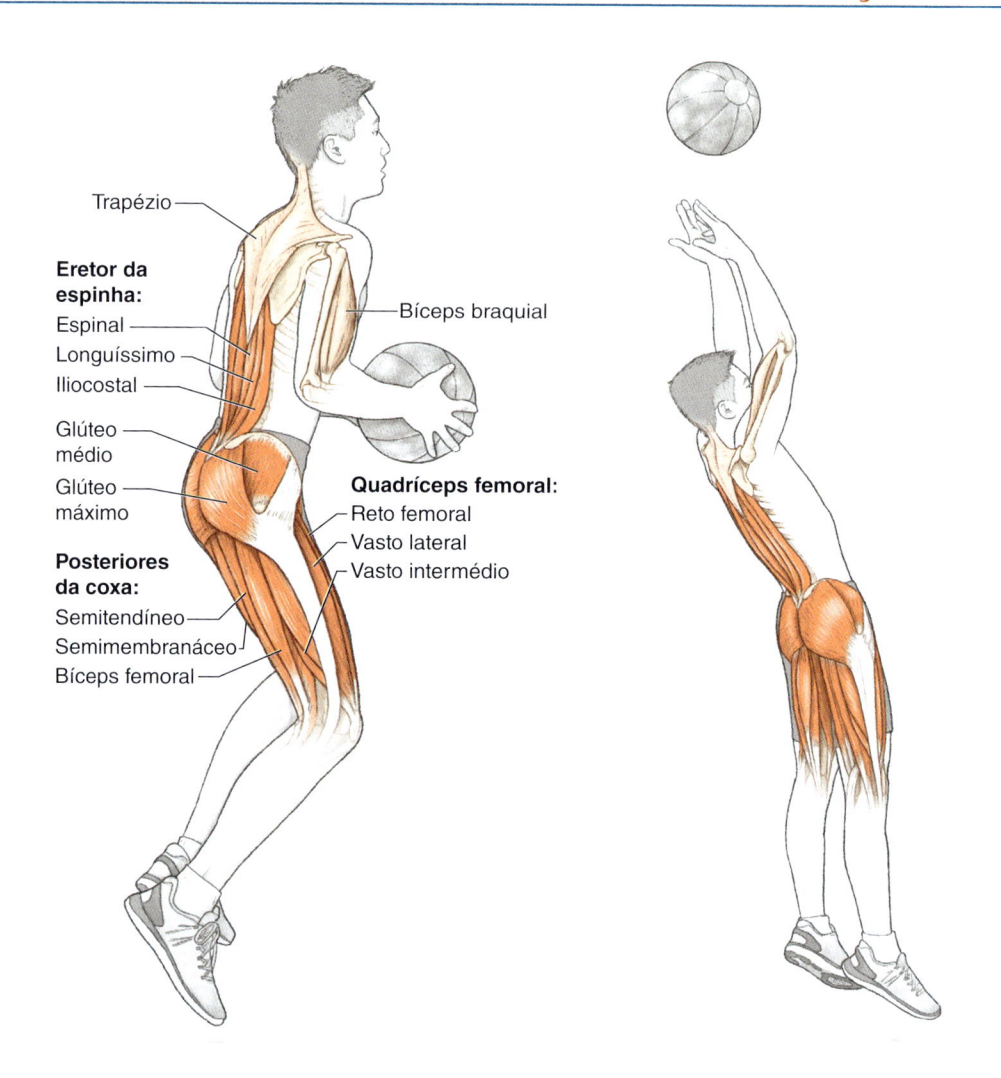

Trapézio

**Eretor da espinha:**
Espinal
Longuíssimo
Iliocostal

Glúteo médio

Glúteo máximo

**Posteriores da coxa:**
Semitendíneo
Semimembranáceo
Bíceps femoral

Bíceps braquial

**Quadríceps femoral:**
Reto femoral
Vasto lateral
Vasto intermédio

## Execução

1. Fique em posição vertical com os pés afastados aproximadamente na largura dos ombros. Segure a *medicine ball* na altura do tórax com as duas mãos em preparação para um arremesso explosivo para trás acima da cabeça. Fique de costas para o sentido do arremesso.
2. Execute um contramovimento a fim de carregar os membros inferiores ao se preparar para um salto potente. Execute um salto relativamente potente para a frente, no sentido oposto ao do arremesso, com a bola na altura do tórax.

3. Após a aterrissagem, agache-se e posicione a bola entre as pernas com os membros superiores totalmente estendidos.
4. Inicie um arremesso explosivo, por meio de uma impulsão rápida com os membros inferiores e puxando a bola ao longo do corpo.
5. Libere a bola acima da cabeça com o corpo estendido e ligeiramente inclinado para trás a fim de que a bola arremessada ganhe altura e distância.

## Músculos envolvidos

**Primários:** glúteo máximo, glúteo médio, quadríceps femoral (reto femoral, vasto lateral, vasto intermédio, vasto medial), posteriores da coxa (bíceps femoral, semitendíneo, semimembranáceo), eretor da espinha (espinal, longuíssimo, iliocostal).
**Secundários:** trapézio, bíceps braquial.

## Considerações sobre o exercício

O agachamento com salto e arremesso de *medicine ball* para trás acima da cabeça pode aumentar a potência geral dos membros inferiores, assim como condicionar para mudanças explosivas de direção. O salto para a frente combinado com o movimento de tração do arremesso para trás estimula os músculos anteriores e posteriores. A sobrecarga dos membros inferiores pelo movimento de salto estimula um maior recrutamento muscular para o movimento de arremesso. É importante manter a postura correta durante todo o exercício, sobretudo na aterrissagem do salto e preparação para o arremesso. Salte explosivamente como parte do arremesso, deslocando seu corpo para trás.

### VARIAÇÃO

### Múltiplos agachamentos com salto e arremesso de *medicine ball* para trás acima da cabeça

Múltiplos agachamentos com salto antes de um arremesso de *medicine ball* para trás acima da cabeça podem combinar potência elástica com um determinado movimento explosivo. Os vários saltos devem ser moderados em distância e esforço. Se você der muito impulso para a frente, pode ser mais difícil inverter o sentido do movimento e completar com eficácia o arremesso para trás acima da cabeça.

# AGACHAMENTO COM SALTO LATERAL E ARREMESSO ROTACIONAL DE *MEDICINE BALL*

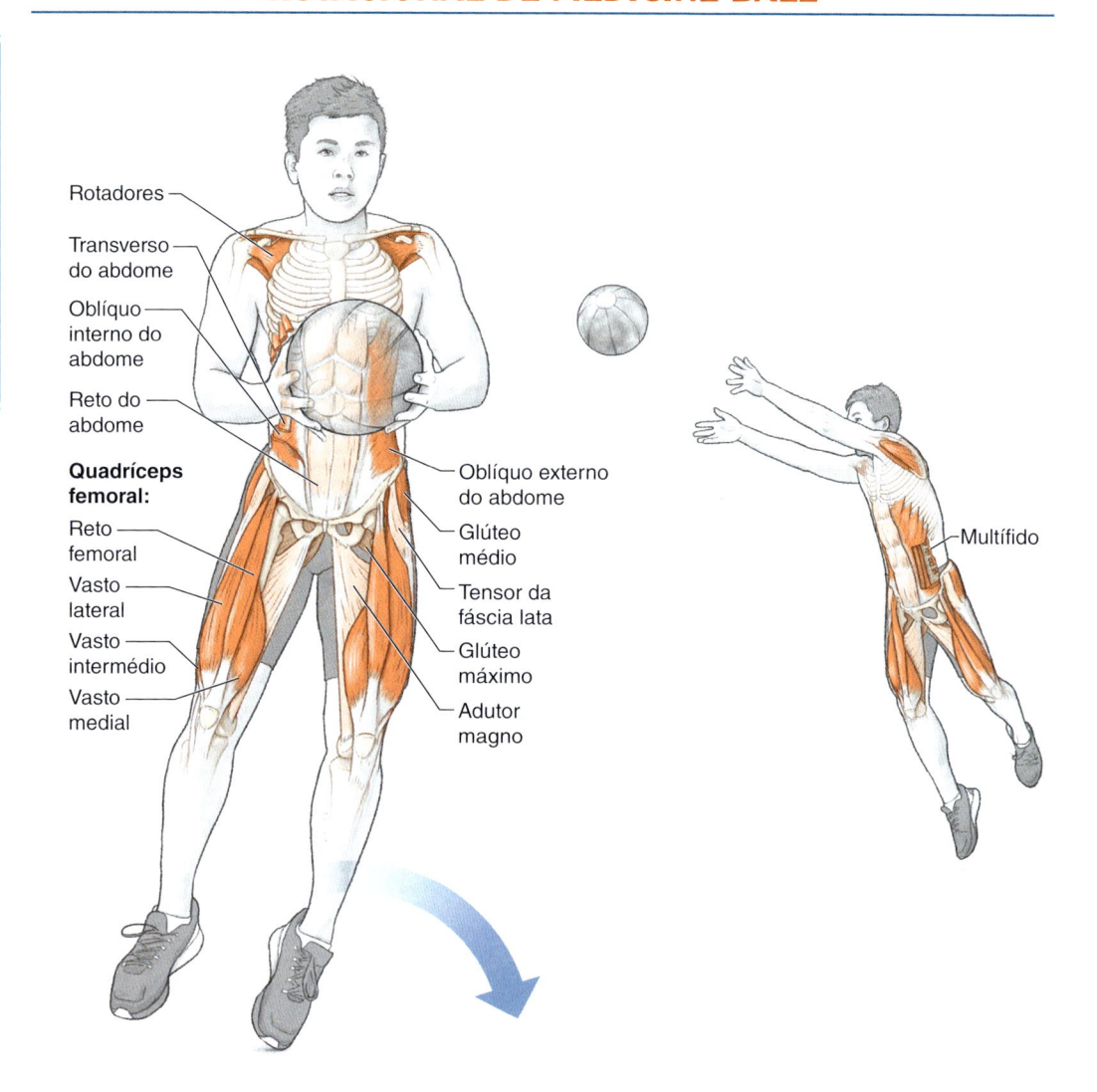

## Execução

1. Fique em posição vertical com os pés afastados aproximadamente na largura dos ombros. Segure a *medicine ball* na altura da cintura com as duas mãos em preparação para um arremesso rotacional explosivo.
2. Inicie o exercício com um salto lateral de distância moderada. À medida que a aterrissagem do salto se aproxima, posicione a *medicine ball* junto à lateral do quadril a fim de preparar-se para um forte arremesso rotacional da *medicine ball*.

3. Depois de aterrissar do salto lateral, inicie um arremesso potente da *medicine ball* pela frente do corpo em direção ao outro lado, girando os ombros no sentido do arremesso.
4. A força do arremesso rotacional deve fazer com que o seu corpo siga o sentido do arremesso ao soltar a *medicine ball*.

## Músculos envolvidos

**Primários:** glúteo máximo, glúteo médio, quadríceps femoral (reto femoral, vasto lateral, vasto intermédio, vasto medial), transverso do abdome, oblíquo interno do abdome, oblíquo externo do abdome, multífido, rotadores.

**Secundários:** reto do abdome, eretor da espinha (iliocostal, longuíssimo, espinal), tensor da fáscia lata, adutor magno, glúteo máximo.

## Considerações sobre o exercício

O salto lateral em um arremesso rotacional simula uma vigorosa mudança de direção, pois a rotação dos ombros e do tronco normalmente precede os movimentos multidirecionais. O exercício pode começar com saltos laterais de distâncias mais curtas. À medida que o programa de treinamento progride, saltos laterais mais amplos podem gerar forças de aterrissagem maiores e um recrutamento mais completo dos músculos dos membros inferiores que contribuem para um arremesso rotacional potente. Em cada série, você pode executar arremessos para o mesmo lado ou alternar os lados.

### VARIAÇÃO

### Salto lateral e arremesso rotacional de *medicine ball*

Como alternativa a um salto lateral com os dois pés, você pode executar um salto lateral com um membro inferior e aterrissar com o outro antes de um arremesso rotacional de *medicine ball*. O lateral com um pé e aterrissagem com o outro pode ser rápido e curto, ou pode ser longo e potente. Essa variação proporciona um exercício eficaz no desenvolvimento de potência em um membro inferior para movimento multidirecional.

# ARREMESSO DE *MEDICINE BALL* E
# CORRIDA DE VELOCIDADE (*SPRINT*)

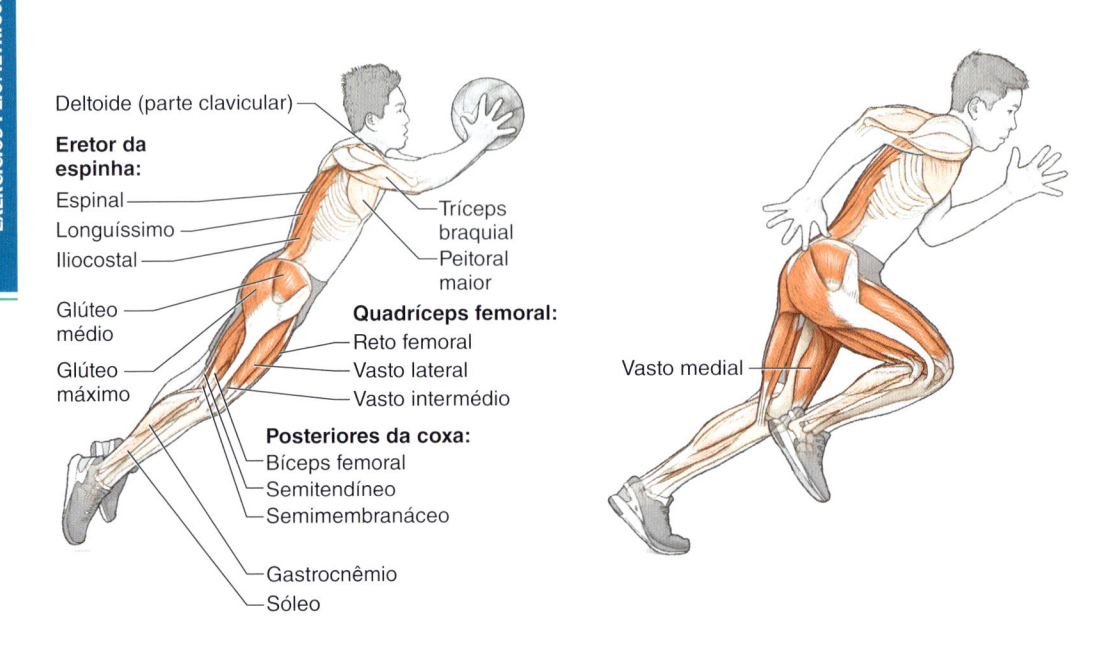

Deltoide (parte clavicular)

**Eretor da espinha:**
Espinal
Longuíssimo
Iliocostal

Tríceps braquial
Peitoral maior

Glúteo médio

**Quadríceps femoral:**
Reto femoral
Vasto lateral
Vasto intermédio

Glúteo máximo

Vasto medial

**Posteriores da coxa:**
Bíceps femoral
Semitendíneo
Semimembranáceo

Gastrocnêmio
Sóleo

## Execução

1. Fique em posição vertical com os pés afastados aproximadamente na largura dos quadris. Segure a *medicine ball* na altura do tórax com as duas mãos em preparação para o arremesso explosivo.
2. Prepare-se para arremessar a bola, à medida que agacha parcialmente segurando-a na altura do tórax. Comece a inclinar-se para a frente sobre os antepés.

3. Inicie um arremesso explosivo da *medicine ball* com extensão de todo o corpo, dos ombros aos tornozelos.
4. Após liberar a *medicine ball*, dê o primeiro passo e inicie o avanço do membro superior, mantendo a postura ideal de aceleração.
5. Complete a aceleração da corrida de velocidade por 10 a 30 metros, mantendo uma técnica eficaz durante toda a corrida.

## Músculos envolvidos

**Primários:** glúteo máximo, glúteo médio, quadríceps femoral (reto femoral, vasto lateral, vasto intermédio, vasto medial), posteriores da coxa (bíceps femoral, semitendíneo, semimembranáceo), eretor da espinha (espinal, longuíssimo, iliocostal).

**Secundários:** peitoral maior, tríceps braquial, deltoide (parte clavicular), sóleo, gastrocnêmio.

## Considerações sobre o exercício

O arremesso de *medicine ball* e corrida de velocidade é um dos exercícios de força e aceleração mais fundamentais. O esforço necessário para superar a inércia do corpo e da *medicine ball* é transferido para esforços de saída mais fáceis para o treinamento básico de corrida de velocidade. Como em qualquer exercício, uma posição de saída eficaz é a chave para garantir uma mecânica potente e eficaz. Você deve manter a *medicine ball* junto ao tórax no início do movimento. A aplicação simultânea de força pelos dois pés no início do movimento de arremesso é necessária para que o corpo e a *medicine ball* se movam rapidamente, definindo o padrão para uma aceleração intensa.

## VARIAÇÃO

### Arremesso de *medicine ball* e corrida de velocidade a partir da postura escalonada

Usar uma postura escalonada para o arremesso de *medicine ball* cria um posicionamento mais prático dos pés para muitos esportes. Os pés ocupam uma posição levemente desalinhada, de forma que os dedos do pé traseiro ficam paralelos ao calcanhar do pé dianteiro. Semelhante à postura paralela, a aplicação inicial da força ocorre pelos dois pés. O pé traseiro é o primeiro a deixar o solo, e o pé dianteiro continua empurrando para completar o movimento de saída. Na postura escalonada, os pés devem estar afastados na largura dos quadris, com os dedos do pé traseiro alinhados paralelamente ao calcanhar do pé dianteiro.

# ARREMESSO DE *MEDICINE BALL* PARA TRÁS ACIMA DA CABEÇA E CORRIDA DE VELOCIDADE (*SPRINT*)

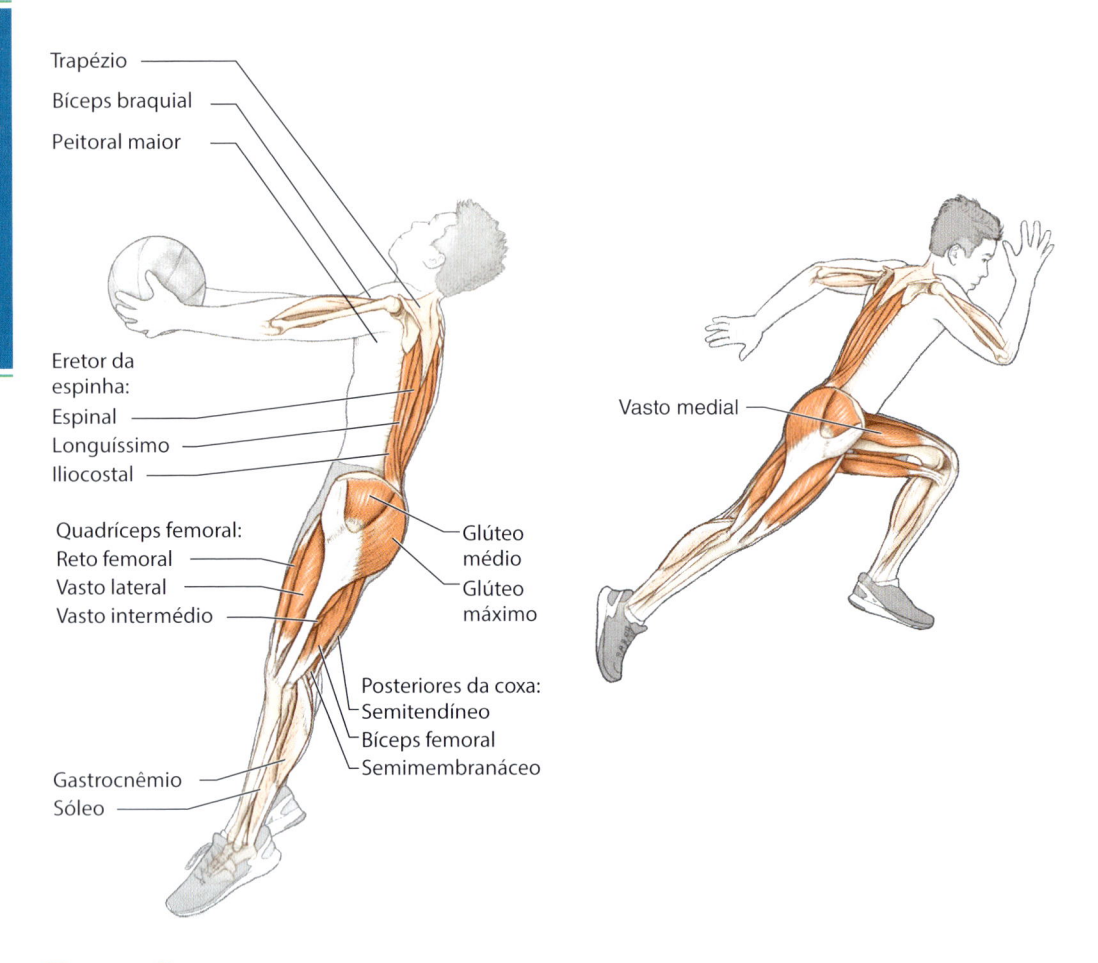

Trapézio

Bíceps braquial

Peitoral maior

Eretor da espinha:
Espinal
Longuíssimo
Iliocostal

Quadríceps femoral:
Reto femoral
Vasto lateral
Vasto intermédio

Glúteo médio
Glúteo máximo

Posteriores da coxa:
Semitendíneo
Bíceps femoral
Semimembranáceo

Gastrocnêmio
Sóleo

Vasto medial

## Execução

1. Fique em posição vertical com os pés afastados aproximadamente na largura dos quadris, de costas para o sentido do arremesso e da corrida de velocidade. Segure a *medicine ball* na altura da cintura com os membros superiores estendidos ao preparar-se para um arremesso explosivo.
2. Agache-se de forma que a bola desça até a posição entre os tornozelos. O tronco deve permanecer ereto e a coluna neutra durante todo o agachamento.

3. Salte rapidamente a partir do agachamento, mantendo os membros superiores estendidos até a extensão completa dos quadris. Ao atingir a extensão completa, os membros superiores podem terminar de puxar a bola acima da cabeça. Estenda completamente o corpo para trás, arremessando a bola a um ângulo de 40 a 45 graus.
4. Após liberar a *medicine ball*, gire a cabeça e os ombros em direção ao sentido da corrida de velocidade. Ao concluir o giro de 180 graus, comece a impulsionar os membros superiores e dê o primeiro passo para iniciar a largada.
5. Complete a aceleração da corrida de velocidade por 10 a 30 metros, mantendo uma técnica eficaz durante toda a extensão da corrida.

## Músculos envolvidos

**Primários:** glúteo máximo, glúteo médio, quadríceps femoral (reto femoral, vasto lateral, vasto intermédio, vasto medial), posteriores da coxa (bíceps femoral, semitendíneo, semimembranáceo), eretor da espinha (espinal, longuíssimo, iliocostal).

**Secundários:** trapézio, bíceps braquial, sóleo, gastrocnêmio.

## Considerações sobre o exercício

O arremesso de *medicine ball* para trás acima da cabeça incorpora um movimento potente de tração no início desse exercício combinado. Enquanto o arremesso por meio de um empurrão utiliza mais músculos anteriores, a tração da *medicine ball* por cima da cabeça usa mais músculos posteriores para a propulsão da bola. A rotação do corpo para a largada da corrida também exige maior controle do corpo e agilidade antes da aceleração.

### VARIAÇÃO

### Salto seguido de arremesso de *medicine ball* para trás acima da cabeça e corrida de velocidade (*sprint*)

A sequência de arremesso e corrida de velocidade pode ser precedida por um salto potente para a frente com o intuito de simular uma mudança explosiva de direção no sentido oposto. Nas primeiras poucas sessões, o salto não precisa ser máximo. À medida que você se sentir mais confortável com as forças excêntricas presentes na transição do arremesso para o salto, poderá incorporar gradualmente um salto de maior extensão durante a progressão.

# ARREMESSO ROTACIONAL DE *MEDICINE BALL* E CORRIDA DE VELOCIDADE (*SPRINT*)

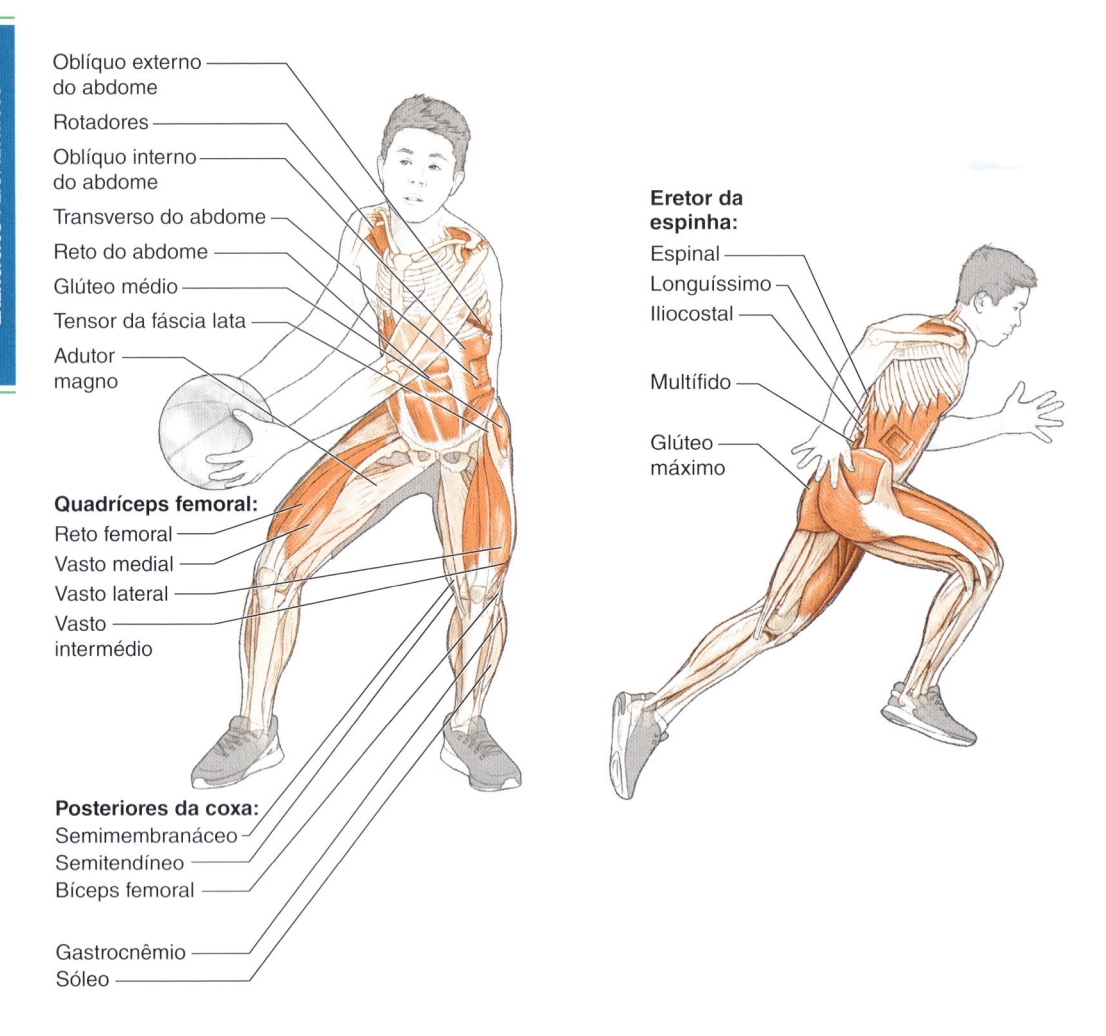

Oblíquo externo do abdome
Rotadores
Oblíquo interno do abdome
Transverso do abdome
Reto do abdome
Glúteo médio
Tensor da fáscia lata
Adutor magno

**Quadríceps femoral:**
Reto femoral
Vasto medial
Vasto lateral
Vasto intermédio

**Posteriores da coxa:**
Semimembranáceo
Semitendíneo
Bíceps femoral

Gastrocnêmio
Sóleo

**Eretor da espinha:**
Espinal
Longuíssimo
Iliocostal

Multífido

Glúteo máximo

## Execução

1. Fique em posição vertical com os pés afastados aproximadamente na largura dos quadris e o olhar dirigido perpendicularmente à direção do arremesso e da corrida de velocidade. Segure a *medicine ball* na altura do cíngulo pélvico com os membros superiores estendidos em preparação para um arremesso explosivo.
2. Afaste a bola do corpo, no sentido oposto ao do arremesso, para alongar os músculos do *core* e dos membros superiores, e preparar-se para um arremesso rotacional potente.

3. Arremesse a bola de maneira explosiva pela frente do corpo, no sentido da corrida, rotacionando rapidamente os ombros e o tronco em 90 graus.
4. A força do arremesso impulsionará o corpo no mesmo sentido. À medida que o corpo roda para a frente, dê o primeiro passo para a arrancada, iniciando um impulso vigoroso do membro superior para completar o movimento de corrida.
5. Complete a aceleração da corrida de velocidade por 10 a 30 metros, mantendo uma técnica eficaz durante toda a extensão da corrida.

## Músculos envolvidos

**Primários:** transverso do abdome, oblíquo interno do abdome, oblíquo externo do abdome, multífido, rotadores, glúteo máximo, glúteo médio, quadríceps femoral (reto femoral, vasto lateral, vasto intermédio, vasto medial).

**Secundários:** posteriores da coxa (bíceps femoral, semitendíneo, semimembranáceo), eretor da espinha (espinal, longuíssimo, iliocostal), sóleo, gastrocnêmio, tensor da fáscia lata, adutor magno.

## Considerações sobre o exercício

Um passe rotacional antes de uma arrancada simula uma intensa mudança de direção, muitas vezes necessária em movimentos do esporte. Pelo fato de as ações rotacionais da parte superior do corpo precederem movimentos multidirecionais, a utilização do arremesso de *medicine ball* pode desenvolver maior força e potência antes dos movimentos explosivos dos membros inferiores. O movimento rotacional da parte superior do corpo começa com um forte envolvimento dos membros inferiores, aplicando força contra o solo com os pés. A transferência de potência do solo através do *core* até os membros superiores proporciona um movimento de saída mais rápido. Realize um arremesso de alta velocidade sem hiperextensão com uma transição suave para o movimento de corrida.

### VARIAÇÃO

### Salto lateral em sentido oposto ao da corrida de velocidade (*sprint*)

Um arremesso potente no sentido oposto ao da corrida de velocidade exige que você inverta o sentido do impulso na forma de uma arrancada. O arremesso pode ser curto e rápido para simular uma rápida mudança de direção, ou pode ser mais longo e vigoroso para simular uma desaceleração mais intensa antes de uma arrancada. Em ambos os casos, é importante trabalhar arremessos rotacionais para os dois lados a fim de preparar o corpo para todas as possíveis mudanças de direção em um esporte.

# SALTOS EM DISTÂNCIA CONSECUTIVOS SEGUIDOS DE CORRIDA DE VELOCIDADE (*SPRINT*)

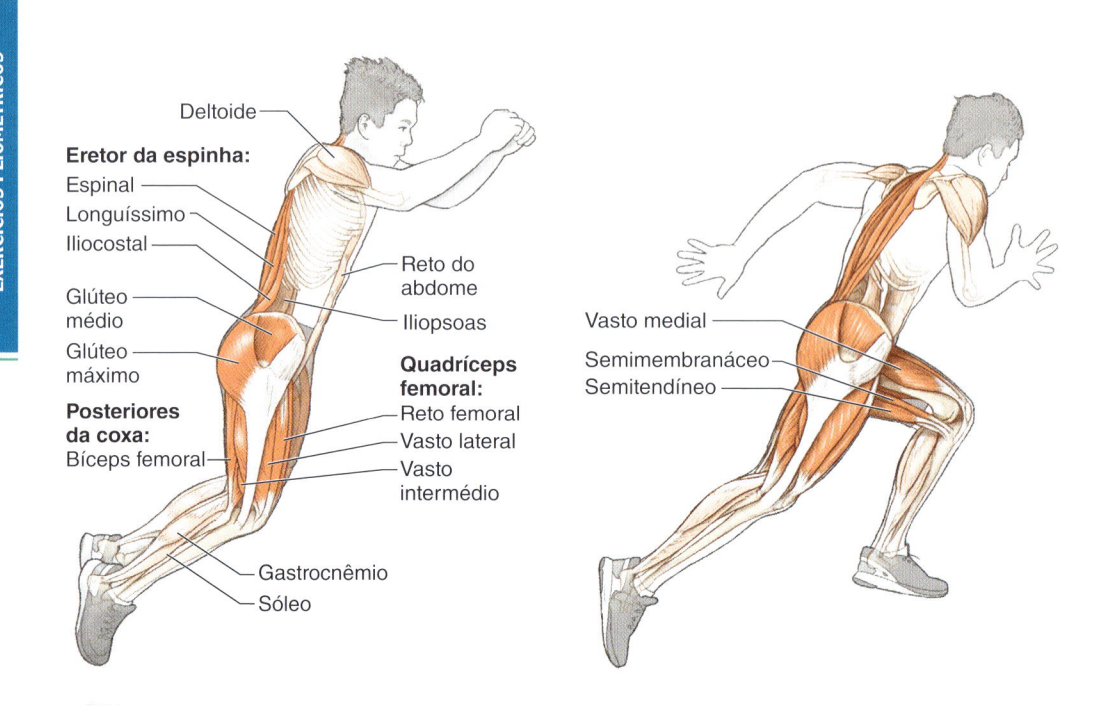

Deltoide

**Eretor da espinha:**
Espinal
Longuíssimo
Iliocostal

Glúteo médio

Glúteo máximo

**Posteriores da coxa:**
Bíceps femoral

Reto do abdome

Iliopsoas

**Quadríceps femoral:**
Reto femoral
Vasto lateral
Vasto intermédio

Gastrocnêmio
Sóleo

Vasto medial

Semimembranáceo
Semitendíneo

## Execução

1. Comece com os pés afastados na largura dos quadris e flexão moderada dos joelhos. Antes de iniciar o primeiro salto em distância, execute um contramovimento moderado para gerar mais força com os membros inferiores e forte extensão dos quadris. Um forte balanço dos membros superiores acompanha a impulsão do salto, propulsionando vigorosamente o corpo para a frente e para cima.
2. Além da importância de dar ênfase à distância horizontal, também é essencial obter uma trajetória de impulsão acima de 30 graus em cada salto.
3. Aterrisse com os dois pés logo à frente do seu centro de massa, a fim de conservar o impulso e as forças vertical e horizontal. Ao aterrissar, os pés estão relativamente planos e as forças são absorvidas nos músculos quadríceps femorais, glúteos e na região lombar.

4. Aterrissagens e impulsões consecutivas devem envolver moderada flexão dos joelhos: o suficiente para absorver com segurança as forças de aterrissagem e gerar propulsão para o próximo salto, mas não tanto a ponto de perder velocidade e distância horizontal.
5. A transição do último salto para a corrida de velocidade deve incluir um tronco ligeiramente inclinado para a frente a fim de se preparar para uma postura de aceleração da corrida. Complete a aceleração por 10 a 30 metros, mantendo uma técnica eficaz durante toda a extensão da corrida.

## Músculos envolvidos

**Primários:** glúteo máximo, glúteo médio, quadríceps femoral (reto femoral, vasto lateral, vasto intermédio, vasto medial), posteriores da coxa (bíceps femoral, semitendíneo, semimembranáceo), eretor da espinha (espinal, longuíssimo, iliocostal).
**Secundários:** deltoide, reto do abdome, iliopsoas, sóleo, gastrocnêmio.

## Considerações sobre o exercício

Múltiplos saltos em distância explosivos (dois a cinco saltos) antes de uma arrancada intensificam a vigorosa extensão de quadril necessária para passadas de aceleração eficazes. Os saltos em distância devem ser executados com esforço máximo, além de possibilitarem saltos sucessivos para alcançar uma aceleração cada vez maior antes da corrida de velocidade. As impulsões e aterrissagens desses saltos devem ser rápidas e breves, com o mínimo de contato com o solo, para obter maior velocidade horizontal. Os membros superiores também apresentam envolvimento máximo ao movimentarem-se para cima e para a frente durante os saltos. A transição do salto final que precede a arrancada para o movimento de corrida deve ser suave, com a primeira passada tocando o solo abaixo dos quadris. A série de saltos em distância promove um impulso adequado para entrar na corrida com uma velocidade de aceleração média.

### VARIAÇÃO

### Saltos em distância com desvio lateral seguidos de corrida de velocidade (*sprint*)

Saltos em distância com desvio lateral antes de uma corrida de velocidade podem simular as forças presentes em um movimento multidirecional do esporte. Varie a magnitude do desvio lateral nos saltos em distância, dependendo das suas necessidades esportivas. No futebol americano, um corredor (*running back*) pode executar saltos laterais significativos antes de uma arrancada linear, enquanto um jogador de futebol pode realizar saltos laterais mais curtos e mais rápidos.

# CORRIDA SALTADA SEGUIDA DE UMA CORRIDA DE VELOCIDADE (*SPRINT*)

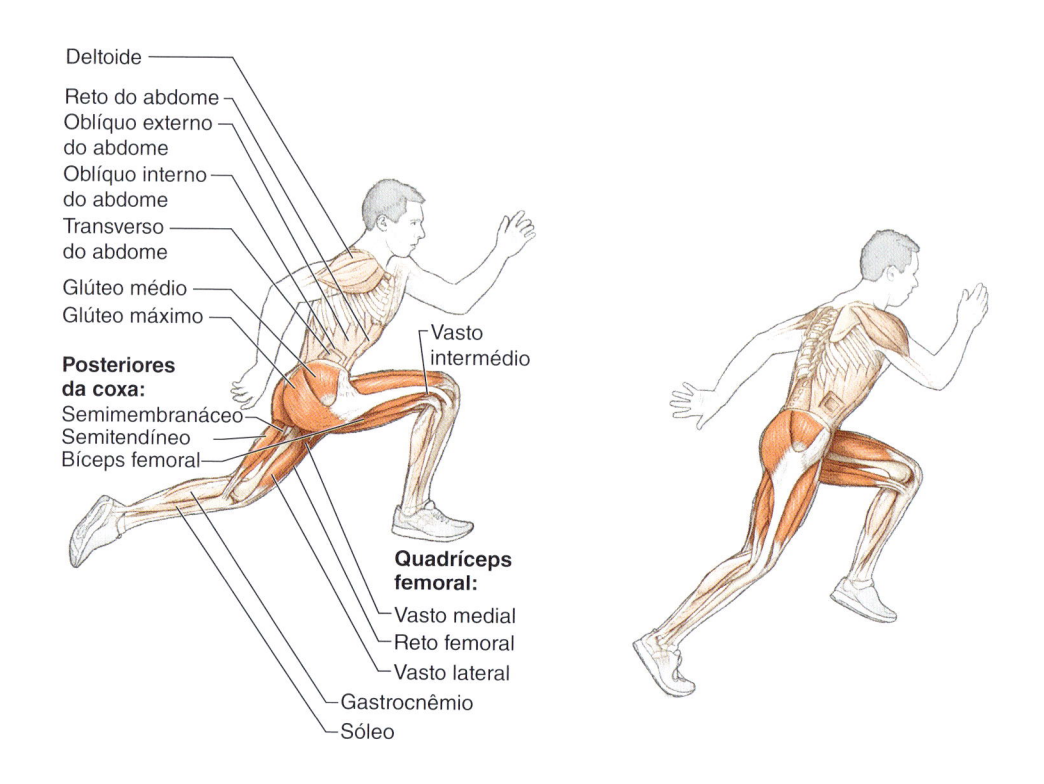

Deltoide
Reto do abdome
Oblíquo externo do abdome
Oblíquo interno do abdome
Transverso do abdome
Glúteo médio
Glúteo máximo
**Posteriores da coxa:**
Semimembranáceo
Semitendíneo
Bíceps femoral
Vasto intermédio
**Quadríceps femoral:**
Vasto medial
Reto femoral
Vasto lateral
Gastrocnêmio
Sóleo

## Execução

1. Impulsione um joelho e o membro superior oposto para a frente. O membro inferior oposto se estende vigorosamente em uma longa passada.
2. Durante a fase de voo, o membro inferior dianteiro prepara-se para contato com o solo e começa um profundo movimento descendente com a intenção de aterrissar com o mediopé. Comece a impulsionar o membro inferior oposto para a frente a fim de ultrapassar o membro de aterrissagem em contato com o solo. Impulsione-se para cima e para a frente. Balance vigorosamente os membros superiores em sentidos contrários para contrabalançar a ação dos membros inferiores.
3. Alterne as longas passadas de maneira rítmica ao longo da série de saltos, tomando impulso para altura e distância e mantendo tempos curtos de contato com o solo durante a aterrissagem.

4. À medida que os saltos progridem em distância, aumente a frequência das passadas, produzindo um ritmo de passadas mais rápidas. Os saltos gradualmente se transformam em passadas de velocidade e um movimento natural de corrida.
5. A progressão da corrida saltada para as passadas de velocidade ocorre por 10 a 30 metros, dependendo do objetivo do exercício. Assegure-se de que a transição se desenvolva de modo suave, sem mudanças abruptas na postura, técnica ou velocidade dos membros.

## Músculos envolvidos

**Primários:** glúteo máximo, glúteo médio, quadríceps femoral (reto femoral, vasto lateral, vasto intermédio, vasto medial), posteriores da coxa (bíceps femoral, semitendíneo, semimembranáceo).

**Secundários:** transverso do abdome, oblíquo interno do abdome, oblíquo externo do abdome, reto do abdome, deltoide, sóleo, gastrocnêmio.

## Considerações sobre o exercício

A transição da corrida saltada com pernas alternadas para a corrida de velocidade máxima é um exercício combinado útil para desenvolver maior potência de passada e, em última análise, maior comprimento da passada. Você aprenderá a valorizar a relação entre corrida saltada e corrida de velocidade no mesmo exercício, ao estabelecer um equilíbrio entre comprimento e frequência de passadas. Certifique-se de combinar os dois exercícios de maneira gradual em uma distância adequada, sem mudanças abruptas em qualquer aspecto do movimento.

### VARIAÇÃO

### Saltos laterais seguidos de corrida de velocidade (*sprint*)

Saltos laterais antes de uma corrida de velocidade proporcionam mais qualidade ao exercício. Os saltos laterais podem simular as demandas dos critérios de agilidade de um esporte específico. Neste exercício, a transição entre os saltos laterais e a corrida de velocidade pode ser gradual ou muito abrupta, dependendo dos objetivos do exercício. Se o exercício pretende simular uma situação específica do esporte, uma série de saltos laterais rápidos por cinco metros pode ser seguida por uma corrida intensa por mais de 10 metros. Essa atividade pode simular as exigências físicas de um atleta de basquete que atua na defesa e, em seguida, corre e para rapidamente.

# SALTOS SOBRE OBSTÁCULOS BAIXOS SEGUIDOS DE CORRIDA DE VELOCIDADE (*SPRINT*)

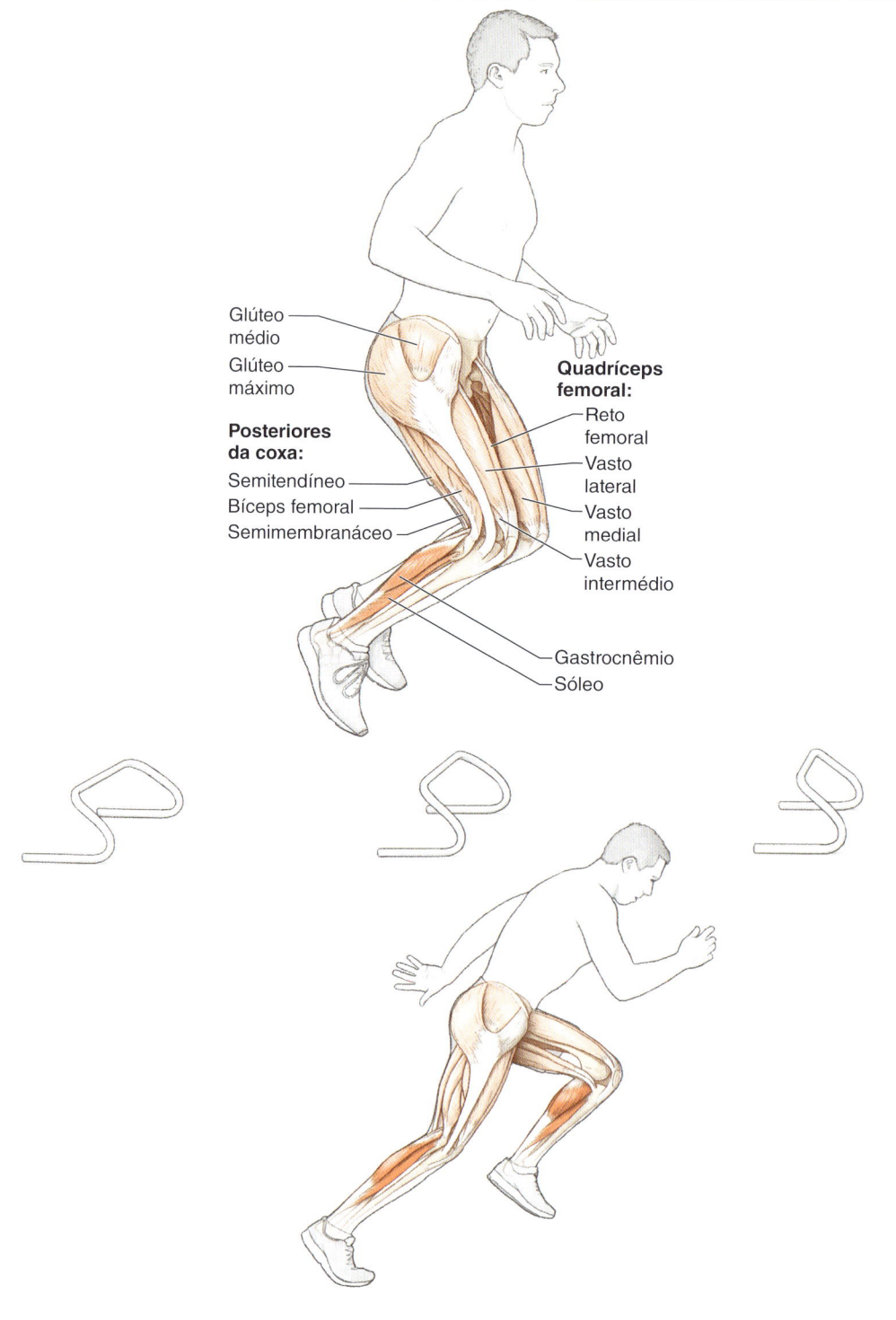

Glúteo médio

Glúteo máximo

**Quadríceps femoral:**
Reto femoral
Vasto lateral
Vasto medial
Vasto intermédio

**Posteriores da coxa:**
Semitendíneo
Bíceps femoral
Semimembranáceo

Gastrocnêmio
Sóleo

# Execução

1. Inicie a série de saltos com postura ereta e procure estabelecer contatos bipedais leves e rápidos com o solo entre os obstáculos. Como os obstáculos são baixos, enfatize os contatos ativos com o solo a fim de condicionar os músculos e tendões das panturrilhas e dos pés. O ponto de contato com o solo são os antepés.
2. Transponha os obstáculos em ritmo rápido, porém uniforme, enquanto balança rápido os membros superiores com amplitude de movimento relativamente curta, mantendo o tronco e a cabeça eretos.
3. A velocidade horizontal do exercício deve ser relativamente rápida e uma quantidade menor de energia deve ser gasta para obter altura em cada salto.
4. No último obstáculo, separe os pés e aterrisse com um membro inferior para iniciar a sequência de corrida de velocidade. O corpo deve entrar na corrida inclinado levemente para a frente.
5. Termine com a aceleração da corrida por 10 a 30 metros, mantendo uma técnica eficaz durante toda a extensão da corrida.

## Músculos envolvidos

**Primários:** sóleo, gastrocnêmio.
**Secundários:** glúteo máximo, glúteo médio, quadríceps femoral (reto femoral, vasto lateral, vasto intermédio, vasto medial), posteriores da coxa (bíceps femoral, semitendíneo, semimembranáceo).

## Considerações sobre o exercício

A execução de saltos rápidos sobre obstáculos baixos antes de uma corrida de velocidade prepara os membros inferiores para contatos curtos e eficazes com o solo. A ação de pistão dos membros inferiores durante os saltos sobre obstáculos proporciona um bom exercício preparatório imediatamente antes da largada. Os obstáculos devem estar relativamente próximos uns dos outros, mas suficientemente espaçados a fim de garantir contatos seguros com o solo.

Grupos de atletas podem ser posicionados em duas ou três fileiras paralelas a fim de proporcionar um ambiente competitivo no qual eles competem entre si ao longo dos obstáculos e das corridas de velocidade.

## VARIAÇÃO

### Obstáculos baixos multidirecionais seguidos de corrida de velocidade (*sprint*)

Uma combinação de obstáculos baixos dispostos de modo a provocar saltos para a frente e para os lados pode ser útil na preparação para movimentos multidirecionais rápidos e explosivos antes de uma corrida de velocidade máxima. Inúmeras combinações de saltos podem ser elaboradas. No entanto, é importante certificar-se de que o número de saltos antes de uma corrida de velocidade não seja excessivo. O exercício inteiro, incluindo a corrida, não deve durar mais do que 8 segundos e, dessa forma, garantir que as qualidades de velocidade sejam desenvolvidas. Faça pausas adequadas para descanso entre as séries.

# SALTOS SOBRE OBSTÁCULOS ALTOS SEGUIDOS DE CORRIDA DE VELOCIDADE (*SPRINT*)

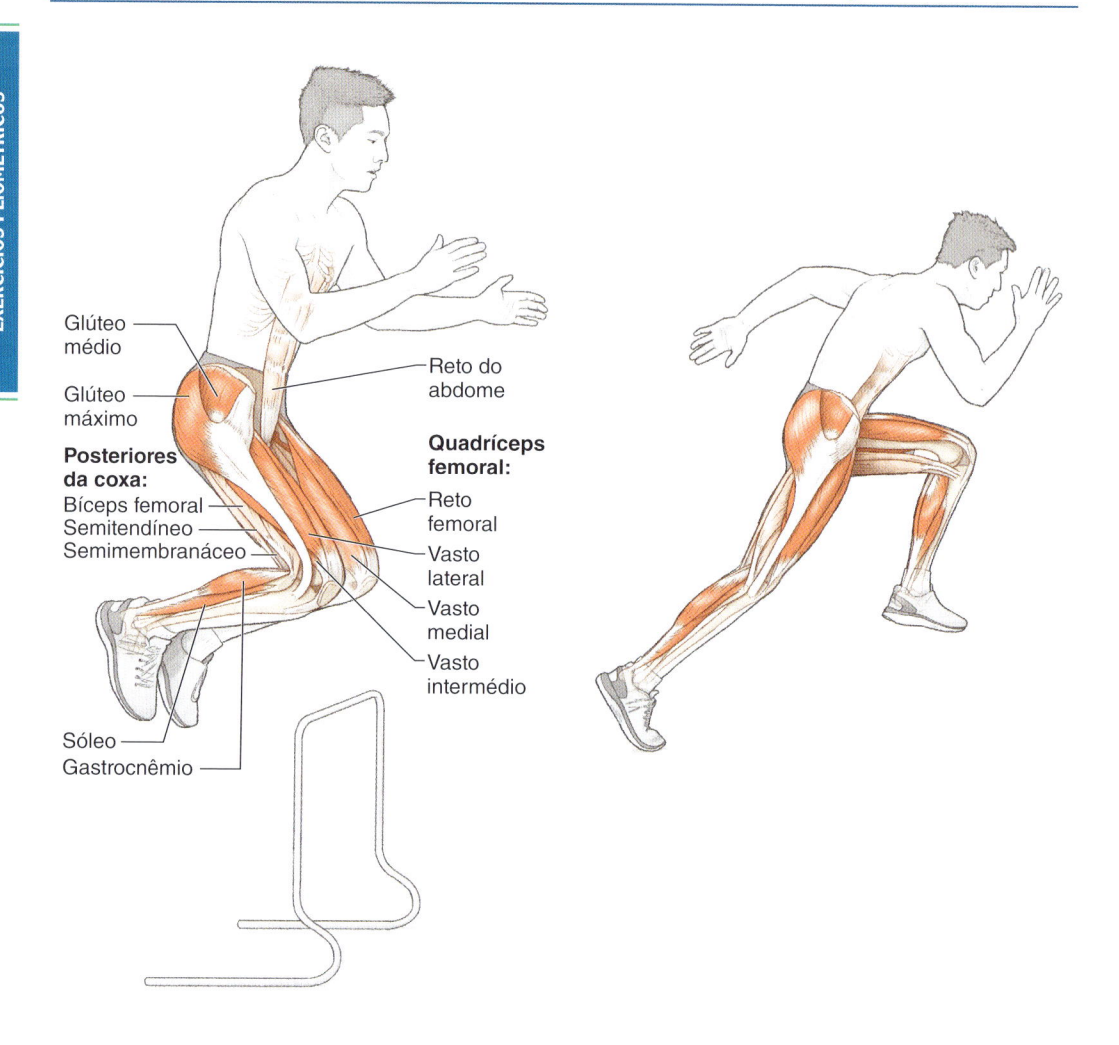

Glúteo médio

Glúteo máximo

**Posteriores da coxa:**
Bíceps femoral
Semitendíneo
Semimembranáceo

Sóleo
Gastrocnêmio

Reto do abdome

**Quadríceps femoral:**
Reto femoral
Vasto lateral
Vasto medial
Vasto intermédio

## Execução

1. Saltos sobre obstáculos altos exigem um esforço mais acentuado durante a impulsão, o voo e a aterrissagem. A impulsão deve ser máxima em esforço. Estenda vigorosamente os quadris a fim de atingir a altura adequada para transpor o obstáculo. Balance os membros superiores com força para cima a fim de ajudar no movimento.
2. O voo sobre o obstáculo inclui a elevação dos joelhos, semelhante a um salto grupado, para garantir uma folga adequada sobre a barreira.
3. Ao se preparar para aterrissar, posicione os pés em flexão dorsal para garantir uma aterrissagem firme e elástica com os antepés. Um pouso elástico, rápido e potente garante a altura máxima em saltos sucessivos.

4. Ao aterrissar após o último obstáculo, assuma a posição de tesoura (pernas afastadas) que prepara você para o início da corrida de velocidade.
5. Termine com uma aceleração da corrida por 10 a 30 metros, mantendo uma técnica eficaz durante toda a extensão da corrida.

## Músculos envolvidos

**Primários:** glúteo máximo, glúteo médio, quadríceps femoral (reto femoral, vasto lateral, vasto intermédio, vasto medial), sóleo, gastrocnêmio.

**Secundários:** reto do abdome, iliopsoas, posteriores da coxa (bíceps femoral, semitendíneo, semimembranáceo).

## Considerações sobre o exercício

Saltos sobre obstáculos altos antes de uma corrida de velocidade desenvolvem qualidade de produção de força máxima nos membros inferiores. Embora os tempos de contato com o solo para saltos sobre obstáculos altos possam ser mais longos do que os da corrida de velocidade, as características de recrutamento máximo desses saltos explosivos são transferidas para outros aspectos do desempenho esportivo, incluindo mudança de direção e desaceleração. Enquanto uma rotina regular de saltos sobre obstáculos pode incluir até 10 obstáculos por série, é conveniente usar 5 ou menos antes de uma corrida de velocidade para esse exercício combinado.

### VARIAÇÃO

### Saltos sobre obstáculos altos seguidos de corrida de velocidade (*sprint*) com colete ou cinto com peso

A adição de uma carga relativamente pequena ao corpo pode desenvolver qualidades explosivas em saltos e corridas de velocidade. Pode-se utilizar uma carga extra de 2 a 4 kg em um colete ou cinto. Embora possa parecer uma carga muito pequena, quando combinada com saltos e corrida de velocidade máximos, ela é ampliada várias vezes. A carga proporciona um estímulo extra para o componente vertical de saltos e corridas de velocidade. Após duas ou três séries de saltos e corrida de velocidade com carga, você pode tirar o colete ou cinto. Você se sentirá extremamente mais leve e mais explosivo nas séries restantes.

# SALTOS LATERAIS SOBRE OBSTÁCULOS SEGUIDOS DE CORRIDA DE VELOCIDADE (*SPRINT*)

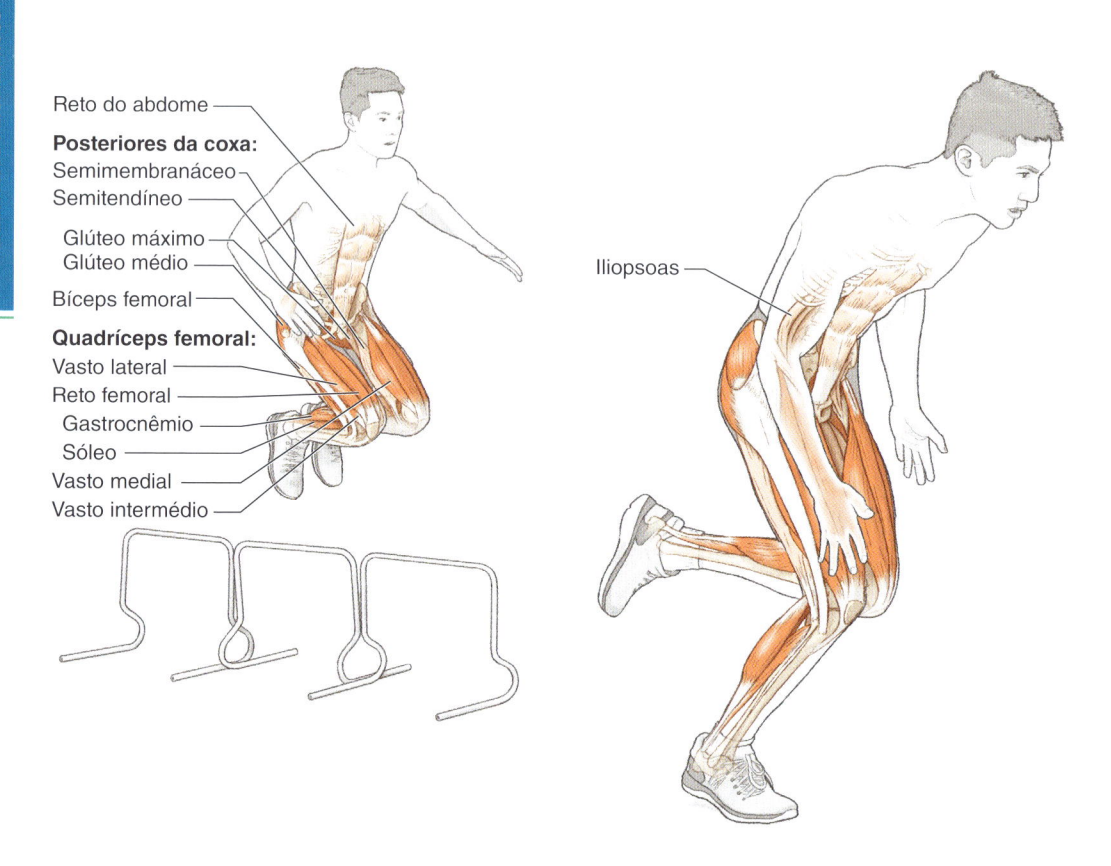

Reto do abdome

**Posteriores da coxa:**
Semimembranáceo
Semitendíneo

Glúteo máximo
Glúteo médio

Bíceps femoral

**Quadríceps femoral:**
Vasto lateral
Reto femoral
Gastrocnêmio
Sóleo
Vasto medial
Vasto intermédio

Iliopsoas

## Execução

1. Organize obstáculos justapostos por suas extremidades de modo a formar uma linha. Comece saltando para o lado e ligeiramente para a frente sobre o primeiro obstáculo.
2. Salte em padrão zigue-zague de um lado para o outro sobre os obstáculos. Pode haver necessidade de uma flexão significativa dos quadris e uma elevação dos joelhos no ápice de cada salto conforme a altura dos obstáculos.
3. Os contatos com o solo em cada aterrissagem são curtos e rápidos para aproveitar a resposta elástica nos pés e nas pernas. Os membros superiores ajudam na execução de cada salto, avançando e subindo de maneira rítmica.
4. No final da linha de obstáculos ou após um determinado número de saltos, execute uma corrida de velocidade linear por 10 a 30 metros.

**236**

# Músculos envolvidos

**Primários:** glúteo máximo, glúteo médio, quadríceps femoral (reto femoral, vasto lateral, vasto intermédio, vasto medial), sóleo, gastrocnêmio.

**Secundários:** reto do abdome, iliopsoas, posteriores da coxa (bíceps femoral, semitendíneo, semimembranáceo).

# Considerações sobre o exercício

Você pode realizar saltos laterais sobre obstáculos baixos ou altos, conforme os objetivos do exercício e de sua capacidade. Obstáculos mais baixos lhe permitem se concentrar na postura ereta e nos rápidos contatos com o solo. Obstáculos mais altos exigem maior atenção à flexão dos quadris e à altura do salto, além de garantir contatos elásticos com o solo. Em ambos os casos, o exercício termina com uma corrida de velocidade rápida por 10 a 30 metros. Execute um a seis saltos laterais antes da corrida de velocidade. A intenção é condicioná-lo a realizar movimentos laterais rápidos e explosivos antes de uma arrancada veloz, muito semelhante ao que ocorre com regularidade em vários esportes.

## VARIAÇÃO

### Saltos laterais unipedais sobre obstáculos seguidos de corrida de velocidade (*sprint*)

Disponha uma série de obstáculos baixos em linha. Realize saltos laterais unipedais para um lado e para o outro ao longo da fileira de obstáculos antes de uma corrida de velocidade. Em virtude das consideráveis demandas impostas a um único membro inferior, você deve executar menos repetições de salto. É comum realizar no máximo cinco saltos antes da corrida de velocidade. Este exercício fortalece significativamente os músculos das pernas e dos pés, na medida em que desenvolve qualidades explosivas para movimentos que exigem potência e agilidade.

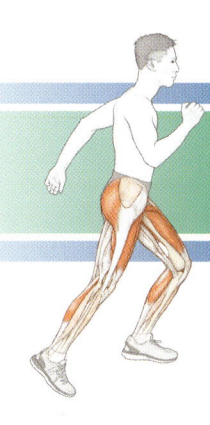

# PREVENÇÃO E REABILITAÇÃO DE LESÕES

Há muito tempo, a prevenção e a reabilitação de lesões estão associadas ao mundo da medicina do esporte e, de fato, têm muitas semelhanças. Durante a preparação para a prática esportiva, a primeira regra é não sofrer lesões. Os exercícios pliométricos para prevenção de lesões e reabilitação são executados em várias velocidades, intensidades, alturas e direções. Antes de implementar um programa, você deve considerar vários outros fatores, incluindo idade, nível de desenvolvimento, histórico de lesões, histórico de treinamento e esporte. Além disso, são necessários níveis básicos de força e controle motor para exercícios mais avançados.

Do ponto de vista esportivo, a prevenção de lesões envolve o desenvolvimento de inúmeras qualidades físicas como mobilidade, estabilidade, capacidade de trabalho, força, potência, velocidade e resistência. É necessária uma compreensão básica dos princípios científicos de biologia, anatomia, fisiologia, cinesiologia, biomecânica e esporte para a programação de prevenção de lesões. A reabilitação de lesões esportivas envolve maior compreensão sobre biologia da lesão e reparação, intervenções cirúrgicas e princípios de reabilitação. As metas da prevenção de lesões e reabilitação permanecem as mesmas: preparar você para atender e resistir às demandas físicas do esporte escolhido.

Grande parte do foco da pliometria para prevenção de lesões e reabilitação está na avaliação do risco de lesão. A pliometria propicia um excelente meio para identificar riscos em populações saudáveis e fatores que limitam o retorno ao jogo de atletas lesionados. Este capítulo fornece uma compreensão básica sobre avaliações de risco de lesão pliométrica e progressões para a reabilitação de lesões.

## Prevenção de lesões

O treinamento pliométrico tem se mostrado uma ferramenta eficaz na correção de déficits neuromusculares e prevenção de lesões (Chu e Cordier, 2000). Como atleta, você deve aprender e demonstrar consistentemente saídas, paradas, corridas, cortes, saltos, aterrissagens e controle do seu corpo que sejam apropriados durante a execução de movimentos técnicos. Exercícios pliométricos para prevenção de lesões devem ser progressivos e proporcionar estresse adequado para melhorar a capacidade de controlar o tronco e desenvolver a estabilidade do *core*, habilidades motoras, força e potência a fim de obter sucesso no esporte.

Muitas pesquisas sobre o uso de treinamento pliométrico para prevenção de lesões são direcionadas para a redução de lesões do ligamento cruzado anterior (LCA). Vários estudos mostraram que os programas pliométricos neuromusculares podem reduzir significativamente o risco de lesões do LCA em mulheres (Hewett et al., 1999; Hewett, Myer e Ford, 2006; Hewett, Di Stasi e Myer, 2013; Ladenhauf, Graziano e Marx, 2013). Além disso, vários estudos confirmam a descoberta de que esse tipo de treinamento melhora o desempenho atlético (Hewett, Di Stasi e Myer, 2013; Myer et al., 2005). Os programas de prevenção de lesão do LCA concentram-se em exercícios de saltos (uni ou bipedais, ou nos quais você salta com um pé e aterrissa com o outro), aterrissagens, saídas e paradas realizados com técnica adequada e controle motor. Por meio da pliometria, você aprende a estabilizar e controlar seu centro de massa sobre a base de apoio em todos os planos de movimento e, dessa forma, reduzir o estresse nos membros inferiores.

Se estiver propenso a sofrer lesões, você poderá usar exercícios pliométricos para avaliar padrões irregulares de movimento, desequilíbrios musculares, déficits de força, controle do *core* e outras deficiências que podem te predispor a lesões futuras. A avaliação pliométrica fornece a estrutura para desenvolver um programa neuromuscular e pliométrico de prevenção de lesões. Pesquisadores identificaram quatro desequilíbrios neuromusculares associados aos mecanismos subjacentes de lesão do LCA: dominância de ligamento, dominância de quadríceps, dominância de membro inferior e dominância de tronco (Hewett et al., 2010).

Atletas com dominância de ligamento tendem a controlar os movimentos sustentando-se por seus ligamentos em vez de usar o sistema muscular para estabilizar seus corpos. Ao aterrissar, seus quadris e joelhos colapsam medialmente (para dentro), como um joelho em valgo (em "X"). Esses atletas não podem controlar seus quadris de maneira adequada e, consequentemente, forçam os ligamentos – não os motores primários (músculos glúteos, quadríceps femorais, posteriores da coxa e panturrilhas) – para controlar o movimento, gerando maior estresse nas articulações do quadril, joelho e tornozelo. Se você não tem capacidade de ativar os estabilizadores do tronco e do quadril, eles geram grandes forças que aproximam os joelhos.

Os atletas com dominância de quadríceps dependem de seus músculos quadríceps femorais para gerar força e estabilidade na articulação do joelho. O quadríceps gera força e estabilidade apenas na região anterior do joelho, limitando, assim, a capacidade de controle motor em todos os três planos de movimento. Ao aterrissar de quedas ou saltos, esses atletas podem exibir um movimento oscilatório na articulação do joelho. Atletas que aterrissam com mínima flexão de joelho e pés planos também podem ser identificados com dominância de quadríceps. Os músculos glúteos controlam a posição do fêmur em todos os três planos de movimento, portanto, o desenvolvimento de força e estabilidade na cadeia posterior torna-se crucial para esses atletas.

Os atletas com dominância de membro inferior apresentam desequilíbrio de força, coordenação e controle entre os membros inferiores direito e esquerdo. Na verdade, um membro inferior ou músculo torna-se mais dominante e afeta o equilíbrio natural do sistema biomecânico. Desequilíbrios musculares e assimetrias de força afetam a estabilidade geral e, assim, aumentam o risco de lesão.

Os atletas com dominância de tronco têm dificuldade em controlar seus troncos e coordenar a musculatura do *core*. Quando isso ocorre em atividades de salto e aterrissagem, você sofre uma grande força de reação do solo que não pode ser dissipada em virtude do movimento excessivo do tronco, gerando maior força e torque nos ligamentos do joelho.

Ao contrário dos membros inferiores, há uma pesquisa limitada sobre o treinamento pliométrico da parte superior do corpo em relação à prevenção e reabilitação de lesões. Apenas recentemente houve avanço nessa área. Na teoria, o treinamento pliométrico fornece estímulo que permite obter todos os elementos necessários para a saúde e função do tronco e do ombro. A maioria dos exercícios pliométricos para a parte superior do corpo é realizada pela utilização de *medicine balls* ou objetos similares. Ao realizar corretamente esses exercícios, o uso desses implementos permite que a força necessária proveniente do solo se dissipe através da cadeia cinética e, consequentemente, aumenta a força e a potência à medida que ajuda no desenvolvimento de habilidades funcionais. Além disso, o treinamento pliométrico fornece força excêntrica necessária para controlar o movimento articular, que é essencial para a prevenção de lesões.

O treinamento pliométrico para prevenção de lesões da parte superior do corpo segue os mesmos princípios. Você deve ter um parâmetro de força e controle motor dos membros superiores antes de participar das atividades. Os exercícios devem ser progressivos e gerar estresse adequado a fim de melhorar sua capacidade de controlar o tronco e desenvolver estabilidade do *core* e potência para obter sucesso.

Para que os ombros desempenhem suas funções de maneira eficaz, eles devem apresentar estabilidade escapular adequada, amplitude de movimento e força do manguito rotador, além de mobilidade torácica (ver Fig. 9.1 para músculos da escápula e do manguito rotador). A escápula fornece uma base estável para que o braço se movimente. Os músculos que estabilizam a escápula (trapézio, romboides, serrátil anterior, levantador da escápula, latíssimo do dorso) devem ser capazes de controlar o movimento para permitir maior força e potência do braço. O objetivo principal da musculatura do manguito rotador (supraespinal, infraespinal, subescapular, redondo menor) é manter a cabeça do úmero na cavidade glenoidal. O manguito rotador forte permite a mecânica adequada da articulação do ombro, ao manter o posicionamento e controle adequados do úmero no interior da articulação. A parte torácica móvel da coluna vertebral permite que os músculos estabilizadores da escápula e do manguito rotador funcionem com mais eficácia no controle do ritmo escapuloumeral e da sincronia neuromuscular sem compensação.

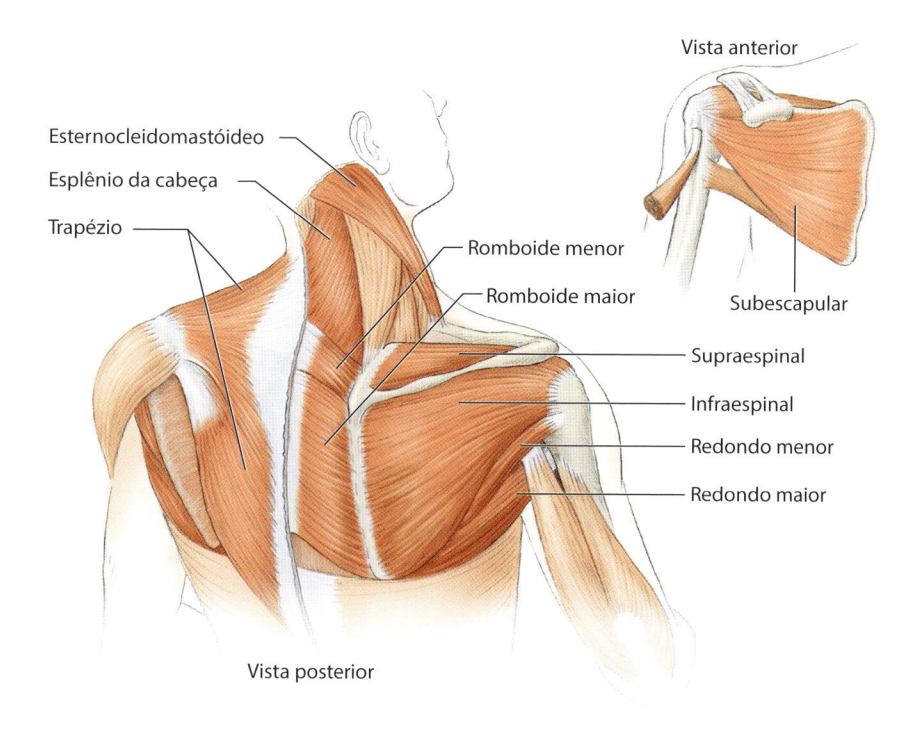

**Figura 9.1**  Músculos da escápula e do manguito rotador.

# Reabilitação de lesões

Há uma linha tênue entre a reparação tecidual e a reabilitação. Articulações e tecidos moles lesionados estão comprometidos e não toleram volumes e intensidades de exercício como os tecidos normais. Tenha cuidado para não estressar de forma negativa o ambiente de reparação durante a reabilitação. Você precisa desenvolver uma estratégia que permita o retorno bem-sucedido e a continuidade da competição. Antes da participação, você deve primeiro desenvolver estabilidade funcional e força concêntrica, isométrica e excêntrica para aprimorar os fundamentos e diminuir as chances de voltar a se lesionar.

Há muitos exercícios e progressões que podem ser utilizados para incorporar pliometria em um programa de reabilitação. Por esse motivo, você precisa manter as coisas básicas. Volume, intensidade, frequência e recuperação de treinamento devem ser monitorados de forma estrita em um ambiente de reabilitação. Na verdade, todos os exercícios e sessões de treinamento tornam-se meios para detectar sinais de alerta como dor, inchaço e fadiga. Você deve ser capaz de exibir continuamente boa técnica e controle motor ao realizar exercícios simples com peso corporal antes de progredir para exercícios mais avançados e uso de carga. Para reduzir os sinais de alerta, as regras básicas estabelecem que os exercícios pliométricos devem sofrer progressões dos tipos fácil para difícil, simples para complexo e lento para rápido. Você deve desenvolver capacidade adequada ao realizar tipos de exercícios pliométricos que utilizam os dois membros (bilateral) e apenas o membro íntegro, não lesionado, antes de executar exercícios com o membro lesionado. Nenhum programa de reabilitação é preestabelecido; você deve estar disposto a adaptá-lo ao seu estado físico e mental atual e, nesse sentido, progredir ou regredir a atividade pliométrica.

Você pode usar avaliações pliométricas criadas para determinar a condição de retorno ao jogo; no entanto, avaliações pliométricas representam apenas um dos vários fatores envolvidos quando se volta a jogar, e você deve usar essas avaliações associadas a outros testes de desempenho.

# Avaliações de prevenção de lesões e reabilitação

Avaliações pliométricas fornecem informações valiosas sobre movimento, força, potência, estabilidade, além de desequilíbrios musculares e assimetrias. Essas avaliações representam a estrutura para a elaboração de um programa pliométrico. Vários exercícios descritos nos capítulos anteriores, como saltos em profundidade e agachamento com salto, podem ser usados tanto para a prevenção como para a reabilitação de lesões após a conclusão da avaliação. Em avaliações dos membros inferiores, você pode estar em maior risco de lesão se apresentar uma ou mais das seguintes deficiências:

### Dominância de ligamento
- Aterrissagem com joelho valgo ou com colapso medial do joelho.
- Joelho que ultrapassa os dedos do pé.
- Aterrissagem com pés aproximados.

### Dominância de quadríceps
- Aterrissagem com o membro inferior rígido.
- Ruído excessivo ao aterrissar.

### Dominância de tronco
- Desequilíbrio ao aterrissar.
- Incapacidade de manter o equilíbrio sobre a base de sustentação.

- As coxas não ficam paralelas no ponto mais alto.
- Não aterrissar no mesmo local da impulsão.

### Dominância de membro inferior
- Apoiar ou saltitar mais com um membro inferior.
- Membros inferiores desiguais durante o voo.
- Posicionamento desalinhado dos pés.

# Progressões pliométricas para reabilitação de lesões

Quando você está lesionado, uma das maneiras mais fáceis de reintroduzir exercícios pliométricos se dá por meio do treinamento aquático (piscina). O treinamento em piscina é uma excelente escolha, pois a flutuação e a pressão hidrostática da água reduzem o peso corporal e aumentam o retorno venoso, isso melhora a circulação e diminui o edema e a dor. Você pode se exercitar por mais tempo e de modo mais seguro na água à medida que aumenta a amplitude de movimento, além da resistência e capacidade aeróbicas. Para reduzir as chances de infecção, as incisões cirúrgicas devem estar bem cicatrizadas antes de iniciar exercícios pliométricos na água. Como regra geral, comece com a água na altura do peito e intensidades submáximas. Esforços submáximos reforçarão os músculos, tendões e ligamentos, à medida que reintroduzem padrões atléticos adequados. Esforços podem ser repetidos com frequência, desde que não haja sinais ou sintomas de dor e inflamação. No entanto, um bom parâmetro é conceder 24 a 48 horas entre as sessões para uma recuperação adequada. À medida que melhora, você pode baixar o nível da água para o cíngulo pélvico antes de optar pelo treinamento em terra firme.

### Progressão para reabilitação pliométrica básica em piscina
1. Saltos verticais no lugar: trabalhe 2 a 3 séries de 30 repetições.
2. Saltos em linha no lugar: trabalhe 2 a 3 séries de 30 repetições.
3. Saltos laterais em linha: trabalhe 2 a 3 séries de 30 repetições.
4. Saltos lineares em distância: trabalhe 2 a 3 séries de 20 repetições.
5. Saltos laterais em distância: trabalhe 2 a 3 séries de 20 repetições.
6. Saltitar no lugar: trabalhe 2 a 3 séries de 30 repetições.
7. Saltitar de forma linear em distância: trabalhe 2 a 3 séries de 20 repetições.
8. Saltitar para os lados em distância: trabalhe 2 a 3 séries de 20 repetições.
9. Saltos unipedais no lugar: trabalhe 2 a 3 séries de 30 repetições.
10. Saltos unipedais lineares no lugar: trabalhe 2 a 3 séries de 30 repetições.
11. Saltos unipedais laterais no lugar: trabalhe 2 a 3 séries de 30 repetições.
12. Saltos unipedais lineares em distância: trabalhe 2 a 3 séries de 20 repetições.
13. Saltos unipedais laterais em distância: trabalhe 2 a 3 séries de 20 repetições.
14. Saltos lineares (em que você salta com um pé e aterrissa com o outro): trabalhe 2 a 3 séries de 10 repetições.
15. Saltos laterais (em que você salta com um pé e aterrissa com o outro): trabalhe 2 a 3 séries de 10 repetições.
16. Saltos diagonais (em que você salta com um pé e aterrissa com o outro): trabalhe 2 a 3 séries de 10 repetições.

Os exercícios são completados em níveis submáximos, sem dor ou fadiga, para o número designado de séries e repetições antes de passar para a próxima progressão. Acompanhe de perto a dor e o edema durante e após cada sessão. O termo *trabalho* refere-se ao número de repetições por série. O objetivo é completar o número designado de repetições sem parar. No entanto, pode ser que você precise trabalhar as repetições com paradas frequentes até atingir o objetivo.

## Progressão para saltos básicos em terra firme e reabilitação pliométrica com saltos unipedais

Intensidades submáximas continuam a ser acentuadas a partir do momento em que se inicia o treinamento em terra firme. Inicialmente, realize exercícios sobre colchonetes ou algum tipo de superfície mais macia para reduzir a compressão e as forças de cisalhamento nas articulações. Os três primeiros exercícios na progressão são de baixa intensidade; os exercícios 4 a 7, de intensidade média; e os exercícios 8 a 11, de intensidade mais alta. Em geral, a frequência de treinamento começa com dois dias por semana. As séries e repetições dependem do exercício e de seu estado atual de recuperação. Você deve usar o bom senso para não gerar uma resposta inflamatória. À medida que responde aos novos esforços de treinamento, você pode incorporar superfícies mais duras e maiores volumes e intensidades para desenvolver mais força, potência, controle motor e resistência. Ao progredir, esteja sempre ciente do volume de treinamento; o aumento do volume com recuperação inadequada gera fadiga, que pode afetar negativamente os músculos, tendões e articulações. Uma vez que os esforços máximos são possíveis, as intensidades pliométricas aumentam, enquanto os volumes diminuem. Pode ser necessário um período de até 72 horas para garantir a recuperação adequada dos tecidos moles e do sistema nervoso central. O importante é progredir de forma linear a fim de manter o limite sutil entre a reparação tecidual e a reabilitação.

Do ponto de vista da reabilitação, primeiro você deve completar a progressão do salto com proficiência para, em seguida, completar os mesmos exercícios substituindo os saltos básicos por saltos unipedais no lado ileso antes de completá-los no lado lesionado. Você pode progredir esses exercícios com o uso de faixas, obstáculos e plataformas mais altos e repetições múltiplas.

1. Saltos básicos ou saltos unipedais no *leg-press*: 2 a 3 séries de 6 a 8 repetições.
2. Salto básico ou salto unipedal lineares com parada: 2 a 3 séries de 6 a 8 repetições.
3. Salto básico ou salto unipedal lineares submáximos em distância: 2 a 3 séries de 8 a 10 repetições.
4. Salto básico ou salto unipedal sobre obstáculo com parada (obstáculo de 15 cm): 2 a 3 séries de 3 a 5 obstáculos.
5. Salto básico ou salto unipedal sobre obstáculo com ressalto (obstáculo de 15 cm): 2 a 3 séries de 3 a 5 obstáculos.
6. Salto básico ou salto unipedal contínuo sobre obstáculo (obstáculo de 15 cm): 2 a 3 séries de 3 a 5 obstáculos.
7. Salto na plataforma a partir da posição estática (plataforma de 22-30 cm) ou salto unipedal na plataforma (plataforma de 15-22 cm): 2 a 3 séries de 3 a 4 repetições.
8. Agachamento com salto ou salto unipedal com parada: 2 a 3 séries de 3 a 4 repetições.
9. Salto amplo ou salto unipedal com parada: 2 a 3 séries de 2 a 3 repetições.
10. Salto em profundidade (plataforma de 30-45 cm): 2 a 3 séries de 2 a 3 repetições.
11. Salto em profundidade com ressalto (plataforma de 30-45 cm): 2 a 3 séries de 2 a 3 repetições.

## Progressão para reabilitação pliométrica básica de membro superior

O treinamento pliométrico para membros superiores deve começar com intensidades submáximas. Os parâmetros de reabilitação dependem do seu estado atual de recuperação, mas o treinamento geralmente começa com frequência de dois dias por semana. Os tipos de exercícios passam de isolados para funcionais. Ao iniciar os exercícios com *medicine ball*, utilize cargas muito leves, de modo que o volume siga o formato padrão de 2 a 3 séries de 10 repetições.

1. Recepção com rotação lateral a 90/90° em decúbito ventral.
2. Arremesso ritmado de *medicine ball* contra a parede a 90/90° em posição semiajoelhada.
3. Arremesso de *medicine ball* com rotação lateral a 90/90° em posição semiajoelhada.
4. Recepção invertida a 90/90° em posição semiajoelhada.
5. Recepção invertida com rotação a 90/90° em posição semiajoelhada.

À medida que responde aos novos esforços de treinamento, você pode incorporar volumes e intensidades maiores para desenvolver força, potência, controle motor e resistência. Tal como acontece com os membros inferiores, o importante é progredir de forma linear para manter o limite sutil entre a reparação tecidual e a reabilitação.

# REFERÊNCIAS BIBLIOGRÁFICAS

Abbott, B.C., and Aubert, X.M. 1952. The force exerted by active striated muscle during and after change of length. *Journal of Physiology*, 117:77-86.

Bompa, T.O. 1993. *Power training for sport: Plyometrics for maximum power development*. Oakville, ON: Mosaic Press.

Bosco, C., and Komi, P.V. 1979. Mechanical characteristics and fiber composition of human leg extensor muscles. *European Journal of Applied Physiology* 41:275-284.

Cavagna, G.A. 1977. Storage and utilization of elastic energy in skeletal muscle. *Exercise and Sport Science Review*, 5:89-129.

Chu, D.A. 1984. Jumping into plyometrics. *NSCA Journal*, 6(6):51.

Chu, D.A., and Cordier, D.J. 2000. Plyometrics in rehabilitation. In *Knee ligament rehabilitation*, edited by T.S. Ellenbecker. New York, NY: Churchill Livingstone.

Chu, D.A. and Myer, G.D. 2013. *Plyometrics*. Champaign, IL: Human Kinetics.

Comyns, T.M., Harrison, A.J., and Hennessy, L.K. 2011. An investigation into the recovery process of a maximum stretch-shortening cycle fatigue protocol on drop and rebound jumps. *Journal of Strength and Conditioning Research*, 25(8):2177-2184.

De Villarreal, E.S., Requena, B., and Newton, R.U. 2010. Does plyometric training improve strength performance? A meta-analysis. *Journal of Science and Medicine in Sport*, 13:513-522.

Ebben, W.P., Carroll, R.M., and Simenz, C.J. 2004. Strength and conditioning practices of National Hockey League strength and conditioning coaches. *Journal of Strength and Conditioning Research*, 18:889-897.

Ebben, W.P., Hintz, M.J., and Simenz, C.J. 2005. Strength and conditioning practices of Major League Baseball strength and conditioning coaches. *Journal of Strength and Conditioning Research*, 19:538-546.

Enoka, R. 1997. Neural adaptations with chronic physical activity. *Journal of Biomechanics*, 30(5):447-455.

Fukutani, A., Kurihara, T., and Isaka, T. 2015. Factors of force potentiation induced by stretch-shortening cycle in plantarflexors. *PLoS ONE*, 10(6): e0120579.

Herzog, W., and Leonard, T.R. 2000. The history dependence of force production in mammalian skeletal muscle following stretch-shortening and shortening-stretch cycles. *Journal of Biomechanics*, 33:531-542.

Hewett, T.E., Di Stasi, S.L, and Myer, G.D. 2013. Current concepts for injury prevention in athletes after anterior cruciate ligament reconstruction. *American Journal of Sports Medicine* 41(1):216-224.

Hewett, T.E., Ford, K.R., Hoogenboom, B.J., and Myer, G.D. 2010. Understanding and preventing ACL injuries: Current biomechanical and epidemiologic considerations—update 2010. *North American Journal of Sports Physical Therapy* 5(4):234–251.

Hewett, T.E., Lindenfeld, T.N., Riccobene, J.V., and Noyes, F.N. 1999. The effect of neuromuscular training on the incidence of knee injury in female athletes: A prospective study. *American Journal of Sports Medicine* 27(6):699-706.

Hewett, T.E., Myer, G.D., and Ford, K.R. 2006. Anterior cruciate ligament injuries in female athletes. Part I: Mechanisms and risk factors. *American Journal of Sports Medicine* 34(2):299-311.

Hill, A.V. 1950. The series elastic component of muscle. *Royal Proceedings of the Royal Society of London.* Series B (137):273-280.

Holcomb, W.R., Kleiner, D.M., and Chu, D.A. 1998. Plyometrics: Considerations for safe and effective training. *NSCA Journal of Strength and Conditioning,* 20(3):36-41.

Komi, P.V. 1984. Physiological and biomechanical correlates of muscle function: Effects of muscle structure and stretch-shortening cycle on force and speed. *Exercise and Sports Sciences Reviews/ACSM,* 12:81-121.

Komi, P.V. 2000. Stretch-shortening cycle: A powerful model to study normal and fatigued muscle. *Journal of Biomechanics,* 33(10):1197-1206.

Ladenhauf, H.N., Graziano, J., and Marx, R.G. 2013. Anterior cruciate ligament prevention strategies: Are they effective in young athletes? Current concepts and review of literature. *Current Opinion in Pediatrics* 25(1):64-71.

Myer, G.D., Ford, K.R., Palumbo, J.P., and Hewett, T.E. 2005. Neuromuscular training improves performance and lower-extremity biomechanics in female athletes. *Journal of Strength and Conditioning Research* 19(1):51-60.

Nardone, M., and Schieppati, M. 1988. Shift of activity from slow to fast muscle during voluntary lengthening contractions of the triceps surae muscles in humans. *Journal of Physiology,* 395:363-381.

Radcliffe, J.C., and Farentinos, R.C. 1985. *Plyometrics: Explosive power training* (2nd edition). Champaign, IL: Human Kinetics.

Rassier, D.E., Herzog, W., Wakeling, J., and Syme, D.A. 2003. Stretch-induced steady state force enhancement in single skeletal muscle fibers exceeds the isometric force at optimum fiber lengths. *Journal of Biomechanics,* 36:1309-1316.

Saunders, P.U., Telford, R.D., and Pyne, D.B. 2006. Short-term plyometric training improves running economy in highly trained middle and long distance runners. *Journal of Strength and Conditioning Research,* November, 20(4):947-954.

Simenz, C.J., Dugan, C.A., and Ebben, W.P. 2005. Strength and conditioning practices of National Basketball Association strength and conditioning coaches. *Journal of Strength and Conditioning Research,* 19:495-504.

Spudich, J.A. 2001. The myosin swinging cross-bridge model. *Nature Reviews Molecular Cell Biology,* 2(5):387-392.

Spurrs, R.W., Murphy, A.J., and Watsford, M.L. 2003. The effect of plyometric training on distance running performance. *European Journal of Applied Physiology* 89(1):1-7.

Verkhoshansky, Y. 1969. Perspectives in the improvement of speed-strength preparation in jumpers. *Yessis Review of Soviet Physical Education and Sports,* 4(2):28-29.

Verkhoshansky, Y. 1973. Depth jumping in the training of jumpers. *Track Technique,* 41:1618-1619.

Wilson, G.J., Elliott, B.C., and Wood, G.A. 1991. The effect on performance of imposing a delay during a stretch-shorten cycle movement. *Journal of Medicine and Science in Sport and Exercise,* 23(3):364-370.

Wilt, F. 1975. Plyometrics: What is it now and how it works. *Athletic Journal,* 55(5):76, 89-90.

# ÍNDICE DE EXERCÍCIOS

## EXERCÍCIOS UNILATERAIS COM OS MEMBROS INFERIORES

## EXERCÍCIOS PARA A PARTE SUPERIOR DO CORPO

## EXERCÍCIOS PARA O *CORE*

## COMBINAÇÕES DE EXERCÍCIOS PLIOMÉTRICOS